Persephone

Arbeitsberichte der Medizinischen Sektion am Goetheanum

16

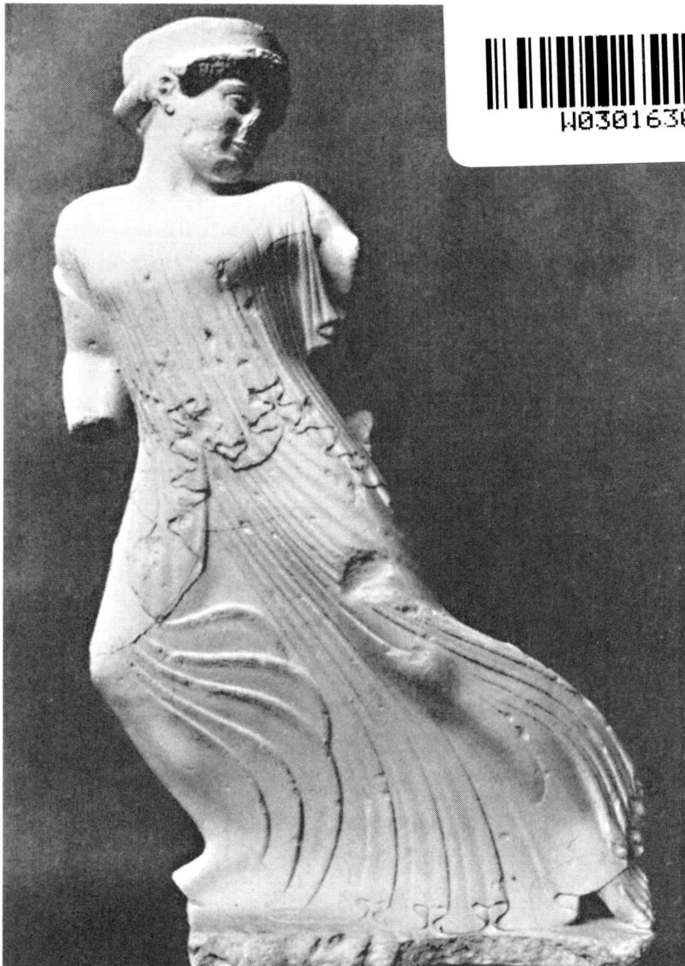

PETER GRÜNEWALD

DER STEIN DER WEISEN UND DER MERKURSTAB

VERLAG AM GOETHEANUM

Der Verlag am Goetheanum im Internet: www.VamG.ch

Herausgegeben von der Medizinischen Sektion
der Freien Hochschule für Geisteswissenschaft am Goetheanum, Dornach

Einbandgestaltung von Gabriela de Carvalho
Satz: Höpcke, Hamburg
Druck und Bindung: Freiburger Graphische Betriebe

ISBN 3-7235-1179-1

Dank

Der Autor bedankt sich bei allen Freunden und Kollegen für die Unterstützung und Hilfe, die er für die Verfassung dieses Buches erhalten hat. Ein besonderer Dank geht an folgende Persönlichkeiten:
Shirley Challis (Pharmazeutin bei der Weleda U. K.), Dr. Magdalena Isler (Kinderärztin), Dr. Peter Heusser (Wissenschaftlicher Mitarbeiter an der Medizinischen Sektion am Goetheanum), Dr. Michaela Glöckler (Leiterin der Medizinischen Sektion am Goetheanum).
Besonders danke ich auch meiner Frau Christiane und meinen Kindern Katharina und Johannes für ihre Geduld und Unterstützung.

Motto

«Man soll nicht ein Knecht der Natur sein. Zwar soll der Arzt durch der Natur Examen gehen, aber er muß ein Künstler sein, er muß die Natur fortsetzen. – Und die wirklichen Heilmittel sieht Paracelsus nicht in dem, was man der Natur unmittelbar entnimmt, sondern in Neuprodukten, die aus dem Geiste der Natur heraus geschaffen werden. So erwartet Paracelsus eine Epoche der Medizin, welche derartige Neuprodukte als eigentlich wirksame Heilmittel verwendet. Um eine Fortsetzung der Natur auf diesem Gebiete handelt es sich einzig und allein.

... Aber die Zeit wird kommen, da Schüler der Geisteswissenschaft chemisch arbeiten werden im Einklang mit der werdenden Natur, nicht mit der gewordenen Natur.»

(Rudolf Steiner, Ursprungsimpulse der Geisteswissenschaft. Berlin, Vortrag vom 22. Oktober 1906, vormittags, GA 96, Dornach 1989)

Inhalt

3. TEIL
ZUM STEIN DER WEISEN UND ZUM MERKURSTAB

Einleitung

Der nachfolgende Beitrag beschäftigt sich mit den spirituellen Hintergründen einer Konstitutionstherapie chronisch psychischer, neurologischer und psychiatrischer Erkrankungen mit Heilmitteln aus dem Mineralreich. Obwohl er seinen Ausgangspunkt von einer kosmologischen und alchemistischen Menschen- und Substanzkunde nimmt, führt er doch geradewegs zu anwendungsorientierten Gesichtspunkten für die Behandlung chronischer Erkrankungen.

Es wird gezeigt, daß die Umwandlung der Vererbungskräfte und der Kräfte der Adaptation an Außenwelteinflüsse im Menschen eine vorbereitete Grundlage für die Entfaltung der Bewußtseinsseele und damit für die Freiheitsentwicklung überhaupt ist. Auf eine Pathologie des Vorgangs der Indivijdualisierung der Vererbungskräfte und der Adaptationswirkungen wird hingewiesen, sein Zusammenhang mit später auftretenden Entwicklungsstörungen, insbesondere der Bewußtseinsseele, wird aufgezeigt. Des weiteren wird die innere Wesensverwandtschaft von Atemprozeß und Mineralreich und der Entwicklung von Ich und physischem Leib des Menschenwesens aus menschenkundlicher und kosmogonischer Sicht dargestellt.

Dabei wird gezeigt, daß eine spirituelle Erkenntnis des geistig-physischen Phantomleibes, der die Grundlage für unsere Ich-Entwicklung in Gegenwart und Zukunft bildet, zum Ausgangspunkt und zentralen Leitgedanken für die mineralische Heilmittelforschung und unser therapeutisches Handeln gemacht werden kann. Auf diesem Wege kann das therapeutische Handeln durch die spirituelle Erkenntnis des Menschenwesens und der Substanzprozesse zunehmend eine Beziehung zum weltgeschichtlichen Zentralereignis des Mysteriums von Golgatha gewinnen, ein ärztlicher Weg, den Rudolf Steiner im «Pastoral-Medizinischen Kurs» vorgezeichnet hat.

Erkennt man den Zusammenhang zwischen der okkulten Physiologie des Atemprozesses, wie er im «Pastoral-Medizinischen Kurs» zugrunde gelegt wurde, und dem Wesen und Wirken bestimmter mineralischer

Substanzprozesse, so kann – von diesem Wesenszusammenhang ausgehend – die Brücke zu einer differenzierten Anschauung der geistig-physischen Organisation geschlagen werden. Daher wird der Versuch unternommen werden, aus der okkulten Physiologie des Atemprozesses und der Zirkulation ein System von mineralischen (metallischen und nichtmetallischen) Heilmitteln zu entwickeln.

Diese konstitutionellen Heilmittel für die Behandlung chronisch psychischer, neurologischer sowie psychiatrischer Krankheitsbilder sind:

Argentum met., Plumbum met.
Mercurius viv., Stannum met.
Cuprum met., Ferrum met.
Stibium met., Ferrum sid.
Aurum met., Carbo veg.

Die Beziehung der entsprechenden Heilmittelprozesse zur dreigliedrigen und viergliedrigen Organisation des Menschen sowie zu den Planetenprozessen soll dabei anschaulich werden. Die Substanzprozesse werden auf ihren Wegen durch die menschliche Organisation verfolgt und ihre dynamischen Polaritäten herausgearbeitet. Ihre Wirksamkeit und ihre Wechselwirkungen sowie ihre Indikationen werden durch eine anthroposophisch-geisteswissenschaftliche Forschungsmethode untersucht.
Diese Erkenntnismethodik der Substanzprozesse löst einen alten atavistisch-alchemistischen Ansatz, der vielfach nur noch auf tradiertem Wissen beruht, durch eine klare Begriffsbildung ab, indem die Inhalte dieses meditativ-intuitiven Forschungsansatzes durch das auf Logik gestützte begriffliche Denken verständlich und nachvollziehbar gemacht werden können. Indem aber diese Heilmittelerkenntnis nicht nur wissenschaftliche Bedürfnisse befriedigt, sondern auch den Willen des Therapeuten selbst im Erkenntnisprozeß schult und erfaßt, kann sie die praktisch-therapeutische Arbeit mit den Patienten unmittelbar befruchten. Heilmittelerkenntnis kann im liebevollen Erleben des Patienten in Heilerwille und therapeutische Intuition umgewandelt werden.

Eine Auseinandersetzung mit den geistigen Wesenskräften der Substanzen in ihrem Verhältnis zum gesunden und zum kranken Menschen hat meine praktische ärztliche Tätigkeit sehr befruchtet. So habe ich mit den auf dem Boden dieser Forschung erarbeiteten zehn Heilmitteln, die auch durch andere anthroposophische Heilmittel, unter anderem durch die vier im Folgenden beschriebenen Hauptmineralien, ergänzt werden können, chronisch physische, emotionale und psychotische Erkrankungen behandelt, wie zum Beispiel manisch-depressive Erkrankungen, chronisch paranoide Schizophrenie, Verhaltensstörungen, Persönlichkeitsstörungen, Phobien, Neurosen, ADS, Tourette-Syndrome, Autismus und Aspergers Syndrome sowie Multiple Sklerose, Rheumatoide Arthritis, Ekzeme, Asthma, Allergien, Infektionsneigungen und so weiter.

Bei den in dieser Studie aufgeführten Heilmitteln handelt es sich um sogenannte «Polychreste», das heißt um Heilmittel, die eine weit reichende Wirkung haben und daher für die Behandlung sehr verschiedenartiger körperlicher und seelischer Krankheitszustände angewendet werden können. Durch sie wird die Krankheit zwar indirekt, deshalb aber doch nicht weniger effektiv behandelt, indem sie die der Krankheit zugrunde liegenden psychosomatischen Eigentümlichkeiten (zum Beispiel extreme körperliche und seelische Reaktionsweisen, Einseitigkeiten des Temperaments oder der Persönlichkeitsstruktur) behandeln.

Eine solche Vorgehensweise kann als «Konstitutionstherapie» bezeichnet werden, wobei sich die Konstitution als ein psychosomatischer Entwicklungszustand definieren läßt. Diese Konstitution ist die innermenschliche Voraussetzung für die Entstehung von Erkrankungen. Sie kann zur Krankheitsdisposition werden, die dann unter Umständen durch Außenwelteinflüsse oder durch biografische Umstände aktualisiert wird. Vererbungskräfte und Umweltprägungen sind als Teil dieser Konstitution zu verstehen, jedoch darf ein individualisierender, mitgestaltender Faktor im Menschen nicht unterschätzt werden, zumal diese individualisierenden Kräfte innerhalb des Menschen über den Zeitpunkt, den Schweregrad und die Gesundungstendenzen in einem hohen Grade mitentscheiden. Innerhalb dieser Individualitätskräfte liegt auch der Wille des Patienten zur Gesundung, der oft durch die heilende Beziehung zwischen Arzt/Therapeut und Patient eine Anregung erfahren muß.

Der in dieser Studie entwickelte Ansatz betrachtet Erkrankungen als

Ungleichgewicht polarer Kräfte, die in ihrer Vereinseitigung zu körperlichen oder seelischen Erkrankungen führen müssen, wenn sie nicht im Entstehen wieder aufgehoben werden, indem man sie in ein Gleichgewicht zurückführt. Das bedeutet, daß die Keimanlage zu jeder denkbaren Erkrankung in jedem einzelnen Menschen vorhanden ist, daß sie aber häufig nicht in Erscheinung tritt, da eine physiologische Tendenz durch eine entgegengesetzte Tendenz nicht nur ausgeglichen, sondern zugleich in einem dynamischen Gleichgewicht gehalten werden kann. (So müssen organische und physiologische Prozesse wie Formung und Auflösung, Verhärtung und Erweichung, Erwärmung und Abkühlung, Aufbau und Abbau und so weiter im Gleichgewicht gehalten werden, um nicht in Krankheit einzumünden.)

Krankheit und Entwicklungskrise können demnach als vorübergehendes oder dauerhaftes Ungleichgewicht polarer Kräfte verstanden werden. Der Heilungsprozeß besteht darin, den innersten, nach Selbstbestimmung ringenden Wesenskern des kranken Menschen, sein «Ich», so zu erkraften, daß es ein neues dynamisches Gleichgewicht der polaren Kräfte wiederherzustellen vermag. Gleichzeitig aber muß auch ein innerseelisches Gleichgewicht erreicht werden und die Vitalität des Patienten, sein Ätherleib, eine Stärkung erfahren, um einen vollständigen Heilungsprozeß anzuregen.

In diesem Prozeß des Ringens mit der chronischen Erkrankung und der einseitigen Konstitution kann das «Ich-Wesen» eine ungeheure Erkraftung und Reifung im Sinne einer vertieften Lebenseinsicht sowie einen Zuwachs an innerer und äußerer Unabhängigkeit (Selbstbestimmung) und Liebefähigkeit erfahren. Dies kann auch dann der Fall sein, wenn die Erkrankung des Patienten nicht mehr zu heilen ist. Dieser Krankheits-«Gewinn» tritt jedoch nicht immer unmittelbar zutage, da er von den fortbestehenden Symptomen der Erkrankung noch überlagert sein kann.

Solch ein geistig-seelischer Entwicklungsfortschritt (Bewußtseinsentwicklung) als Frucht des Ringens mit einer chronisch physischen oder psychischen Erkrankung muß in das alltägliche Bewußtsein und die alltäglichen Lebensumstände integriert werden, um in seiner wahren Natur vom Patienten erkannt zu werden. Oft gelingt dieser Prozeß, manches

Mal bleibt er aber dem Bewußtsein entzogen und wird dann häufig nur von der sozialen Umgebung wahrgenommen.

Die in dieser Studie dargestellten Heilmittel wurden entwickelt, um diesen Prozeß des Wiederherstellens eines dynamischen Gleichgewichtes polarer psychischer und physiologischer Tendenzen zu unterstützen, indem das «Ich-Wesen» im Heilungsgeschehen so erkraftet werden kann, daß es diese Wiederherstellung als Selbstregulationsvorgang in zunehmender Autonomie durchzuführen vermag («Selbstheilung»). In diesem Prozeß der Heilung werden auch eine Katharsis des Seelenlebens (Meisterung und Verwandlung extremer Emotionen, wie zum Beispiel Angst, Furcht, Zorn, Ärger, Scham, Schuldgefühle mit Selbstvorwürfen) und eine Stärkung des Ätherleibes (Lebenskräfte) des Patienten angeregt. Mit Hilfe der hier dargestellten Konstitutionsheilmittel erfährt das «Ich-Wesen» des Patienten eine Anregung zur Heilung, die sie auf die anderen Wesensglieder (Astralleib, Ätherleib und physischer Leib) übertragen. Dabei werden Kompositionen potenzierter Heilmittel verwendet, die archetypische Vorbilder für die zu erreichenden Gleichgewichtsprozesse sind.

Die hier entwickelte Behandlungsmethode steht in der Mitte zwischen den Bestrebungen der Schulmedizin, Krankheiten und ihre Symptome zu behandeln, und den Bestrebungen der klassischen Homöopathie, die Behandlung weitgehend auf die sehr persönlichen und eigentümlichen Symptome des Patienten zu stützen.

Die schulmedizinische Methode behandelt Krankheiten, indem sie Symptomen der Erkrankungen direkt entgegenwirkt oder fehlende Substanzen ersetzt, während die klassische Homöopathie die sehr persönlichen Symptome nach dem Ähnlichkeitsprinzip behandelt. Klassische Homöopathie behandelt Krankheitssymtome durch Heilmittel, die in gesunden Menschen ähnliche Symptome künstlich (wenn auch vorübergehend) erzeugen können (Arzneimittelprüfung).

Das Anliegen der anthroposophischen Medizin ist es unter anderem, den Zusammenhang der Krankheits- und Gesundungsprozesse mit den Naturprozessen der Substanzen geistig zu durchschauen und dadurch eine rationale und intuitive Heilkunde zu entwickeln.

Die in dieser Studie dargestellten Einzelmittel und Heilmittelkompositionen können für sich allein oder in Kombination mit anderen anthroposophischen und homöopathischen Heilmitteln oder mit Arzneimitteln der Schulmedizin effektiv angewendet werden. Diese Untersuchung basiert auf therapeutischen Erfahrungen, die ich als praktischer Arzt und ärztlicher Berater bei der Behandlung von Kindern und Erwachsenen mit physischen Erkrankungen, mit geistigen Behinderungen, emotionalen Störungen, Verhaltensstörungen und psychiatrischen Erkrankungen über zwei Jahrzehnte hindurch gemacht habe.

Die Kapitel 7, 8 und 9 dieses Buches sind als ein Versuch aufzufassen, die in den vorangegangenen Kapiteln dargestellten menschenkundlich-kosmologischen Grundlagen für die medizinische Praxis fruchtbar zu machen und dabei mögliche klinische Indikationen zu beschreiben. Dabei stütze ich mich auf eigene klinische Erfahrungen und habe auch manche Indikationen aus dem Studium der Geisteswissenschaft Rudolf Steiners und aus der Sekundärliteratur (zum Beispiel von Alla Selawry) erarbeitet oder übernommen. Die in diesen drei Kapiteln dargestellten therapeutischen Gesichtspunkte dürfen daher nicht als erschöpfende oder gar verifizierte Liste von Indikationen aufgefaßt werden, sondern als aus der anthroposophisch-medizinischen Forschung und Praxis entwickelte Arbeitshypothesen und Anregungen für die individualisierte therapeutische Praxis. Daher kann auch noch keine endgültige Aussage über die Übertragbarkeit dieser Anregungen auf die individualisierte therapeutische Situation gemacht werden, zumal unabhängige quantitative und qualitative Evaluierungen der hier angeregten Behandlungsmethode von chronischen Erkrankungen mit hochpotenzierten Metallen/Mineralien noch nicht durchgeführt werden konnten. Daher muß, wie bei allen therapeutischen Anregungen, der behandelnde Arzt sich auf seine eigenen therapeutischen Intuitionen, Beobachtungen und klinischen Erfahrungen verlassen.

Am Ende dieses Buches finden sich Zitate von und Literaturhinweise zu Rudolf Steiner, Paracelsus, Ita Wegman unter anderem, zum Stein der Weisen und zur Metalltherapie.

1. TEIL
GEISTESWISSENSCHAFTLICHE GESICHTSPUNKTE

1. Die Umwandlung des vererbten physischen Modelleibes als Grundlage der Bewußtseinsseelen-entwicklung

Indem sich die mit ihren Leibeshüllen umgebene Individualität mit der aus der Vererbungsströmung gebildeten Leibesfrucht verbindet, beginnt der Prozeß der Individualisierung des physischen Leibes. Rudolf Steiner bezeichnet den aus der Vererbung stammenden physischen Leib des Kindes bis zum siebten Lebensjahr als Modelleib, der durch die Tätigkeit des von Astralleib und Ich impulsierten Ätherleibes seine Umgestaltung erfährt. Dieser aus den Vererbungskräften gebildete Leib wirkt dabei nur als «Modell» für den Aufbau einer neuen physischen Leiblichkeit, die dann als «Menschenpersönlichkeitskörper» bezeichnet werden darf. Bei dieser Umwandlung der physischen Leiblichkeit werden die Vererbungskräfte des «Modelleibes» überwunden beziehungsweise metamorphosiert, so daß ab dem Zeitpunkt des Zahnwechsels eigentlich nicht mehr von Vererbung gesprochen werden kann. Allerdings hält sich die Individualität, je nach ihrer aus dem vorgeburtlichen Dasein mitgebrachten Leibesverwandlungskraft, beim Aufbau der neuen Leiblichkeit mehr oder weniger treu an ihr Modell, so daß die Ähnlichkeit zwischen «Modelleib» und «Menschenpersönlichkeitskörper» bei starken Individualitäten nur in geringem Maße vorhanden ist.[1]

Der Grad der Individualisierungskraft ist nun abhängig von den Erkenntnissen und Taten im vergangenen Erdenleben sowie in der Welt zwischen Tod und neuer Geburt. Die Sinneserfahrungen des vorherigen Erdenlebens wandeln sich im nachtodlichen Dasein in eine Kenntnis und Befähigung zum Aufbau einer neuen Leiblichkeit in der nächsten Inkarnation. Mangelnde Sinneserfahrungen führen dann im nächsten Leben, aus Unkenntnis der Gesetze zum Aufbau einer neuen Organisation, zu pathologischen Umbildungen einzelner Organe des Modelleibes.[2]

Von entscheidender Bedeutung aber für die Individualisierungskraft des Ich ist sein Erleben in der Saturnsphäre zwischen Tod und neuer Geburt. Hier bildet das Menschen-Ich im Verein mit den Wesenheiten der ersten Hierarchie und mit allen ihm karmisch verbundenen Menschenseelen an dem makrokosmischen Urbild seiner physischen Leiblichkeit. Der hier gebildete sogenannte Geistkeim entsteht dabei als eine aus dem Stoffwechsel-Gliedmaßensystem umgestaltete Kopforganisation, die aber als sphärisches Gebilde zunächst noch in den ganzen Kosmos hinein ausgedehnt ist. Dieser Geistkeim trägt nun die Formgestaltungskräfte der nächsten Inkarnation.

Er ist die Geistanlage der Kopforganisation und als solcher Träger der Formkräfte für den Leibaufbau des Kindes. Er ist aus reiner moralischer Substanz gewoben. Beim Abstieg durch die Planetensphären zieht er sich immer mehr zusammen und erhält als Geistgestalt von den Wesenheiten der zweiten und dritten Hierarchie die Brust- und die Stoffwechsel-Gliedmaßenorganisation angegliedert.[3] Zum Zeitpunkt der Konzeption, wenn das Menschen-Ich mit seinem Astralleib in der Mondensphäre lebt, um sich aus dem Weltenäther seinen Ätherleib zu bilden, entfällt der Geistkeim dem Ich und verbindet sich mit der Leibesfrucht.[4] Um den siebzehnten postkonzeptionellen Tag herum verbindet sich dann das Ich mit seinen Hüllen wieder mit dem Geistkeim und nimmt an der Entwicklung der Leibesfrucht teil.[5] Der Geistkeim wandelt sich mit der Zeit zur eigentlichen Menschengestalt um und wird dann als Phantomleib bezeichnet.

Nun hängt die Individualisierungskraft des Ich für die Vererbungsleiblichkeit – wie angedeutet – vom Durchgang der Individualität durch die Welt jenseits des Saturns ab. Denn die wache Aktivität beim Aufbau des Geistkeimes wandelt sich um in die Fähigkeit der Verwandlung des physischen Erbleibes des ersten Lebensjahrsiebts. Hat das Menschen-Ich die Kraft, sein Bewußtsein während des Aufbaus des Geistkeimes im Vereine mit anderen geistigen Wesenheiten in einem hohen Grade aufrechtzuerhalten, was abhängig ist von den erworbenen Fähigkeiten der letzten Inkarnation, so tritt es als starke Individualität in die nächste Inkarnation. (Der Ausdruck «starke» oder «schwache» Individualität sagt nichts über die Genialität oder die Begabung aus, die sich die Individualität im Laufe ihres Erdenlebens erworben hat. Er beschreibt in diesem Zusammenhang nur den Grad der Fähigkeit zur Individualisierung des physischen Leibes, während die Begabungen in der Geistselbsthaftigkeit zum Ausdruck kommen, die sich das Ich bei seiner Verwandlung des Astralleibes erworben hat.) Es ist dann befähigt, sich beim Aufbau seiner zweiten physischen Leiblichkeit, dem «Menschenpersönlichkeitskörper», nur wenig an das vererbte Modell halten zu müssen. Ausdruck dieser Fähigkeit ist das relativ frühe Abfangen des vorausgeschickten Geistkeimes während der Embryonalperiode, was zur Folge hat, daß das Ich schon zu einem relativ frühen Zeitpunkt an dem Leibaufbau aktiv beteiligt wird, eventuell schon vor dem siebzehnten Tag.[6] Es kann nun der Fall eintreten, daß sich ein Menschen-Ich nur schwache Individualisierungskräfte in der Saturn- und Tierkreissphäre erworben hat. Verbindet es sich nun durch die Inkarnation mit dem aus der Vererbung stammenden Modelleib, so kann es zwar aus ihm einen neuen physischen Leib aufbauen, muß sich aber beim Neuaufbau in engen Grenzen an das Modell halten. Der zweite physische Körper wird dann dem ersten sehr ähnlich sein. Das, was dann gebildet wird, stammt nicht aus den eigentlichen physischen Vererbungskräften, da diese mit dem Zahnwechsel nicht mehr wirksam sind.[7] Jedoch haben die Vererbungskräfte während des ersten Lebensjahrsiebts prägend auf die schwache Individualität zurückgewirkt, so daß sie nun den zweiten Leib im Sinne der Vererbungskräfte gestalten muß, eventuell unter Ausbildung pathologischer Organstrukturen. Beim Freiwerden der höheren Wesensglieder aus dem Leibaufbau für die Tätigkeit des Seelenlebens wirken sich dann Defekte im Leibaufbau auch störend in der geistig-seelischen Entwicklung aus, zum Beispiel in Form von sogenannten Willensdefekten.[8] (Wir finden dieses «Fortsetzen der Wirksamkeit der Erbanlagen» unter anderem bei Kindern, die Kinderkrankheiten nicht oder nur unzureichend durchgemacht haben. Es bedarf im Sinne des Dargestellten auch eines neuen Verständnisses der sogenannten vererbten Krankheiten und der genetischen Syndrome. Demgemäß ist die sogenannte Penetranz der Erbanlagen eigentlich eine Frage nach der Individualisierungskraft des Ich, das heißt wie stark sich das Ich beim Neuaufbau des Leibes an seinem Modell orientieren muß.)

Nach einer anderen Richtung hin muß die Wirksamkeit der Individualität am Leibesaufbau verfolgt werden. Es ist die Nachahmung, an der das Ich des Kindes beteiligt ist, und die ebenfalls wesentlich an der Leibbildung beteiligt ist. Hier wirkt insbesondere die moralische Substanz der Handlungen der Menschen in der Umgebung des Kindes. Die moralische Substanz der Mitmenschen wirkt bis in die Leibesgestaltung hinein aufbauend beziehungsweise deformierend. Jedoch trifft das Ich des Kindes während des Schlafens eine Auswahl derjenigen Eindrücke, die dann leibbildend wirken werden. Das Auswählenkönnen der Eindrücke hängt aber wiederum von der Kraft der Individualisierung ab, die sich das Ich im Dasein zwischen Tod und einer neuen Geburt erworben hat. Die durch den Schlaf getragenen moralischen Eindrücke der Umgebung wirken nicht nur auf die Leibesbildung ein, sondern prägen auf dem Umweg über den Leib die Gewohnheitsbildung und das Seelenleben.

Die Individualisierung der Kräfte der Vererbung und Adaptation findet durch die Nachahmung im Spannungsfeld zwischen Freiheit (Verselbständigung und Selbstbestimmung des erkennenden Geistes) und Liebe (Hingabe an die Welt und an den anderen Menschen) statt. Teil dieser frühkindlichen Entwicklung, die sich auf den Nachahmungsprozeß stützt, ist die statomotorische und die Sprachentwicklung während des ersten und zweiten Lebensjahres. Die statomotorische Entwicklung des Kindes hat dabei folgende Aufgaben:

1. Den Erwerb des aufrechten Ganges;
2. Die Entwicklung des Körperschemas (Erleben von Leib und Raum, Körperbild);
3. Die Reifung der unteren Sinne (Tasten, Lebenssinn, Bewegungssinn, Gleichgewichtssinn);
4. Das Erleben der Trennung zwischen Ich und Welt;
5. Die Wiedervereinigung mit den anderen Menschen durch Nachahmung und Spiel.

Eine Folge der stufenweisen Verkörperung von Leib und Seele (Inkarnationsprozeß) ist das Herausfallen aus der symbiotischen Beziehung zu den Eltern und damit der graduelle Verlust des Erlebens der Gemeinsamkeit im Einssein mit dem anderen Menschen. Daraus resultieren eine erste Erfahrung der Einsamkeit (Ich-Du-Trennung) und zugleich das Bedürfnis des Kindes, das Erleben der Einsamkeit durch Nachahmung und Spiel wieder zu überwinden. Nachahmung und Spiel werden Brücke zum anderen Menschen, nachdem die ursprüngliche Symbiose als Folge des Leibwerdens von Seele und Geist (Inkarnation) verlorengegangen ist.

Dabei bildet das Kind auf folgende Weise die Brücke zum anderen Menschen:

1. Durch die Nachahmung und das Spiel;
2. Durch die Erschließung der Gegenstandswelt als Kommunikationsraum;
3. Im Erleben der anderen Individualität durch das Tor der höheren Sinne;
4. Im Erobern der Sprachwelt als Medium der Menschenbegegnung.

Das zunächst dumpfe Weltbewußtsein des Kindes wandelt sich stufenweise zum Selbstbewußtsein (Ich-Geburt im zweiten Lebensjahr) und überwindet dabei graduell seine symbiotisch-animalische Selbstbezogenheit.

Sehen wir auf die besondere Stellung des Menschen im Vergleich mit der höher entwickelten Tierwelt innerhalb der Erdenevolution, so fällt die Fähigkeit zur Selbstbestimmung als einzigartige Qualität des Menschseins auf: Die Fähigkeit zur Selbst(er)kenntnis, die Beurteilung unseres eigenen Verhaltens durch uns selbst und so weiter. Indem wir unseren eigenen Charakter immer besser kennenlernen, können wir uns entscheiden, an seiner Verwandlung aktiv und selbstbestimmend mitzuarbeiten. Eine tiefgreifende Selbstverwandlung der Persönlichkeit ist aber nur durch konsequentes Erüben neuer moralischer Techniken oder Fähigkeiten allmählich möglich.

Schauen wir auf die frühkindliche Entwicklung, so sind wir mit den folgenden Phänomenen konfrontiert: Zum einen muß sich die Individualität des Menschen ununterbrochen mit den determinierenden Kräften der Vererbung und mit den prägenden Tendenzen der Umgebung (Adaptation) auseinandersetzen. Kreativer und verwandelnder Umgang mit diesen Kräften kann die Fähigkeit zur Selbstbestimmung entwickeln und ist eine spezifische Funktion der Ich-Aktivität im Menschen.

Zum anderen kann man, wenn man eine vorgeburtliche und nachtodliche Existenz der menschlichen Individualität voraussetzt, den Vorgang der Embryonalentwicklung und der frühkindlichen Entwicklung als einen Vorgang stufenweiser Inkarnation aus einer geistigen Umgebung in einen aus den Vererbungskräften herausgeborenen menschlichen Leib beschreiben. Dabei muß ein gewisser Ausgleich zwischen den Individualkräften und den Kräften der Vererbung und Adaptation stattfinden. Vom ersten Augenblick des Ergreifens der vererbten Leiblichkeit durch die Individualität findet ein Prozeß der graduellen Auseinandersetzung und Verwandlung der Vererbungskräfte und der Umwelteinflüsse statt. Jedes Kind hat ein unterschiedliches Potential der Individualisierung und ist daher nach Ablauf der ersten Entwicklungsperiode unterschiedlich stark von Vererbungskraft und Umwelt geprägt. Manche eigenwilligen Kinder passen sich ihrer sozialen Umgebung nur wenig an und sind zum Beispiel viel zu stark von ihren organischen Bedürfnissen bestimmt. Andere Kinder lassen sich zu stark von ihrer Umgebung beeinflussen und entwickeln nicht genügend Eigenständigkeit. Wieder andere Kinder scheinen nur wenig von ihrem Organleben oder ihren Umwelteinflüssen geprägt zu sein.

Die Auseinandersetzung mit den Kräften der Vererbung und Anpassung leistet das Kind zunächst durch den Vorgang der Nachahmung. Dabei entwickeln sich vier Stufen der Nachahmung:

Die Inkarnation in den Leib (Bewegungskoordination)

Hier wird die Körper- und Raumeswahrnehmung durch die Reifung der vier Leibessinne (Tastsinn, Lebenssinn, Eigenbewegungssinn und Gleichgewichtssinn) entwickelt. Als Resultat dieser Ausbildung des Leibeserlebens erfährt das Kleinkind eine erste Trennung von der Welt, und damit eine Einsamkeitserfahrung, die das Bedürfnis zur Brückenbildung zum anderen Menschen durch Nachahmung und Spiel weckt.

Wird der hier geschilderte Inkarnationsprozeß als Folge von Krankheit, Trauma und/oder vorgeburtlich veranlagter Inkarnationsstörung nicht oder nur unvollständig vollzogen, bleibt einerseits die kleinkindlich symbiotische Weltbeziehung der ersten Lebensmonate partiell oder gänzlich erhalten. Auf der anderen Seite kann dann der Wille zu Nachahmung und Spiel ausbleiben, wie es zum Beispiel beim frühkindlichen Autismus häufig der Fall ist.

Als weitere Folge können sich dann Ängste, Zwänge sowie Probleme der Identitätsentwicklung ergeben.

Die Wahrnehmungswelt wird zum Bild

Das kindliche Vorstellungsvermögen entwickelt sich als Folge der Wahrnehmungsverarbeitung, bei der Sinneswahrnehmungen (von außen kommend) mit Begriffen (die aus dem kindlichen Ätherleib erwachen) verbunden werden. Diese die Wahrnehmung ordnenden kindlichen Begriffe sind metamorphosierte Form- und Wachstumskäfte, die aus den inneren Organen für das kindliche Erkenntnisvermögen frei werden. Später entwickelt das Kind allmählich ein Erinnerungsvermögen, das zunächst räumlich-monumental, dann rhythmisch-klangassoziativ, später bildhaft-vorstellungsmäßig und zuletzt abstrakt ist. Diese Entwicklung des Erinnerungsvermögens ist eine der Voraussetzungen für die Entwicklung der Geschlossenheit des eigenen Persönlichkeitserlebnisses. Durch meine Erinnerungen erlebe ich die Eigentümlichkeit meiner Persönlichkeit in ihrer Abgegrenztheit von der Welt.
Ist dieser Vorgang der Wahrnehmungsverarbeitung durch eine Entwicklungspathologie gestört, so kann es zu einem Auseinanderfallen von Wahrnehmung und Begriff kommen. Dies resultiert dann oft in einem Ausgeliefert- oder Überwältigtsein von Sinneswahrnehmungen, verbunden mit der Herausbildung von Ängsten, Wiederholungszwängen und Verwirrung.

Die intuitive Wahrnehmung der anderen Individualität

Im inneren nachahmenden Mitvollziehen der sprachlichen und gestischen Äußerungen lernt das Kind, in die Individualität des anderen Menschen unterzutauchen. Dabei wird die Sprachäußerung nicht nur innerlich leise nachgeahmt und mitgesprochen – das Ich des Kindes greift im Vorgang des Lauschens über sich hinaus und wird zeitweilig durch einen Willensakt eins mit dem Wesen des anderen Menschen. Durch diese Aktivität erlebt es durch den Wort- (Gebärden-) Sinn die seelische Qualität hinter dem ausgedrückten Sprachlaut oder der Geste (Gefühls- und Willensausdruck). Durch den Gedankensinn offenbaren sich dem Kind der Gedankeninhalt der Sprache sowie die Gedanken des sprechenden Menschen als vordenkerische Wahrnehmungsakte.

Durch den Ich-Sinn offenbart sich das Wesen des anderen Menschen als «Ich».

In diesem Vorgang des vorübergehenden Einswerdens mit dem anderen Menschen im Wahrnehmen durch die oberen Sinne erwacht im Kleinkind nachahmend eine neue Moralität. Die verborgenen Impulse des Erwachsenen werden durch die Sprachentwicklung nachahmend miterlebt und verinnerlicht.

Kann der oben geschilderte Vorgang auf Grund einer Entwicklungspathologie nicht entwickelt werden, so wird alles Nachgeahmte bloß gespiegelt, ein Mangel an Interesse für die Mitmenschen führt zu einer Oberflächlichkeit der Menschenbegegnung, und die Moralentwicklung bleibt unvollständig oder unterbleibt ganz.

Bewegungsbilder der Außenwelt werden nachahmend verinnerlicht

Diese Verinnerlichung von Bewegungsbildern findet durch eine tiefe Hingabe an die wahrgenommenen Bewegungen der Mit- und Umwelt statt.

Das durch Hingabe verinnerlichte Bewegungsbild erfaßt den Willen und bringt ihn in ein harmonisches Verhältnis zur Welt. Dabei kommt es zu einer Vermenschlichung des zunächst an animalisch-organische Bedürfnisse gebundenen Willens.

Kann dieser Vorgang der nachahmenden Verinnerlichung der Bewegungsabläufe nur unzureichend entwickelt werden (Pathologie), so kann sich auf der einen Seite eine Störung fein- und/oder grobmotorischer Fähigkeiten ergeben, auf der anderen Seite kann der kindliche Wille sich nicht sozial wahrnehmend und handelnd in sein Umfeld einbeziehen, der Wille bleibt zu organisch-selbstbezogen und animalisch. Verhaltensstörungen können die Folge sein.

Zusammenfassend ergeben sich vier Stufen des wahrnehmenden Sich-In-beziehungsetzens zur Welt:

Unabhängigkeit von der Welt	**Hingabe an die Welt**
Wahrnehmungsverarbeitung Wahrnehmung wird zum Bild / zur Vorstellung Erinnerungsvermögen Geschlossenheit der Persönlichkeit Ich-Vorstellung	*Intuitive Wahrnehmung der anderen Individualität* Willensumkehr in der Aktivität der oberen Sinne Einswerden mit dem Wesen der anderen Person Nachahmendes Verinnerlichen der Moralität des anderen Wahrnehmung des anderen Ichs
Inkarnation in den Leib Bewegungskoordination Körperwahrnehmung Ergreifen der vier Leibessinne im Inkarnationsprozeß Trennung von Ich und Welt Ich-Wahrnehmung (eigenes Ich am Leib erfahren)	*Bewegungsbilder der Außenwelt werden nachahmend verinnerlicht* Hingabe an die Welt führt zu einer Vermenschlichung des Willens, der im Nachahmungsprozeß immer sozialer und harmonischer wird Ich-Empfindung

Wie bereits geschildert, stehen einander gegenüber Kräftewirksamkeiten, die aus der Vererbung stammen, und bildende Kräfte aus der moralischen (oder unmoralischen) Substanz der Umgebung des Kindes.

Vererbung und Adaptation an die Umgebung wirken während des ersten Lebensjahrsiebts leibbildend und determinierend. In diese polare Kräftewirksamkeit greift nun das nach Freiheit strebende Ich des Kindes ein, um gemäß der mitgebrachten Fähigkeiten die Leibessubstanz und die moralische Substanz der Umgebung zu individualisieren. Ist die Individualisierungskraft schwach und liegt eine pathologische Erbsubstanz und/oder eine unmoralische Umgebung vor, so entstehen Defekte beim Aufbau des zweiten Leibes. Beim partiellen Freiwerden der höheren Wesensglieder für das Seelenleben führen diese Defekte auch zu Störungen der seelischen und sozialen Entwicklung des Menschen in späteren Lebensabschnitten.

Ein mangelhaft individualisierter Modelleib hat aber auch Rückwirkungen auf die geistig-seelische Entwicklung in der biografischen Epoche der Bewußtseinsseele im sechsten Lebensjahrsiebt.[9]

Die Bewußtseinsseele entwickelt sich durch die Arbeit der Ich-Organisation am physischen Leib. Sie ist zugleich eines der drei Seelenglieder (zusammen mit der Empfindungs- und Verstandesseele), wie auch das provisorische Umwandlungsprodukt der Arbeit des Ich an der physischen Geistleiblichkeit auf dem Weg der Entwicklung zum Geistesmenschen (Atma).[10] Ihre Entwicklung wird maßgeblich durch die individualisierende Umarbeitung des Modelleibes und der moralischen Substanz der sozialen Umgebung vorbereitet. Wurde nun das Ich eines Kindes von den beiden Kräften überwältigt, so wird es ihm schwer fallen, bei der Entwicklung der Bewußtseinsseele den Willen nach zwei Richtungen hin aus der physischen Organisation zu befreien. Es entstehen dann zwei polare pathologische Formen der Moralentwicklung; einerseits entsteht ein starres und unbewegliches Moralsystem, das seine Inhalte unverarbeitet aus der Umgebung übernommen hat, andererseits entsteht eine Moralblindheit, die es unmöglich macht, sich mit den eigenen Willensimpulsen dem moralischen Gehalt der Welt richtig einzufügen. Tendenziell sind diese Pathologien schon in der Kindheit wahrnehmbar. Sie treten selbstverständlich in allen Ausprägungsgraden und auch in Kombination auf. (Als Beispiele schwerer Pathologien seien hier der frühkindliche Autismus und die Zwangskrankheit einerseits, die Kleptomanie und die Psychopathie andererseits aufgeführt.) Durch die Pädagogik, Therapie und den anthroposophischen Schulungsweg lassen sich solche tendenziellen Fehlentwicklungen im späteren Lebensalter übend in unterschiedlichem Grade ausgleichen.[11]

Am Beispiel des anthroposophischen Schulungsweges soll gezeigt werden, wie der therapeutisch wirksame Prozeß der Leibbefreiung des Willens nach zwei Richtungen hin erfolgen kann:

Durch das Ausbilden des sinnlichkeitsfreien Denkens, wie es durch ein systematisch übendes Studium der Anthroposophie erworben werden kann, wird der Wille partiell aus seiner organischen Verankerung im Leib befreit und lebt in der Gedankenbildung wieder auf. Dieses willenhafte, sinnlichkeitsfreie Denken ist ein Quell frei geschöpfter moralischer Intuitionen. Es löst die Starrheit moralischer Begriffsbildung auf, indem es den lichthaften Vernunftspol mit der Wärme der innerlichen Willenstätigkeit durchdringt. (Das Kleinkind beschreitet diesen Weg der Willensumkehr beim Erwerb der Sprache und des Denkens, die sich aus der Nachahmungsmotorik stufenweise herausheben.)

Nach der anderen Richtung kann durch die liebevolle Hingabe an die Offenbarungen der sinnlichen Welt das lichtvolle Vorstellungsleben herunterstrahlen in die finstere, aber warme Willensregion und diese mit seinem Licht erleuchten. Dabei wird der Wille selbst so kultiviert, daß er sich aus der Sphäre organischer Bedürftigkeit und leiblicher Seelenprägung heraushebt und sich so in seiner Gedankendurchsetztheit harmonisch mit dem moralischen Gehalt der Welt verbinden kann.[12] (Dieser Weg wird in der kindlichen Entwicklung noch unbewußt, aber unter Beteiligung der Ich-Organisation, bei der Umwandlung der Erbmotorik über die Nachahmungsmotorik zur Individualmotorik beschritten.)

Durch den ersten Übungsvorgang wird die Freiheit im willenhaften Denken durch den originären Schöpfungsprozeß moralischer Intuitionen erlebt. Im zweiten Übungsvorgang finden die moralischen Intuitionen durch ihre Verbindung mit der unteren, nach außen gerichteten Willensorganisation den Weg in die Welt, indem sie zu wirksamen Motiven des Handelns werden. Das Leben regelt sich im Sinne dieser Intuitionen. Das Bindeglied dieser doppelten Metamorphose von Denken und Wollen findet sich in der Sphäre des rhythmischen Systems. Hier entwickelt sich die sittliche Liebe, die die moralischen Intuitionen, die noch Ideencharakter haben, in lebensvolle Ideale verwandelt. Nach der anderen Richtung hin erschließt sie den moralischen Gehalt der sinnlich erfahrbaren Naturerscheinungen.

Der geschilderte zweifache Weg, der sein Zentrum in der rhythmischen Organisation findet, ist die Grundlage für eine gesunde Freiheitsentwicklung auf der Stufe der Bewußtseinsseele, im Gleichgewicht zwischen Licht und Wärme. Es ist der Beginn der bewußten Arbeit des Ich an der Vergeistigung und Belebung der physischen Leibesorganisation, die als Phantomleib einen Form- beziehungsweise Licht- und einen Kraftbeziehungsweise Wärme-Aspekt hat. Bei der Entwicklung unseres Mineralsystems werde ich auf diesen Doppelaspekt der geistig-physischen Organisation und seinen Gleichgewichtszustand noch eingehen. Wie gezeigt werden wird, hat auch die Darstellung des zweifachen Weges der Bewußtseinsseelenentwicklung (Freiheit im Denken und Liebe im Willen und ihre gegenseitige Durchdringung) eine wesentliche Bedeutung für die in dieser Studie dargestellten konstitutionellen Heilmittel.

Die Voraussetzungen und Stufen der Entwicklung der Freiheit im Erwachsenenalter sind im Folgenden zusammengefaßt:

1. Selbsterkenntnis bezüglich des eigenen Verhaltens, der Gewohnheiten, des Charakters (Bedeutung der Mitmenschen in diesem Prozeß);
2. Die Auseinandersetzung mit den Moralnormen der Gesellschaft und den verinnerlichten moralischen Grundnormen;
3. Entwickeln moralischer Intuitionen durch das reine Denken (Kontemplation über Freiheit, Liebe, Mitleid und so weiter);
4. Sittliche Liebe (moralische Intuitionen, im reinen Denken entwickelt, werden durch die sittliche Liebe befeuert und zu Idealen umgestaltet);
5. Moralische Phantasie (Produzieren von Bildern des Handelns aus moralischen Idealen. Diese Bilder gestalten den Willen und bilden den Charakter);
6. Moralische Technik (Erforschen der Voraussetzungen, unter denen ein moralischer Impuls ins Leben umgesetzt werden kann. Erlernen der Fertigkeiten);
7. Erüben von Fähigkeiten.

1. Freiheit im Denken **Der Wille wird im Denken betätigt** *Reines Denken* *Moralische Intuition* *(Meditation)*	**2. Intuitives Erfassen des anderen Menschen** **Der Wille wird im Wahrnehmen betätigt** *Erleben des Wesens des anderen* *Einswerden (Empathie)* *Rhythmus zwischen Ich und Du*
3. Hingabe an die Welt **(sinnliche Liebe)** **Die Vorstellungen werden in den Willen getragen** *Der Wille wird aus dem organischen Leben befreit* *Sozialer, angepaßter Wille* *Inneres Mitvollziehen der äußeren Welt* *(Goetheanismus)*	**4. Das tätige Gedächtnis** **(aktives Vergessen)** **Die Vorstellungen werden in den Willen getragen** *Umwandlung von Erkenntnissen in Fertigkeiten*

2. Der Atemprozeß und das Mineralreich als Grundlage der Entwicklung des Ich und des physischen Leibes

Der kosmische Rhythmus, der der Entwicklung des Ich und des physischen Leibes zugrunde liegt, ist das platonische Weltenjahr.

Das platonische Weltenjahr ist der Zeitraum, in dem der Frühlingspunkt der Sonne einmal durch den Tierkreis wandert. Diese sogenannte Präzisionsbewegung der Sonne erfolgt in entgegengesetzter Richtung zum Gang der Sonne durch den Tierkreis im Laufe eines Sonnenjahres. Das platonische Weltenjahr dauert etwa 25.920 Jahre. In der Stellung des Frühlingspunktes im Tierkreis wird, wie durch eine große kosmische Weltenuhr, eine Zeitqualität bildhaft dargestellt, die Ausdruck für die differenzierte Wirkung geistiger Wesenheiten auf die einzelnen Kulturepochen ist. Für den Geistesforscher ist es ein Sichtbarwerden der Gesetzmäßigkeiten des durch die Sonne aus der Sphäre des Tierkreises einströmenden Menschheitskarma, an dem auch die einzelne verkörperte Menschenindividualität während ihrer Inkarnation in einem physischen Leib teilnimmt.

Von einer Kulturepoche zur nächsten findet unter der Mitwirkung geistiger Wesenheiten eine Wandlung von Gestalt und Beschaffenheit des physischen Geistleibes statt, so daß dieser physische Leib zu einem geeigneten Instrument für die jeweilige Bewußtseinsentwicklungs- und damit auch Ich-Entwicklungsstufe der Epoche werden kann.[13]

Durch die Eingeweihten und Schüler der Mysterien wurden die physischen Leiber zukünftiger Kulturepochen geistig vorbereitet.

Der Ich-Entwicklung in einem physischen Leib liegt während unserer derzeitigen Entwicklungsperiode die Luftatmung zugrunde. Diese orientiert sich in ihrem Rhythmus am platonischen Weltenjahr. So beträgt die Zahl der Atemzüge während eines Tages beim Erwachsenen durchschnittlich 25.920 (achtzehn Atemzüge pro Minute), das sind also ebenso viele Atemzüge an einem Tag wie Jahre in einem platonischen Weltenjahr.

Legt man bei dem großen Atemrhythmus von der Geburt und bis zum Tod ein «patriarchisches Lebensalter» von 72 Jahren zugrunde, so dauert ein menschlicher Lebenszyklus auf Erden einen Tag im platonischen Weltenjahr.

Dem mittleren Atemprozeß, dem Schlaf-Wach-Rhythmus, liegen bei einem Lebensalter von 72 Jahren 25.920 Zyklen des Schlafens und Wachens zugrunde. Die zahlenmäßige Beziehung der drei Atemrhythmen zum platonischen Weltenjahr ist Ausdruck der inneren Wesensverwandtschaft des beseelten und durchgeistigten Lebens von Makrokosmos und Mikrokosmos Mensch. Der makrokosmische Rhythmus ist im menschlichen Atemrhythmus verinnerlicht.

Der Luftatemrhythmus erhält so dem Menschen das Eingegliedertsein in den Kosmos, während der dem Stoffwechsel zugeneigte Zirkulationsrhythmus den Menschen dem Kosmos ganz zu entfremden droht. Dem Atemrhythmus kommt nun nach der Atemreife (zwölftes Lebensjahr) die Aufgabe zu, den von der Stoffwechselorganisation ergriffenen Zirkulationsrhythmus so zu bändigen, daß das Ich im mittleren rhythmischen Menschen ein Gleichgewicht herstellen kann zwischen den kosmischen Kräften der Kopforganisation und den irdischen Kräften der Stoffwechselorganisation.[14] Gelingt dieser rhythmische Ausgleich nicht, so kann sich eine Pathologie nach beiden Richtungen hin entwickeln. Ausdruck eines harmonischen Ausgleichs der beiden polaren Kräfte durch das rhythmische System ist die Etablierung eines Puls-Atemquotienten von etwa 1:4. An dem Aufrechterhalten dieses Rhythmusverhältnisses, dem Urheilungsimpuls des Menschen, ist das durch Gleichgewicht nach Freiheit strebende Ich des Menschen maßgeblich beteiligt; es schafft in diesem Rhythmusverhältnis die physiologische Grundlage der Selbstheilung und der Freiheitsentwicklung.

In diesem Sinne wirkt auch jede heilende therapeutische Maßnahme mittelbar auf die Atmung ein, ob es sich um eine medikamentöse oder eine künstlerische Therapie handelt.[15] Darauf hat Rudolf Steiner im Zusammenhang mit der Heileurythmie besonders hingewiesen.[16]

Ein Studium der Heilungsvorgänge kann sich aus einer differenzierten Erkenntnis der Atemvorgänge innerhalb der menschlichen Organisation ergeben. Die Atemvorgänge sind es, die heilend hineinwirken können in die zu starken oder zu schwachen Nerven-Sinnestätigkeiten oder Stoffwechselvorgänge, um diese wieder auszugleichen.

Versteht man, welche Atemprozesse angeregt werden müssen, um ein bestimmtes pathologisches Ungleichgewicht der Kräfte auszugleichen, und weiß man, wie zum Beispiel ein Heilmittel auf den Atemprozeß einwirkt, findet man dadurch den Weg von der Pathologie zur Therapie. In den nächsten Kapiteln wird der Versuch unternommen, aus der okkulten Physiologie des Atemprozesses ein Mineralsystem für die Konstitutionstherapie zu entwickeln.

Beim Aufbau der Leibeshüllen im vorgeburtlichen Dasein haben sich die makrokosmischen Sternenrhythmen so verinnerlicht, daß sie sich als mikrokosmische Rhythmen zwischen Geburt und Tod entfalten. Doch haben sich die Rhythmen der menschlichen Organisation von den kosmischen Rhythmen emanzipiert, sie treten zeitverschoben zu den Rhythmen der Sonne, des Mondes und der Wandelsterne auf. Die Zeitverschobenheit und Störanfälligkeit der verinnerlichten menschlichen Rhythmen ist eine Grundvoraussetzung für das Selbständigwerden gegenüber den Hierarchien und für die Freiheitsentwicklung des Menschenwesens.[17]

Dadurch wird aber auch der Keim für Krankheit und Irrtum gelegt. In die verselbständigten Rhythmusverhältnisse greifen die Affekte und Leidenschaften des astralischen Leibes, die Temperamenteinseitigkeiten und die pathologischen Gewohnheitsbildungen des Ätherleibes ein und führen zu Rhythmusstörungen, die einen krankmachenden Einfluß auf die Leiblichkeit haben.

Die Anlage zur Selbständigkeit gegenüber den Naturerscheinungen und kosmischen Rhythmen verdankt das Menschen-Ich der verinnerlichten Wesenswirkenskraft des Saturns.[18] Der inkarnierende Saturnprozeß emanzipiert das Menschenwesen von der Naturwirksamkeit und führt es so zum Selbstbewußtsein. Dabei gliedern die «wärmeverdünnenden» und damit erkaltenden Mineralisierungstendenzen des inkarnierenden Saturnprozesses dem Menschen das Knochensystem ein. Dieses Knochensystem stellt als Todesprozeß im Menschenwesen die Grundlage für die bewußte Tätigkeit des Ich.[19] Durch die inkarnierende Saturnkraft werden Zeitenrhythmus und Raumesverhältnisse (Skelettsystem) verinnerlicht und gegenüber dem Kosmos verselbständigt. Dadurch wird ein bewußtes Erleben von Raum und Zeit in der Außenwelt ermöglicht. Zugleich aber bewirkt das Abgeschnürtsein vom Kosmos beim zum Selbst- und Weltbewußtsein erwachenden Menschen die Keimanlage von Krankheit und Tod.

Dem geschilderten inkarnierenden Saturnprozeß wirkt ein vergeistigender exkarnierender Saturnprozeß entgegen, der in der Wärme verläuft. Er ist Träger der Auferstehungskräfte. Physiologisch entspricht ihm (neben anderen daran mitbeteiligten Planetenprozessen) die Blutbildung im Knochenmark, vor allem aber die Wärme des Blutprozesses. In diesem polaren Wirken der beiden geschilderten Saturnwärmeprozesse, die sich am reinsten in den Tätigkeiten der Blutwärme und der Knochenbildung ausdrücken, lebt das Menschen-Ich in seiner Welt, einer Saturnwelt.[20]

In den zweifachen Prozeß von Wärmeverdichtung und Wärmeverdünnung greift das Ich, das der eigentliche Wärmeregulator sein muß, in polarer Weise in den übrigen Wesensgliederzusammenhang ein; dabei wird der Wärmeprozeß des Blutes zur Grundlage für den in der unteren Organisation von der Peripherie nach dem Zentrum wirkenden Anteil der Ich-Organisation, dem sogenannten peripheren Ich, das die sinnvoll geführten Willenstätigkeiten impulsiert. Der andere erkaltende Wärmestrom ist die Grundlage des im Haupte vom Zentrum in die Peripherie wirkenden Anteils der Ich-Organisation, des «zentralen Ich». Es ist das «zentrale Ich», das, indem es sich auf den lichtverwandten Kälteprozeß stützt, das Gegenstandsbewußtsein aus Sinneswahrnehmung und Gedankenbildung impulsiert.[21]

In dem harmonischen Ausgleich des oberen und des unteren Wärmeprozesses im Herzen, das die beiden Wärmeprozesse harmonisch in eine Beziehung zu den Wärmeverhältnissen der Welt setzt, findet der Mensch sein am physischen Leib gespiegeltes Welt- und Selbstbewußtsein im Herzen. Es kann einerseits das Vorstellungsleben durch die Ich-Tätigkeit als zum Licht verdichtete erkaltete Wärmesubstanz heruntergetragen werden in die Willenswärme und den Willen erleuchten. Andererseits kann die Willenswärme hinaufgeführt werden in den Licht-Kältepol des Kopfes und dadurch das Gedankenwesen aus seiner Leibgebundenheit befreien.

Die Beziehung des Ich, das in der Wärme in dreifacher Weise lebt, zur dreigliedrigen Organisation des Menschen findet sich auch in der mineralischen Welt wieder. Es zeigt sich der geschilderte dreifache Wärmeprozeß in den drei Hauptklassen der mineralischen Substanzprozesse, die von Rudolf Steiner in Anlehnung an die Alchemie als Sal-, Merkur- und Sulfurprozesse bezeichnet werden.

Jede mineralische Substanz muß, soll sie nicht krankmachend wirken, im Organismus durch die Tätigkeit des Ich aus dem festen Element bis auf die Stufe des Wärmehaften gehoben werden. Dieser jedem mineralischen Ernährungsvorgang zugrundeliegende Verwandlungsprozeß erschließt die in Wärme verwandelte mineralische Substanz so, daß sie wieder der Wirksamkeit der geistigen Wesen der ersten Hierarchie zugänglich wird. Die Throne, die die Träger der Welten-Ich-Kräfte sind, können dann in ihr ureigenstes Element, die Wärme, hineinwirken.[22] Das ist so zu verstehen, daß das Ich der Mineralien, das aus der Substanz der aus der Tierkreiswelt einstrahlenden Kräftewirksamkeit der Throne gebildet ist, außerhalb der Saturnwelt beheimatet ist. Diese Sphäre ist auch die Heimat des Gemeinschafts-Ich-Bewußtseins der physischen Leiber der Menschen.[23] In der Saturnsphäre wird dagegen der Geistkeim aus der Umwandlung der Stoffwechsel-Gliedmaßenorganisation in die geistig-physische Anlage der Kopforganisation der nächsten Inkarnation gebildet.[24]

Wird nun die mineralische Substanz durch den Verdauungsvorgang oder durch den wesenhaft mit der Verdauung verwandten Vorgang der Homöopathisierung in Wärme verwandelt, so wird sie zum Träger der ich-haften Wirksamkeit der mineralischen Natur, die aus der Substanz der Throne stammt. Dabei wird der Werdeprozeß des Minerals, das sich aus der Wärme bis in die feste Substanz hinein stufenweise verdichtet hat (ein Todesprozeß, der mit der inkarnierenden Saturnwirksamkeit verbunden ist), in die Zukunftsentwicklung hinein umgekehrt. Die mineralische Substanz wird bei diesem Vorgang erlöst, indem sie (jetzt auf dem Weg des zweiten Saturnprozesses) in die Geistentität der Substanz der Throne zurückgeführt wird. Dieser Vorgang ist eine Vorwegnahme der Zukunftsentwicklung des ganzen Mineralreiches, wenn es durch die Tätigkeit des Menschen-Ich am Ende der mineralischen Runde unserer Erdenentwicklung ganz umgearbeitet und individualisiert sein wird.[25]

Indem der Mensch aus der Erkenntnis der Gesetze der geistigen Welt heraus durch Wissenschaft, Kunst und Sozialgestaltung das Mineralreich durch sein Ich erlöst, wird das erlöste Mineralreich mit Hilfe des Christusimpulses als Liebeskraft in seiner Seele auferstehen und Unvergänglichkeit erhalten.[26] Dadurch kann dann der physische Leib des Menschen um eine Stufe aus dem Mineralreich in das Pflanzenreich gehoben werden. Das Menschen-Ich wird dann, vermittelt durch den pflanzenhaft gewordenen physischen Leib, ebenso an der Bemeisterung und Erlösung des Pflanzenreiches arbeiten, wie es heute schon im Mineralreich zu wirken begonnen hat.[27] Für die Bewußtseinsentwicklung des Menschen wird dann – als Frucht dieser Erlösung des Mineralreiches – die Liebeskraft der Seele sich so gesteigert haben, daß sie als umfassendste Erkenntniskraft wirksam sein wird. Es ist dies die Erkenntnisstufe der Intuition, die eine Wesensvereinigung mit den Wesenheiten der geistigen Welten im Erkenntnisakt erlaubt. Durch die Intuition lernt der Mensch auch, die Vorgänge einer pflanzlich gewordenen physischen Organisation vollständig in die Gewalt seines Ich zu bringen.[28] Sie führt ihn bis zur Überwindung des Todesbewußtseins, das sich in der lemurischen Zeit mit der Luftatmung und der Eingliederung der mineralischen, toten Substanzen in sein Skelettsystem ausgebildet hat. Die sich parallel entwickelnden Vorgänge der Mineralreichbildung im Innern des Menschen (Skelett) und in der Außenwelt (Mineralbildung als Verdichtungsvorgang) einerseits und das Auftreten der Luftatmung andererseits waren nach der durch Saturnwesen hervorgebrachten Trennung des Mondes aus der Erde die Grundvoraussetzung für die Inkarnation des Menschenwesens in die auf der Erde durch die Hierarchien vorbereiteten Leibeshüllen.[29] Dadurch konnte sich das Menschen-Ich aus dem Schoß der Elohim heraus in die Leibeshüllen inkarnieren. Es stützte sich dabei auf den Atemprozeß einerseits und auf die differenzierten Wärmeprozesse des Mineralreiches andererseits.

Mit der Ich-Inkarnation in einem aus der Geschlechtlichkeit hervorgegangenen, von mineralischen Substanzen durchsetzten physischen Leib, die sich während der späten lemurischen und während der ganzen atlantischen Zeit vollzog, begannen Reinkarnation und Karma. Das Bewußtsein des Todes, das Ausdruck des Herausgefallenseins aus der gruppenseelenhaften Verbundenheit mit der geistigen Welt war, wurde zur Grundlage des individuellen Bewußtseins des einzelnen Menschen, des Selbstbewußtseins.

Daß der Atemprozeß (Luftatmen) die Grundlage der Ich-Inkarnation ist, geht auch aus dem Stamm des Wortes Atem hervor. Atem stammt von dem Wort «Atma» ab, und Atma ist das Wort für das Gemeinschafts-Ich aller Menschen.[30]

Dieses Gemeinschafts-Ich aller Menschen hat sich durch die Inkarnation in physischen Menschenleibern allmählich immer mehr individualisiert, indem jedes Ich, das ursprünglich ein Teil des Menschheits-Ich gewesen ist, ein individuelles Schicksal ausgebildet hat. Die Früchte seiner verschiedenartigen Erdenerfahrungen sind durch die Tätigkeit des Ich in die Hüllennatur des Astralleibes hineingearbeitet worden und als ewige und individualisierte Inhalte des Ich (Geistselbsthaftigkeit) auferstanden.

Obwohl so das Menschen-Ich von Inkarnation zu Inkarnation immer individueller wird, konnte es doch sein Selbstbewußtsein, daß Bewußtsein seiner Identität, nach dem Tode nicht mehr aufrecht erhalten. Denn die Voraussetzung für das Selbstbewußtsein des Menschen ist ein an einem geistig-physischen Leib gespiegeltes Ich. Der geistig-physische Leib, das Phantom, war aber durch den Sündenfall des Menschen so schadhaft geworden, daß er sich nach dem Tode beinahe vollständig auflöste. Durch das Mysterium von Golgatha, indem Christus die Macht des Todes für die ganze Menschheit stellvertretend überwand, wurde der Phantomleib als Auferstehungsleib der Menschheit wiedergegeben. Dadurch wurde dem Menschen zweierlei durch die Christustat auf Golgatha geschenkt: Zum einen die Möglichkeit, sein Ich-Bewußtsein auch nach dem Tode noch aufrecht erhalten zu können, zum anderen aber wurde es möglich, durch das Aufnehmen des Christusimpulses im Ich ein Anziehungsband zu dem physischen Auferstehungsleib des Christus zu schaffen, der sich seit dem Mysterium von Golgatha vervielfältigt hat.[31] Diesen physisch-geistigen Auferstehungsleib wird sich der Mensch am Ende der «mineralischen Runde» errungen und einverleibt haben, wenn das Mineralreich durch die Tätigkeit des Ich erlöst sein wird. Es ist dies der pflanzenhaft gewordene physische Leib, der erwähnt wurde.

Auf der Bewußtseinsstufe der Intuition, die mit dieser Entwicklung errungen werden wird, verliert auch der Tod seine Macht über den Menschen, indem der Mensch dann mit derselben Helligkeit seines Selbst- und Weltenbewußtseins innerhalb beider Welten, der physischen und der geistigen Welt, leben kann. Der Tod hat dann nur noch den Charakter einer Metamorphose, das Ablegen des Erdenleibes wird nur noch als ein äußerlicher Vorgang erlebt.[32]

Das hier geschilderte Saturn-Sonnen-Mysterium, die Auferweckung des Phantoms, die für die Menschheit durch das Christusopfer auf Golgatha ermöglicht wurde, konnte durch den Einweihungsweg der christlichen Mysterienschulen schon übend vorweggenommen werden. In der rosenkreuzerischen Einweihungsschule entspricht diese Stufe der Menschheitsentwicklung der vierten Stufe des rosenkreuzerischen Einweihungsweges. Diese Stufe wird als die «Bereitung des Steins der Weisen» bezeichnet beziehungsweise als Rhythmisierung des Atems und des Lebens.[33] Die beiden Bezeichnungen dieser Übungs- und Bewußtseinsstufe lassen schon den Zusammenhang zwischen der Welt der Mineralien (Stein) und dem Atemprozeß ahnen, die sich ja, wie wir schon gesehen haben, als Grundlage der Ich-Inkarnation in einem physischen Leib, parallel entwickelt haben. In der Tat ist die geschilderte Stufe des Schulungsweges eine mystische, bis in die Leibesphysiologie hinein arbeitende und eine alchemische, das heißt Mineralreich verwandelnde Tätigkeit zugleich. Die Entwicklung des Mineralreiches wird auch in Zukunft mit der Entwicklung des menschlichen Luft-Atem-Prozesses parallel laufen. Indem das Ich an der Verwandlung beider Prozesse aktiv teilnimmt, wird es den eigenen Phantomleib als christlichen Auferstehungsleib erwecken.

Die Beeinflussung des Atemprozesses kann aber im Sinne eines christlichen Mysterienweges nicht mehr unmittelbar erfolgen. So wie ein mineralisches Heilmittel oder eine künstlerisch-therapeutische Übung nur mittelbar dem Ich die Möglichkeit gibt, über den Atemprozeß heilend auf die physische Organisation zu wirken, darf auch die meditative Intuitionsübung nur das Mittel sein, um den Atemprozeß vom Ich aus zu ergreifen. Jede unmittelbare leiblich orientierte Atemübung ist hier unter allen Umständen schädlich. Vielmehr stellt sich als Folge der im Licht- und Wärmeelement verlaufenden intuitiven Bewußtseinsübung, also der Meditation, auf einer bestimmten Stufe des Übens der Zustand ein, daß der im Ich erlebte Gedanken-, Gefühls- und Willensinhalt auf den Atemprozeß zurückwirken kann. Der Atemprozeß, der so ergriffen und verändert wird, gibt dem Ich die Kraft, seine Wirkung einerseits unter Vermittlung des Astralleibes und des Ätherleibes bis in den physischen Leib hinein zu erstrecken.[34] Dabei wird der physische Geistleib vom Ich aus mittelbar verwandelt und erfährt durch den Ätherleib eine Belebung.

Andererseits vollziehen sich als Folge dieser Übungen im physischen Leib allmählich schon im Leben all jene Vorgänge, die sich beim Nichtinitiierten im Augenblick des Todes sehr plötzlich vollziehen. Es wird im Leben dadurch eigentlich schon der Tod vorweggenommen.[35] Aus diesem Grunde können die Übungen, die zur Intuition führen, auch nur mit äußerster Vorsicht und nach einer entsprechend langen Vorbereitung und Katharsis des Seelenlebens ohne Schaden für den Initiaten vorgenommen werden. Der Initiat vollzieht dadurch eine *Imitatio Christi* auf der Stufe der Kreuzigung auf Golgatha.

Für den Arzt ist die Erkenntnis des Zusammenhangs von Mineralreich und Atemprozeß in ihrem Verhältnis zur Entwicklung von Ich und physischem Leib außerordentlich bedeutsam. Einerseits gibt sie wichtige Anregungen für die Arzneimittelforschung und die daraus erwachsenden therapeutischen Impulse, andererseits erlaubt sie eine Brücke zu schlagen zwischen dem therapeutischen Wissen und dem Mysterium von Golgatha. Dieser Brückenschlag, auf den Rudolf Steiner als Kulmination des Arztweges im «Pastoral-Medizinischen Kurs» aufmerksam macht,[36] soll hier ansatzweise ausgearbeitet werden.

Im weiteren Verlauf dieser Studie beschäftige ich mich mit therapeutischen Aspekten der sieben Hauptmetalle in ihrer Beziehung zur okkulten Physiologie des Atemprozesses. Dabei wird die innige Beziehung zwischen dem menschlichen Atemprozeß und dem Wirken der Metalle zugrundegelegt werden; daraus entwickelt sich eine Kohlenstoffalchemie, wie sie in einem späteren Kapitel dargestellt wird.

Ergänzend und zusammenfassend für die folgende therapeutisch orientierte Darstellung sei noch erwähnt, daß durch den Potenzierungsvorgang die sieben Hauptmetalle auf die «Sonnen-Licht-Stufe» gehoben werden und dadurch die Verwandlung des Astralleibes und des Ätherleibes unterstützen, während Aurum und vor allem Carbo als mineralisches Heilmittel durch den Potenzierungsvorgang auf die Saturn-Wärme-Stufe gehobenen werden und durch ihre «Welten-Ich-Natur» nach zwei Richtungen hin ihre therapeutische Wirksamkeit entfalten können: Sie wirken auf das Ich des Patienten und auf seinen physischen Leib.[37] Gleichzeitig ersetzen sie die nicht ausreichend vorhandene Ich-Tätigkeit in bestimmten Organen des physischen Leibes durch ihre eigene Ich-Kraft. Das schwache Ich des Patienten wird in dem pathologischen Organzusammenhang entlastet und in der Auseinandersetzung mit der Ich-Natur des Minerals gestärkt. Aus diesem Heilvorgang verstehen wir die Universalität der Heilmittel aus dem mineralischen Naturreich (Metall und Nichtmetall). Liegt zum Beispiel bei einer Krankheit eine Störung des Verhältnisses der Ich-Organisation zu einem der anderen Wesensglieder vor, so kann dieser Störung nur therapeutisch durch ein mineralisches Heilmittel beigekommen werden.[38] Das in Wärme verwandelte Mineral regt dann die Ich-Organisation dazu an, unter Vermittlung durch den Atemprozeß, heilend in den gestörten Wesensgliederzusammenhang hineinzuwirken. Handelt es sich dabei um eine Pathologie der Ich-Tätigkeit im Nerven-Sinnes-System, so liegt in der Regel die Anwendung «salzartiger Mineralien» nahe. Bei Störungen der Ich-Tätigkeit in der Stoffwechsel-Gliedmaßenorganisation werden häufiger «sulfurische Mineralien» angezeigt sein. Die Metalle als Merkur-Substanzen wirken unmittelbar über das rhythmische System und können von dort aus, vermittelt durch Atem- und Zirkulationsprozesse, auch auf die Tätigkeit des Nerven-Sinnes-Systems und des Stoffwechsel-Gliedmaßensystems heilend einwirken. Sie wirken allerdings nur bis in den Ätherleib hinein – mit Ausnahme des Goldes, das seine Wirkungen vom Ich aus, unter Vermittlung des Ätherleibes, bis in den physischen Leib hinein erstrecken kann,[39] während der Kohlenstoff vom physischen Leib aus auf Astralleib und Ätherleib wirkt und der Goldwirkung dadurch vorbereitend und unterstützend entgegenkommen kann[40] (siehe auch Kapitel 7).

Jedoch liegt es in dem vermittelnden Wesen der Wirkung der mercurialen Heilmittel, daß sie zwischen dem oberen, zentralen Ich und dem unteren, peripheren Ich mit Hilfe der Atem- und Zirkulationsprozesse vermitteln.[41] Sie unterstützen dadurch die weiter oben geschilderte zweifache Metamorphose und die Durchdringung des Vorstellungs- und des Willenslebens und stellen spirituell eine Art Urheilungsprozeß dar,[42] der zu einem Ausgleichen und Im-Gleichgewicht-Halten der beiden großen Krankheitstendenzen der Sklerose und Entzündung führen kann.

3. Der vierfach gegliederte Atemprozeß

Im siebten und achten Vortrag des «Pastoral-Medizinischen Kurses»[43] entwickelt Rudolf Steiner eine okkulte Physiologie des Atemprozesses. Aus dieser Darstellung ist dasjenige entnommen, was für unsere Thematik erforderlich erscheint.

Zunächst wird der Ausgang von demjenigen Atemprozeß genommen, der in der Einatmung und Ausatmung luftförmiger Substanzen, vermittelt durch die Lunge, besteht.

Dem **Einatmungsprozeß**, der in der Aufnahme von O_2 und N_2 besteht, liegt eine Aktivität des astralischen Leibes zugrunde. Das O_2 ist dabei Träger kosmischer Gestaltungskräfte; indem es eingeatmet wird, entsteht im Menschen aus dem Makrokosmos heraus ein «werdender Luftmensch». Durch diesen im Menschen entstehenden «Luftmenschen» können sich Astralleib und Ich bei der Einatmung verstärkt mit Ätherleib und physischen Leib verbinden.

Der **Ausatmungsprozeß** führt dazu, daß unter anderem Kohlensäure (H_2CO_3) ausgeführt wird. Dem Ausatmungsprozeß liegt eine Aktivität des Ätherleibes zugrunde: Der den Flüssigkeitsmenschen durchdringende Ätherleib stößt dabei den mit ihm während der Einatmung verbundenen Astralleib zurück und löst die Verbindung der beiden. So werden Astralleib und Ich mit der Kohlensäureausatmung ebenfalls ausgeatmet, eine Wirkung der Tätigkeit des vom Ätherleib durchdrungenen Wasserorganismus. Die *Kohlensäureausatmung* läßt im Inneren die *Gestaltungskräfte für die Verdauungsorgane* zurück.

Einatmung	**Ausatmung**
O_2	CO_2
Aktivität des Astralleibes	Aktivität des Ätherleibes
Luft	Wasser

Während des Schlafes, wenn Astralleib und Ich ganz ausgeatmet sind (in den Kosmos hinaus), übernimmt der makrokosmische Astralleib der

Erde im Menschen die Aktivität für den Einatmungsprozeß (siehe Anmerkung 43).

Oberhalb des im Luftelement verlaufenden Einatmungsprozesses liegt eine verfeinerte Atmung, die zwar schwerpunktmäßig vom Kopf aus wirksam ist, abgeschwächt aber den ganzen Menschen durchzieht. Diese verfeinerte Atmung verläuft im Wärmeelement und ist gebunden an die Aktivität des Ich: es ist die **Sinnesatmung.** Dabei erfolgt die Einatmung durch die Sinnesorgane von außen; die Wärme wird von den Sinnesorganen eingeatmet und in das Innere der Organisation ausgeatmet und verbindet sich mit dem Lufteinatmungsprozeß. Allen Umweltsinnen liegt im Inneren der Organisation der geschilderte Wärmeatmungsprozeß zugrunde. Die makrokosmische Wärme, die durch die Sinne nach innen ausgeatmet wird, ist zugleich Träger des makrokosmischen Licht-, chemischen- und Lebens-Äthers, die nur bis zu gewissen Stufen in die Organisation hereingelassen werden, während der Wärmeäther den ganzen Organismus durchdringt.

Unterhalb der Ausatmung verläuft ein Atmungsprozeß, der gegenüber der Luftausatmung, die im Wasserelement verläuft, eine Vergröberung darstellt: es ist der Verdauungsprozeß. Der Verdauungsprozeß, der auch als eine **Stoffwechselatmung** bezeichnet werden kann, ist an die Aktivität des physischen Leibes gebunden und verläuft im festen Element.

Aus dem Dargestellten ergibt sich ein vierfachgeteilter Atmungsprozeß (siehe Tabelle nächste Seite oben):

Nun wirkt die sonnenverwandte Saturnkraft im Mikrokosmos Mensch so, daß sie den durch die Sinne nach innen ausgeatmeten Lichtäther oberhalb des Luftatmungsprozesses stoppt. Dadurch breitet sich im oberen Menschen eine Lichtorganisation aus, durch die der Mensch denkt. Das innere Licht wird zur Gedankentätigkeit.

Der Chemismus und das Leben des Makrokosmos werden in den Atmungsprozeß heruntergelassen. Dabei wird der Chemismus an der Grenze zwischen Luft-Ein- und Ausatmungsprozeß von den mikrokosmischen Jupiterkräften gestoppt und bildet an diesem Ort eine innere Chemismusorganisation. Der innere Chemismus wird zum Fühlen. Tiefer hinein in die Organisation wirkt der Lebensäther des Makrokosmos, nämlich bis zu dem Ort, an dem der Luftausatmungsvorgang an die in-

Sinnesatmung Wärme Ich (Verfeinerung)		Sonne Wärme		
		Saturn *Licht* (Denken)		
	Ausatmung Wasser Ätherleib			
		Jupiter *Chemismus* (Fühlen)		
			Einatmung Luft Astralleib	
		Mars *Leben* (Wollen)		
		Mond		**Stoffwechsel-atmung** Erde Physischer Leib (Vergröberung)

neren Stoffwechselprozesse angrenzt, das heißt, er wirkt nicht mehr in den äußeren Vorgängen der Nahrungsaufnahme. An dieser Stelle, der Grenze zwischen Ausatmung und innerer Stoffwechselatmung, wird der makrokosmische Lebensäther aus den Sinneswegen von der mikrokosmischen Kraft des Mars gestoppt. Dadurch bildet sich eine innere Lebensätherorganisation, die Grundlage für die menschliche Willensentfaltung. Verfolgt man nun diesen ätherischen makrokosmischen Ernährungsprozeß der Sinne in seiner Projektion in die physische Organisation hinein, so zeigt sich das Folgende: Die innere Lichtorganisation, die Grundlage des Denkens ist, wird beim gesunden Menschen nicht in die Luftatmung aufgenommen. Sie entfaltet ihre Wirksamkeit innerhalb der Nervenorganisation.

Die chemische Organisation, die das Fühlen ätherisch trägt, wird bis zur Grenze zwischen Luft-Ein- und Ausatmung aufgenommen. Ihre Wirksamkeit erstreckt sich bis in die arterielle Zirkulation.

Die Lebensäther-Organisation, die ätherische Grundlage des Willens, entfaltet ihre Wirksamkeit an der Grenze zwischen Luftausatmung und inneren Stoffwechselvorgängen; sie projiziert sich physisch in die venöse Zirkulation.

Von der unteren Seite, den Stoffwechselvorgängen, her bildet sich aus den Anregungen durch die Ernährungsvorgänge (Verdauung) die Lymphe. In das Gebiet der Lymphwege und in die Lymphbildung wirkt der Lebensäther aus der Sinnesatmung nicht mehr hinein; das Lymphsystem muß durch den irdischen Ernährungsprozeß (Verdauung) mit Lebensäther versorgt werden.

Oberhalb der Luftatmung strömt mit der Substanz der Sonne auch das vergangene Karma durch die Sinnesatmung in den Menschen ein, während unterhalb der Ausatmung in der Lymphe, die noch nicht zu Blut geworden ist, sich ein physisch-geistiger Kern für das zukünftige Karma der nächsten Inkarnation bildet.

Das vergangene Karma geht mit dem Lichtäther durch die Nervenbahnen, es wirkt mit dem Chemismus abgeschwächt bis in das arterielle System und wird gestaut und nicht mehr in die venöse Zirkulation hereingelassen. Durch diese Stauung des vergangenen Karma vor der venösen Zirkulation wird es durch die arterielle Zirkulation in den Willen hineingetragen und der Mensch handelt gemäß seinem vergangenen Karma.

Auf der anderen Seite bildet sich in der Lymphe, die noch nicht Blut geworden ist und vor dem Einfließen in das venöse Blut bewahrt wird, das Karma der Zukunft. Zwischen beiden Stauungen liegt das menschliche Leben der Gegenwart.

Während die Substanz der Sinnesatmung reine Sonnenwirksamkeit ist, die Wärme, Licht, Chemismus und Leben als Liebessubstanz der Wesen der zweiten Hierarchie zusammen mit dem vergangenen Karma einströmen läßt, bildet sich von der Lymphe her ein zweiter Strom. Letzterer ist Träger des zukünftigen Karma und aus den Mondenkräften herausgebildet.

Mündet nun zu viel oder zu wenig Lymphe in das venöse Blut ein, so

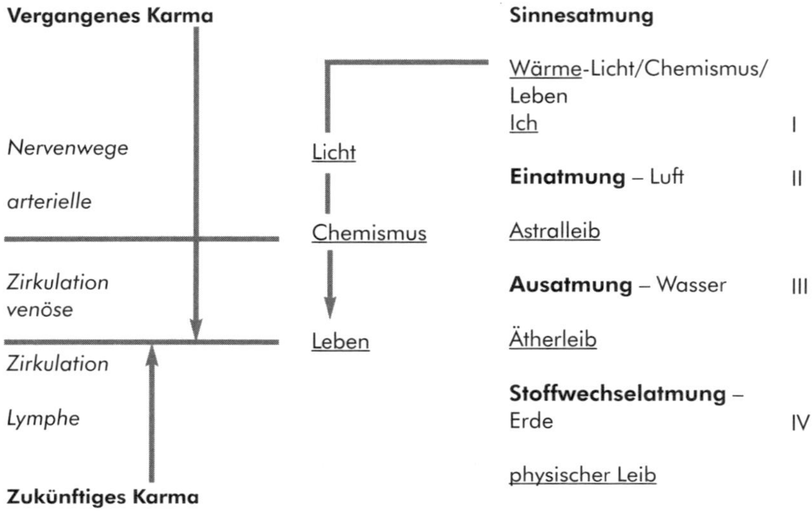

entstehen zwei polare Pathologien. (Sie können anhand der beiden polaren Wirkungen von Thuja occ. und Nux vomica studiert werden, die beide vom Silberprozeß im Gleichgewicht gehalten werden.[44]) Die mondenhafte Lymphbildung stellt, solange sie nicht in die venöse Blutbildung einmündet, den Kern für das Karma der Zukunft dar. Geht nun zuviel Lymphe in den venösen Blutbildungsvorgang über, so werden zu viele ätherische Kräfte frei, die für die Ausgestaltung des Karma im nachtodlichen Dasein in der Organisation zurückbehalten werden sollten. Diese Lockerung der ätherischen Kräfte aus der physischen Organisation im Bereich des Lymphgebietes kann dann zu psychotischen Krankheitsbildern, Halluzinationen und verzerrten Doppelgängererscheinungen führen, die vom Ich nicht mehr bewältigt werden. Der gelockerte, pathologisch befreite Mondenprozeß läßt einerseits ein Bild des Menschen als verzerrtes Bild im Weltenäther entstehen. Andererseits kann die Tendenz bestehen, zuviel Lymphe zurückzubehalten und nicht in das venöse Blut einfließen zu lassen. Dann wirken die Mondenkräfte des Ätherleibes zu stark in die physische Organisation hinein; es entstehen vom Astralleib undurchdrungene Ätherinseln, die zu Krebsbildungstendenzen und Tumoren (auch Leukosen) führen können. Der Ätherleib reißt in diesem

Gebiet durch die begierdenhaften Mondenkräfte die physische Organisation an sich und bildet embryonales Gewebe, ein Vorgang, der nur nach einer Befruchtung einer Eizelle durch den männlichen Samen berechtigt und physiologisch wäre.

Um dieser Begierdenhaftigkeit des Mondenprozesses in der Lymphbildung entgegenzuwirken, kommen zwei andere Planetenprozesse zu Hilfe, die des Mondes Wirkung abschwächen und vergeistigen, der Venus- und der Merkurprozeß. Physiologisch kommt dem Merkurprozeß einerseits die Aufgabe zu, im Ätherleib ein Gleichgewicht zwischen dem zell- und organbildenden Prinzip herzustellen, andererseits führt er den venösen Blutprozeß nach oben in die Ausatmung über. Seine physiologische Funktion ist auch ein Bild für seine seelische Qualität, die Götterbotenkraft. Sie vermittelt zwischen dem Einzelnen und der Welt und führt das menschliche Wesen opfernd hinauf zu dem Wirken der Götter.

Der Venusprozeß hat die Aufgabe, die lebendige Substanz zu beseelen, sie in den Dienst des Seelischen zu stellen. Seelisch entspricht seinem Wirken die Liebesfähigkeit. Der Mondenprozeß in der Lymphe aber, im Gleichgewicht zwischen Leibbefreiung und Leibverhaftetsein, ist Grundlage für ein seelisch-reproduktives Leben in Bildern, für die Tätigkeit der Phantasie.

Es ist möglich, daß der makrokosmische Äther der Sinnesatmung nicht rechtzeitig oder unvollständig gestoppt wird; im ersten Fall kommt es dann zu «Äthervergiftungsprozessen» (zum Beispiel Lichtäthervergiftung bei einem asthenischen, ausgezehrt wirkenden Lichtepileptiker), im zweiten Fall kann die ätherische Grundlage für die Seelentätigkeiten von Denken, Fühlen und Wollen nicht richtig gebildet werden. Der Ätherleib, der von den makrokosmischen Äthern überwältigt wird, kann sich dann für die Seelentätigkeiten nicht ausreichend individualisieren und leibbefreien.

Erfolgt zum Beispiel der Einatmungsprozeß forciert, werden dadurch die Oxydationsprozesse des Blutes stark beschleunigt. Es können dann Fieberzustände, Seelenfieber, aber auch zum Beispiel die hyperkinetischen Erscheinungen bei postenzephalitischen Kindern auftreten, die Ausdruck einer zu starken und ungezügelten Willenstätigkeit sind.[45]

Überwiegt dagegen die Kohlensäurebildung, so daß zu wenig Kohlensäure ausgeatmet wird, bestehen Krankheitstendenzen, die den ganzen Menschen zum Kopf werden lassen wollen.[46] Der Astralleib stützt sich beim Denkvorgang auf die Kohlensäure als Atemgift,[47] und ein Überschuß der Kohlensäure in der Kopforganisation führt zu einer einseitigen Tätigkeit des Astralleibes im Nervensystem, was dann zum Beispiel Bleichsuchtzustände, sklerotiforme Erkrankungen, Steindiathesen, Inkarnationsstörungen mit Willensschwächen unter anderem zur Folge haben kann.

Es wäre sicher reizvoll, verschiedene Krankheitsbilder auf Pathologien der vier Teile des Atemprozesses und ihres Verhältnisses zueinander zu untersuchen, jedoch würde das den Rahmen dieser Arbeit sprengen. Deshalb muß es bei den angedeuteten Beispielen bleiben. Es wird aber deutlich, daß das harmonische und gleichgewichtige Zusammenwirken der vier Atemprozesse mit dem arteriellen und venösen Zirkulationsprozeß Grundlage für Gesundheit und Heilung ist. Dabei ist zu berücksichtigen, daß sich der vierfache Atemprozeß und die arterielle und venöse Zirkulation in jedem Organ der menschlichen Organisation in einem andersartigen Gleichgewicht befinden. Es wäre aber lehrreich, jedes Organ auf sein besonders gewichtetes Verhältnis der beschriebenen Prozesse zueinander zu untersuchen, in Gesundheit und Krankheit. Das würde aus der Pathologie des Organs hinüberführen zu einer Pathologie des Atem-Zirkulationsprozesses, und von hier aus kann dann die Brücke zur Therapie geschlagen werden. Mineralische Arzneimittel, die unmittelbar heilend auf die oben geschilderten vier Prozesse wirken, erstrecken ihre Wirkung auf den durch alle Organe hindurchgehenden Atem- oder Zirkulationsprozeß, weil sie auf das Zentrum des jeweiligen Prozesses einwirken.

In der Regulation der Prozesse wird auch das Ich durch die Mineraltherapie unmittelbar beteiligt. Ihre Wirkung ist dann nicht bloß organotrop, sondern allgemein und umfassend. Das ist der Gesichtspunkt einer Konstitutionstherapie. Will man dagegen einen oder mehrere der Prozesse unmittelbar am Organ zur Wirkung bringen, ohne den übrigen Organismus zu stark in die Therapie einzubeziehen, so sind in der Regel eher pflanzliche Heilmittel oder Organpräparate angezeigt (zum Beispiel Equisetum am Nierenorgan statt Silicea und Sulfur).

Wir wollen den ersten der beiden Wege einschlagen und nach denjenigen mineralischen Substanzprozessen in der Natur suchen, die eine innere Verwandtschaft zu den vier geschilderten Atemprozessen haben.

An dieser Stelle sei noch einmal eine Zusammenfassung der vier Atemprozesse in ihrem Zusammenhang mit den kosmischen Kräften und dem menschlichen Seelenleben gegeben:

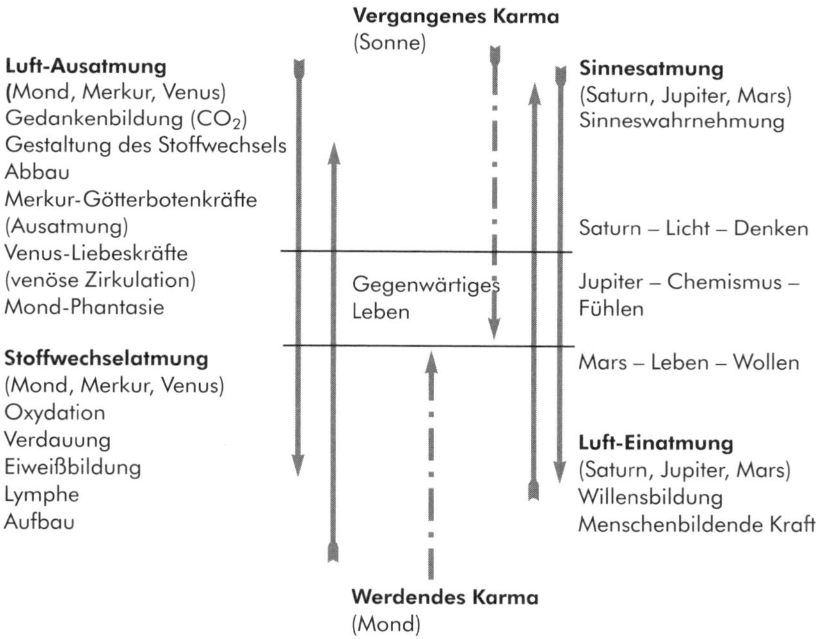

4. Atem- und Zirkulationsprozesse im Spiegel der Substanzprozesse

Nachdem nun die Darstellung des viergeteilten Atemprozesses erfolgt ist, gehen wir zunächst dazu über, die Mineralsubstanzprozesse in der Natur aufzusuchen, die Träger des vierfachen Atemprozesses sind. Zunächst werden die vier mineralischen Substanzen als Träger der Wirksamkeit des viergeteilten Atemprozesses einzeln besprochen. Die vier mineralischen Substanzprozesse werden auf ihr Verhältnis zueinander und zu den sieben Metall-Planetenprozessen sowie zur drei- und viergliedrigen Organisation untersucht.

Die vier Substanzprozesse und sechs Metalle sind:

Kiesel: Sinnesatmung	**Kalk:** Ausatmung
Plumbum, Stannum, Ferrum	**Cuprum, Mercurius, Argentum**
Phosphor: Einatmung	**Sulfur:** Stoffwechselatmung

Phosphor als Motor der Einatmung

Phosphor in der Natur und im Menschen

Phosphor kommt in der Natur nicht elementar, sondern nur in seiner an andere Elemente gebundenen Form vor. Der deutsche Alchemist Brand stellte es erstmalig 1669 aus eingedampftem Urin und später aus Knochen her.

In der Natur findet es sich zum Beispiel im Urgestein in Apatit. Durch Verwitterung des Gesteins gelangt Calciumphosphat dann in Wald- und Ackerböden. Bei den Wirbeltieren sowie in Fischen und Meerestieren, wie zum Beispiel der Auster, besteht die Knochenerde des Skeletts überwiegend aus Calciumphosphat. Im lebendigen Organismus – gebunden an organische Substanz – kommt er hauptsächlich als Phosphat vor. In der Pflanze findet man den Hauptanteil von Phosphor im Zellkern und im Samen.[48]

Phosphor erscheint bei der Synthese in verschiedenen Modifikationen, von denen hier besonders der weiße und der rote Phosphor erwähnt werden sollen.

Der weiße Phosphor ist so unstabil und gleichzeitig aktiv in der normalen Atmosphäre, daß er im Wasser und im Dunkeln aufbewahrt werden muß. Er entzündet sich schon bei 60°C. Beim Umgang mit weißem Phosphor muß man sehr vorsichtig sein, da man bei direktem Kontakt mit der Haut Brandwunden oder Vergiftungserscheinungen davontragen kann.

Unter Einfluß von Wärme und Licht wandelt sich der unstabile, weiße Phosphor in den stabileren, weniger aktiven roten Phosphor um.

Der weiße Phosphor verbrennt mit Sauerstoff, indem er Phosphorpentoxid (P_2O_5), einen Rauch entwickelt, der aufgefangen und gesammelt ein weißes Pulver bei Überspringen des flüssigen Zustandes bildet. Kohlenstoff und Schwefel werden bei der Verbrennung gasförmig (CO, CO_2, SO_2, SO_3). Wird Phosphor im Dunkeln der Luft ausgesetzt, brennt er mit weißem Licht. Es handelt sich hierbei um eine langsame Oxydation ohne merkliche Temperaturerhöhung (kaltes Licht). Dabei entsteht ein rauchförmiges Oxyd.

Das kalte Leuchten des Phosphors und seine Tendenz, ein schweres, festes Oxyid zu bilden, weist nach Frits Julius auf die innere Eigenschaft des Phosphors hin, die Sternenkräfte zur Erdenwelt hin zu verdichten.[49] Diese Beziehung zwischen kalter Flammenbildung und Rauch (beziehungsweise festem Oxyd) beschreibt Julius wie folgt: «Die Phosphorflamme beginnt mit dem Aufstrahlen und Verfliegen, das kennzeichnend ist für das Feuer im allgemeinen, fast gleichzeitig setzt jedoch die Erstarrung ein, eine Art Sturz in Tiefe. In diesem Aufflammen und sogleich wieder Zurückgeschlagen werden, spricht sich die Natur des Phosphors besonders … aus. Besonders vielsagend ist, daß die Neigung zur Erstarrung sich bis in das Feuer fortsetzt.

Alchemistisch gesprochen, könnte man die Phosphorflamme bezeichnen als einen Sulfurprozeß, in welchen ein Salzprozeß eindringt. … Das [hygroskopische] Phosphorpentoxyd zieht also auch das Wasser in die Sphäre des Erdenelements hinein.

Nun verstehen wir, daß auch die meisten Phosphate unlöslich sind und sich also nicht aus dem Erdenelement befreien lassen ...»

Hier sei noch kurz auf den roten Phosphor hingewiesen, der aus dem weißen Phosphor – wie geschildert – durch Einwirkung von Wärme und Licht hervorgeht.

Er ist bei gewöhnlicher Temperatur stabil und ungiftig, aber dennoch sehr gut brennbar (Entzündung bei 260°). Phosphor verbrennt dann mit einer sehr heißen Flamme (auch der weiße Phosphor tut dies nach Überschreiten der Entzündungstemperatur). Bei der Verbrennung des roten Phosphors entsteht derselbe Rauch wie bei der Verbrennung des weißen. In der dichten weißen Rauchbildung und in dem Umstand, daß Phosphor niemals elementar auftritt, unterscheidet sich die Phosphor- von der Schwefel- und der Carboflamme.

Roter Phosphor kann in weißen Phosphor zurückverwandelt werden. Wird der rote Phosphor bei hoher Temperatur verdampft und der Dampf durch kaltes Wasser geleitet, entsteht der weiße Phosphor wieder.

Die Schmelz- und Siedepunkte von weißem Phosphor sind viel niedriger als die vom roten Phosphor; daher erweist sich der weiße Phosphor als wesentlich flüchtiger und auch aktiver als seine rote Modifikation. Phosphor löst sich leicht in Schwefelkohlenstoff.

Auf der biochemischen Ebene erweist sich der Phosphor als besonders wirksam im Kohlenhydrat-Stoffwechsel, indem er der menschlichen Ich-Organisation als Werkzeug zu dessen Beherrschung dient.[50] Dabei ermöglicht Phosphor als Lichtträger das Eingreifen der Ich-Organisation in den Stoffwechsel. Phosphor findet sich in organischer gebundener Form in jeder Zelle als organisches Phosphat (zum Beispiel als ATP, ADP, AMP, phosphorylisierter Zucker), im männlichen Sperma und in anorganisch gebundener Form als Calcium-Salz im Knochen und als Phosphat-Ion (Puffer) im Blut.

Im Blut trägt es im Säure-Basen-Haushalt zur Aufrechterhaltung des dem Blut eigenen konstanten pH-Wertes trotz veränderter Stoffwechsel- und Atmungstätigkeit bei, eine Aufgabe, die es gemeinsam mit der Kohlensäure (Bicarbonat-Puffer) als Gegenspieler des Phosphat-Puffers erfüllt (siehe Calcium carbonicum). Dabei neigt das Phosphat zur säurebildenden Seite, während das Carbonat zur alkalischen Seite neigt. In der alkalisch-sauren Gleichgewichtslage des Blutes, die zu einem hohen Grade konstant erhalten sein muß, um mit dem Leben vereinbar zu sein, spiegelt sich das Eingreifen des katabolisch wirksamen (abbauenden), Bewußtsein schaffenden Astralleibes (sauer) in seinem Verhältnis zu der Wirkung des anabolisch wirksamen (aufbauenden), Schlaf und Regeneration fördernden Ätherleibes (alkalisch). Das Blut mit seinem weitgehend konstanten pH von 7,4 neigt also etwas mehr zur alkalisch-aufbauenden Seite des Ätherleibes, seine Konstanz (labiles Gleichgewicht) wird aber durch Atmungsunregelmäßigkeiten (Hypo- und Hyperventilation) sowie durch Störungen des Stoffwechsels (Fieber, Diabetes, Ernährung und so weiter) immer wieder bedroht. Wie man erwarten würde, neigt der Blut-pH im Schlaf etwas mehr zur alkalischen und im Wachen etwas mehr zur sauren Stoffwechsellage.

In seiner intrazellulären, organisch gebundenen Erscheinung finden wir Phosphor unter anderem innerhalb jeder Zelle in seiner hochaktiven Form als Adenosintriphosphat (ATP), das durch Phosphat-Abgabe leicht in sein Diphosphat (ADP) und in sein Monophosphat (AMP) umgewandelt und durch Phosphat-Aufnahme in ADP und ATP zurückverwandelt werden kann. Diese Phosphorylisierungsvorgänge sind für die Speicherung und Freisetzung von organischer Energie in Form von innerer Wärme und Licht als Ätherkräfte von entscheidender Bedeutung und machen den menschlichen Organismus zu einem bewegungsfähigen und selbstbewußten Wesen, das seine inneren Kräfte zu jeder Zeit mobilisieren kann, relativ unabhängig von momentanen Umwelteinflüssen wie Temperatur und Ernährung. Alle diese Vorgänge können durch den Phosphor als Werkzeug von der Ich-Organisation ergriffen und beherrscht werden.[51] Dies gilt auch besonders für den Kohlenhydratstoffwechsel.[52] Im Verdauungstrakt werden Polysaccharide enzymatisch zu Monosacchariden gespalten. Durch das Enzym Hexokinase wird Phosphor als Phosphat (Anhydrit der Phosphorsäure) an die Glucose gebunden, so daß Glucose-6-Phosphat gebildet wird. Nur eine durch Phosphorylisierung aktivierte Form des Zuckers kann dann in der Darmwand nicht etwa durch Diffussion, sondern durch aktive Zelltransportmechanismen in das Blut übertreten. Auf diese Weise (durch Phosphorylisierung) ist aber das Zuckermolekül ganz unter die Herrschaft der Ich-Organisation gestellt worden und dient damit der Ich-Organisation zur Inkarnation in den physischen Leib.

Zucker (und Fette) werden im Organismus zur «Energiegewinnung» abgebaut, bis zu einer bestimmten Stufe (Brenztraubensäure) anaerob unter Führung des Phosphorprozesses. Dann findet ein aerobischer Abbau durch eine teilweise intrazelluläre Oxydation statt, der nicht mehr dem Phosphor, sondern dem Schwefelprozeß untersteht (siehe Sulfur als Träger der Stoffwechselatmung). Der letztere Prozeß kann dann entweder in einen Wiederaufbau des Kohlenhydrates oder aber durch Einmündung in den Zitronensäure-Zyklus (Krebs-Zyklus) durch eine endgültige Oxydation in die Kohlendioxydbildung übergehen (Schwefelprozeß; siehe später).

In der Glycolyse zeigt sich im Gegensatz zu der geschilderten physiologisch oxydativen Atmung eine überwiegend anaerobische Stoffwechsellage, wie sie unter besonderen Bedingungen (zum Beispiel während extremer körperlicher Leistungen, die zur Sauerstoffschuld führen; oder in der Pathologie im Carcinom-Stoffwechsel beziehungsweise beim Diabetes mellitus) auftritt. Diese anaerobische Glycolyse zum Beispiel im Carcinomstoffwechsel stellt nach Otto Wolff einen Rückfall in einen voroxydativen, embryonalen Zustand dar. Die Carcinomzelle bevorzugt die Glycolyse, da sie die Fähigkeit zur oxydativen Atmung verloren hat. Das wuchernde, undifferenzierte Wachstum der Carcinom-Zelle ist Ausdruck des Mangels an Beherrschung und der Metamorphose der Wachstumskräfte durch das Eingreifen der höheren Wesensglieder von Astralleib und Ich-Organisation und entzieht sich damit dem Einfluß des Phosphor-Prozesses.[53]

Phosphor erscheint außerdem gehäuft in der Trockensubstanz der Spermatozoen und im sauren Phosphatgehalt der Prostata. Dabei erweist es seine besondere Affinität zum männlichen Organismus, der nach Otto Wolff zur «Phosphorphilie» neigt.[54]

Des weiteren finden wir Phosphor als festgebundenes Element in den Phospholipiden (Phosphatide, wie zum Beispiel das Kephalin), die in der weißen Substanz des Gehirns enthalten sind. Hier dient es der Ich-Aktivität im menschlichen Denken und erlaubt, daß der Wille in das menschliche Denken getragen werden kann. Im Auge finden sich hochaktive ungesättigte Phosphatide in den Photorezeptoren des Auges und ermöglichen die willenshafte Ich-Betätigung im Sehvorgang (siehe unten).

Ein großer Teil des in seiner elementaren Form im Laboratorium als gelb, hochaktiv und toxisch erscheinenden Phosphors liegt im Knochen an das Calcium fest gebunden vor. In dieser Verbindung als Apatit, erscheint der hochaktive, giftige Phosphor wie gebändigt. Otto Wolff schildert diesen physiologischen Tatbestand im Zusammenhang mit dem Bild des Prometheus, der der Menschheit das Feuer und das Licht vorzeitig brachte und als Strafe dafür an einen Felsen des Kaukasus geschmiedet wurde. Der feurige, kosmisch-willenshafte Funke des Phosphors wird hier an den Erdenstoff des Calciums (Kalks) gefesselt und erlaubt dadurch dem Menschen, von Vorstellungsbildern (Calcium) durchdrungene Willensbetätigungen (Phosphor) auszuführen. Der Phosphor erlaubt das Eingreifen und Lenken der Stoffwechselprozesse durch die Ich-Organisation und somit die Entwicklung des menschlichen Willens (wie auch der Schwefel). Jedoch gliedert er die beherrschende Ich-Tätigkeit dem nach Bewegung strebenden Astralleib ein, der vom Ich aus durch den Phosphorprozeß gebändigt wird. Dies zeigt sich in seiner Verwandtschaft zum Licht und der Beziehung des Phosphors zum Gliedmaßensystem sowie zum (anaerobischen) Zucker-Stoffwechsel.

Der Schwefel hingegen leitet die Ich-Aktivität mehr in den unbewußten Aufbaustoffwechsel des Ätherleibes (Eiweißsynthese) und erlaubt der Ich-Organisation, an der lebensregenerierenden Aktivität des Ätherleibes in der Stoffwechselregion teilzuhaben. Er zeigt seine Beziehung daher zur mehr inneren Nachtseite unseres menschlichen Willens, die, wie wir sehen werden, vor allem durch Hingabe an die Welt und im Vergessen und Erinnern vermenschlicht werden kann (siehe «Sulfur als Träger der Stoffwechselatmung», Seite 74).

Phosphor in der Geisteswissenschaft Rudolf Steiners

Phosphor ist im menschlichen Organismus «der treibende Motor für die Einatmung ... aller nach innen gerichteter Atemprozesse» (Ferrum). Dadurch erweist er sich als polar zum Kalkprozeß, der der Motor der Ausatmung (Cuprum, Mercurius) ist.[55]

Der durch den Phosphorprozeß impulsierte Astralleib bringt die Luft über die Lunge in die menschliche Organisation (Ferrum). Dabei bewirkt er die inneren Oxydationsprozesse (Ferrum) und hält das Blut in einem latenten Fieberzustand (Plumbum).[56] Indem er die organischen Verbrennungsprozesse in bezug auf ihre Intensität reguliert (Plumbum), wird er zur Grundlage für das Eingreifen des Ich; die Ich-Organisation vermag durch den Phosphorprozeß (auch Silicea ist mitbeteiligt), der saturnischen Aufgabe des Aufbaus einer differenzierten Wärmeorganisation nachzukommen (Plumbum), indem sie regulierend in die Fieber erzeugenden organischen Oxydationsprozesse (Ferrum) eingreift. Die Verbrennung der organischen Substanz ist die physiologische Grundlage jeder Willensentfaltung.[57] Der durch den Astralleib aktivierte innere Einatmungsprozeß bewirkt die Oxydationsvorgänge, die Grundlage der Willensentfaltung sind. Auf diesem Wege setzt sich die Einatmung über die arterielle Zirkulation in die organische Tätigkeit des Stoffwechsel-Gliedmaßensystems fort (Ferrum).

Durch den Phosphorprozeß wird die Ich-Organisation im unteren Menschen so gestärkt, daß sie die Eigentätigkeit des Astralleibes zurückdrängen kann. Dadurch gelangt der im Stoffwechsel-Gliedmaßensystem tätige Astralleib unter die Führung der unteren, peripheren Ich-Organisation (Plumbum, Ferrum).[58]

Der Phosphor muß von der Ich-Organisation durch das Blut getragen werden (Ferrum) und dabei an seinem chemischen Freiwerden (bis auf Spuren) gehindert werden.[59] Ist die Ich-Organisation zu schwach, den Phosphor am Freiwerden zu hindern, so vollzieht sich der physiologische Wärmeprozeß des Blutes, der ein Abbild der Tätigkeit der Ich-Organisation im physischen Leib ist, selbständig, das heißt, ohne daß das Ich daran teilnehmen kann. Es treten dann als Folge periphere Entzündungen, Fieberzustände, Hyperämien auf (Ferrum). Bei der Rachitis zum Beispiel wird das Gleichgewicht zwischen der Blutwärme (Phosphor, Sulfur) und den Verkalkungstendenzen der Knochenbildung (mineralische Kalkbildung, an der auch der Kieselprozeß beteiligt ist) zugunsten der Blutwärme verschoben.

Der Gehirntätigkeit liegt ein dynamisches Wechselspiel beider Tendenzen zugrunde, was der physiologische Ausdruck des Wechselspiels von Gedankenbildungstätigkeit (Kalk, Argentum) mit funktioneller Beteiligung von Kiesel, (Plumbum und Stannum) und Willenstätigkeit (Phosphor, Ferrum, Sulfur, Mercurius) im Denken ist.[60]

Im Auge zum Beispiel überwiegt dagegen die Polarität von Wahrnehmungstätigkeit (Silicea, Plumbum) und Intentionalität beziehungsweise Bewegung (Phosphor, Ferrum).[61] – Der Polarität von Silicea und Phosphor (sowie ihren korrespondierenden Metallen Plumbum, Stannum und Ferrum) liegt eine Gemeinsamkeit in bezug auf ihre Wesensgliederbeziehung zugrunde: Beide regulieren das Verhältnis von Ich-Organisation und Astralleib zueinander. Silicea, Phosphor, Plumbum, Stannum und Ferrum entlasten die Ich-Organisation und den Astralleib, indem sie sie aus ihrer pathologischen Bindung in einem Organ lösen, beziehungsweise das Verbinden und Lösen von Ich und Astralleib in einem Organ regeln.[62] Der Phosphor tut dies allerdings nur in bezug auf die Organe beziehungsweise Organstrukturen des Stoffwechsel-Gliedmaßensystems unmittelbar, während der Kieselprozeß sich bei diesem Vorgang auf die Nervensinnessubstanz unmittelbar stützt; die drei Metalle vermitteln und harmonisieren beide Aktivitäten.

Als Gemeinsamkeit liegt den Substanzprozessen (Kiesel, Phosphor und Plumbum) auch zugrunde, daß sie die Ich-Organisation an den Vorgängen des Mineralisierens und Entmineralisierens beteiligen (Saturnprozeß, Plumbum), indem sie den Wärmeprozeß zu regulieren vermögen. – Seine Beziehung zum Jupiterprozeß zeigt der Phosphor in seiner Neigung, quellende Stannumprozesse der Leber zu beeinflussen. Wirkt der Phosphor zu stark, so kommt es zu ödematösen Erscheinungen, Hepatitiden mit Ikterus, Hydrops und Entzündungen der Gelenke, manisch-hepatogenen Zustandsbildern und so weiter (siehe homöopathische Prüfungsbilder und Toxikologie). Die innere Verwandtschaft des Phosphors zum Marsprozeß (Ferrum) der unteren Organisation zeigt sich unter anderem in dem Ergreifen der Vorgänge der arteriellen Zirkulation. Bei einem «Phosphorüberschuß» zeigt sich zum Beispiel Hyperkinetik, Muskeltonuserhöhung, «roter Bluthochdruck», Tachykardie, Polyglobulie, Allergien, Fieberzustände, Pneumonie, Cholangitis mit Ikterus, manische Erregungszustände, Tobsucht unter anderem. Bei Phosphorprozeßschwäche entwickeln sich die erwähnten Krankheitsbilder mit umgekehrtem Vorzeichen. Seelisch kommt es dann zum Beispiel zur

Willensschwäche, Adynamie und Entschlußlosigkeit der im Stoffwechsel-Gliedmaßensystem schlecht Inkarnierten (Ferrum).

Ihre Beziehung zum Kohlenstoff zeigen Phosphor und Plumbum, indem sie den vom Kohlenstoff getragenen und fixierten Gestaltungsprozeß des physischen Leibes auslöschen. Dabei unterstützen Phosphor und Plumbum die Ich-Organisation so, daß sie den Widerstand des physischen Leibes (bei Auslöschung seiner Gestalt) überwinden können (Plumbum-Zerklüftungskräfte).[63]

Es sind dies die vom Phophor und Plumbum vermittelten Saturnkräfte, die die Form tragenden Mondenkräfte (Argentum) des Kohlenstoffs individualisieren.[64]

Calcium carbonicum (Conchae) als Motor der Ausatmung

Calcium carbonicum in der Natur und im Menschen

Das Kalkgestein bewahrt die Geschichte der Erde auf zweierlei Weise: Zum einen enthält es die versteinerten Reste von Tieren als weiße Muschelformen oder skelettartige Gebilde, die fest miteinander verbunden sind. Diese sind Strukturen längst vergangener Lebensformen. Zum anderen zeugen die Gesteinsmassen von gewaltigen Bewegungen und Verschiebungen in der Erdkruste.

Während in der Tiefe der Berge, die aus Kalkgestein aufgebaut sind, weitgehend Ruhe herrscht, ist ihre Oberfläche laufend Umgebungseinflüssen wie Kälte und Wärme, Wasser und Wind ausgesetzt. Der Kohlenstoff, der aus der Erde und aus der Luft stammt, bildet mit Wasser *Kohlensäure*, die Kalk aus dem Gestein wegätzt und diesen in gelöstem Zustand als doppeltkohlensauren Kalk mitfließen und vertropfen läßt. Der durch Spalten und Adern versinkende wassergelöste Kalk lagert sich in Höhlen als schimmernder Belag ab und kann wieder in die Gesteinsbildung eingehen, sich also wieder zu Stein verdichten. (In diesem Prozeß von Lösen und Verdichten verhält sich der Gebirgskalk der Erde wie der Knochenkalk im Skelett des Menschen, der mit dem gelösten Kalk im Blut in einem labilen Gleichgewicht steht.)

In den Tropfsteinhöhlen wachsen kegelige Gebilde nach unten, während säulenartige Strukturen allmählich von unten nach oben wachsen, bis sich Pfeiler bilden, die so wirken, als tragen sie das Gewölbe. Die vertikalen Säulen der Pfeiler sind aus horizontalen Schichten aufgebaut, die sich aus der Beziehung des gelösten und sich wieder verdichteten Kalkes zu den Erdenschwerekräften erklären lassen, die sich bei der Bildung des Kalksteines deutlich mehr offenbaren als in anderen Gesteinen. Die Tropfsteinbildung erweist sich als außerordentlich «phantasievoll» in bezug auf ihren Reichtum der Formgestaltungen.[65]

Im Süßwasser, mehr aber noch im Meer, ist der Kalk in unterschiedlichen Quantitäten gelöst. Die großen Mengen an im Meer gelöstem Kalk sind die Grundlage für all die Tierarten, die den Kalk in ihrer Skelettbildung mit ungeheurem Formenreichtum gestalten. Indem diese Tiere ihre Schalen, Panzer oder Häuschen bilden, gliedern sie sich den Schwereverhältnissen der Erde ein und leben auf dem Meeresboden. Nach ihrem Tod lösen sich die Kalkgebilde durch die Kohlensäure des Wassers wieder auf. Der Kreislauf des Kalkes läßt diesen zwischen Festwerden und Auflösen hin und her schwingen, wobei das Lösen des Kalkes im Gebirge überwiegt, während unter dem Meeresspiegel das Verfestigen überwiegt.[66]

Im niederen Tierreich existieren Lebensformen, wie die Muscheln und Austern, die den Kalk nach außen schieben und dabei ihren Körper weich halten. Muscheln können über den Meeresboden kriechen, während Korallentierchen – wie von der Starrheit des Kalkes gefangen – als Teile gewaltiger Bauwerke festsitzen, in diesen Bauwerken aber der Schwere entgegenwirken.

Anders ist es bei den Landschnecken, die sich mit viel größerer Freiheit langsam und beharrlich fortbewegen können. Wenn jedoch Gefahr droht, ziehen sie sich in ihr Schneckenhaus zurück und verfallen dabei ganz der Bewegungslosigkeit innerhalb des Schutzes ihres Kalkhauses. Schnecken sind als Tiere sehr weit verbreitet, zumal einige von ihnen im Wasser, andere auf dem Land leben.

Die Tintenfische haben als höchst entwickelte Verwandte der Muscheln und Schnecken die Schwere des Kalkes in einem höheren Grade überwunden. Viele haben noch Kalkmassen in sich, die aber nur schaumähnlich gebaut und daher sehr leicht sind. Manche Tintenfische kriechen zwar noch über den Boden, können aber so gut schwimmen, daß sie sich schnell im Wasser überall hin bewegen können.

Die Krebse, die auf dem Meeresgrund leben, bilden ihren Panzer als eine kalkige Verdichtung der Haut, die von Zeit zu Zeit einer Häutung unterliegt, wobei der Kalk aus der Haut resorbiert und im Magen des Krebses als Krebsstein abgelagert wird, bevor der ganze im Magen abgelagerte Kalk nach der Häutung wieder in die neue Haut eingelagert wird. Der Panzer des Krebses selbst ist stark gegliedert und läßt so eine entsprechende Beweglichkeit zu.

Bei den Wirbeltieren findet eine Innenskelettbildung statt, die das Rückgrat zusammenhält. Während bei den niederen Tieren die Bildung ihrer Schale immer aus kohlensaurem Kalk besteht, bildet sich das Skelett der Wirbeltiere aus phosphorsaurem und kohlensaurem Kalk.

Die Fische sind die erste Tiergruppe mit einem verinnerlichten Skelett.

Bei den höheren Wirbeltieren, wie den Amphibien und Reptilien, ist die mechanische Funktion des Skelettes viel ausgebildeter.

Bei den Vögeln und Säugetieren ist das Skelett stark und leicht, seine Teile sind durch Gelenke zur größeren Bewegungsfreiheit miteinander verbunden, trotz der Unbiegsamkeit des Materials. Die mechanischen Kräfte, einschließlich der Gravitation, werden nun meisterhaft beherrscht und ihre Limitierung im hohen Grade überwunden, die Bewegungsmöglichkeiten sind stark erweitert. Im Adler zum Beispiel ist der Kalk im Skelett am stärksten verdichtet und damit irdischer als in den Wirbeltieren, in bezug auf das Spiel der Kräfte gilt aber das Umgekehrte. Schwanz und Flügel sind im Vogelflug maximal horizontal gespreizt und richten sich von der Erde weg in den Weltenumkreis. Wie wir noch sehen werden, unterwirft sich der Kalk im Vogel den Kräften des Kiesels.[67]

Sieht man auf die ungeheuer vielfältige «künstlerische» Gestaltung der Formen des Kalkes im Tierreich, so ahnt man, daß diese Gestaltungen Ausdruck einer höheren Ordnung und Schönheit sind. Diese Formen entnehmen ihre Gestaltungsgesetze der Ordnung und mathematischen Gesetzmäßigkeit der Welt der Wandelsterne (Planeten). Diese Planetenwelt erklingt dem hellfühlenden Ohr als Sphärenharmonie. Beim Streichen eines Geigenbogens über eine gespannten Saite, die mit einer Holzplatte verbunden ist, wird letztere durch den musikalischen Ton in

Schwingungen versetzt. Wird nun feiner Sand auf die Platte gestreut, so wird er durch den Ton in gesetzmäßige, räumlich geometrische Strukturen ausgerichtet, ähnlich Eisenspänen in einem magnetischen Feld. Wird der Ton in seiner Höhe verändert, so verändert sich auch die entstehende Klangfigur. Aus diesem einfachen Experiment wird ersichtlich, wie der Astral- oder Sternenleib der Tiere im Einklang mit dem astralen Kosmos der Planeten die Sphärenklänge in die ätherisch-physische Substanz des Kalkes hinein tönen läßt und dabei die unendlichen Formengestaltungen des Kalkes im Tierreich hervorbringt. Entwickeln wir als Menschen die Fähigkeit der Inspiration auf einem disziplinierten modernen geistigen Schulungsweg, so wird es uns möglich, diese bildenden Klänge im meditativen Erleben der Kalkbildungen für unser Bewußtsein zu befreien. Diese können dann wie eine innere Musik oder vokalische Sprache wahrgenommen werden.[68]

In der geistigen Wahrnehmung der Formenbildung des menschlichen Skelettes können wir dann von der Sphärenmusik zur Sprache des Weltenwortes aufsteigen, die sich in der menschlichen Intuitionsfähigkeit dem Eingeweihten des geistigen Pfades offenbart. (Bevor die geschilderten höheren Erkenntnisfähigkeiten ausgebildet sind, können wir die Wirksamkeit des Astralleibes in den tierischen Formen und die Wirksamkeit des «Ich» in der menschlichen Gestalt mit Hilfe einer plastischen, musikalischen und sprachlichen Menschenkunde studieren, da die Kräfte, die sich in diesen künstlerischen Betätigungen der Seele offenbaren, dieselben sind, die in der Natur die pflanzlichen, tierischen und menschlichen Formen hervorgebracht haben. So wird die Natur als Künstler erst durch die künstlerische Seelenverfassung des goetheanistischen Naturforschers in ihrem geistigen Wesen erschlossen.)[69]

Im Menschen ist der Kalk innerhalb des Skelettes in dreifacher Form eingegliedert: In den lamellenförmig gebauten, länglich gestreckten Röhrenknochen bildet sich ein säulenförmiges Innenskelett, umgeben von Sehnen, Muskeln, Gefäßen und Haut, das in sich das Prinzip führt, größte Stärke mit geringstmöglichem Gewicht zu verbinden. Die Knochen der Beine sind ganz auf die Erde hin organisiert und helfen, die Schwerkraft der Erde durch den aufrechten Stand und Gang zu überwinden.

Dem steht polar gegenüber die Skelettbildung des Kopfes als Außenskelett, in ähnlicher Art, wie wir es schon bei den niederen Tieren, zum Beispiel bei der Auster gesehen haben. Obgleich der Kopf am höchsten getragen wird, enthält er doch verhältnismäßig am meisten Kalk. Er schließt das Gehirn gegen die Einwirkungen der Außenwelt ab und bewahrt es in einem Zustand der relativen Ruhe. Der Kalk unterstützt die Entwicklung des Gehirns als Organ für die im Ätherleib zum Bewußtsein (Astralleib) erwachenden Bildekräfte (Imaginationen), die durch den Gehirnspiegel von Imaginationen zu irdischen Gedanken herabgelähmt werden. Dadurch wird das menschliche Gehirn befähigt, Wahrnehmungen zu Vorstellungen zu verarbeiten.

Während sich in der rundenden Form der Schädelkapsel die formenden Kräfte des Kalkes offenbaren, unterliegt die strahlige Gestaltung der Röhren-Knochen überwiegend den lichtverwandten Formkräften des Phosphors (phosphorsaurer Kalk) und des Silicea-Prozesses. Die kosmischen, lichtverwandten Gestaltungskräfte bilden also die Röhrenknochen, die sich den Kräften der Erde entgegenstellen müssen, während die rundend-irdischen Gestaltungskräfte des Schädels ein Widerlager bilden für die kosmischen Gedankenkräfte, die zu irdischen (gespiegelten) Gedanken herabgelähmt werden müssen.

Zwischen der rundenden Gestaltung des Schädels und der strahligen Gestaltung der Röhrenknochen steht die Bildung des Rippenkastens und der Wirbelkörper, die in ihrer Anordnung und ihrem Bau eine vermittelnde, Gleichgewicht schaffende Stellung einnehmen. Sie sind gestreckt und gerundet zugleich, und die Rippen ordnen sich in horizontaler Richtung an. In dieser mittleren Region zwischen kosmischem und irdischem Kräfte- und Substanzwirken findet der Mensch seine Freiheit im Gleichgewicht der Kräfte. Der Brustkorb selbst wird zum erstarrten Bild rhythmischer Tätigkeit des Atmens und der Zirkulation, die Haupt und Glieder miteinander verbinden.

Wir haben bereits die Tendenz des Kalkes gesehen, sich im Wasser der Flüsse und der Meere zu lösen und aus dem Wasser wieder ins Feste zu verdichten, der sein Spiegelbild im Menschen in dem Wechselverhältnis zwischen Blutkalk und Knochenkalk hat. Im Inneren des Knochens bildet sich das junge Blut im Knochenmark. Auch hier grenzt das Lebendige der Blutbildung an die beinah erstorbenen Ablagerungen des Kalkes im Knochen. Im Inneren des Skelettes, das wie ein totes Bild der formenden Tätigkeit des menschlichen Ich ist, bildet sich das blühendste Leben des Knochenmarkes, das das Blut als Träger durchindividualisierter Lebenskräfte bildet.

Aber auch die Schalenbildung der Krustentiere hat ihre Entsprechung im Menschen in der Blutgerinnung. Diese stellt ein Abschließen des Organismus gegenüber den Außenwelteinflüssen der Erdenkräfte dar. Das lebendig-bewegliche Blut erstarrt zur erdgleichen Kruste. An diesem Prozeß der Blutgerinnung ist die Calcium-Substanz ebenso wie der Calciumprozeß maßgeblich mitbeteiligt. Das Eingliedern des Kalkes und die Überwindung seiner Schwerekräfte und Todeskräfte überwindet den Tierwerdeprozeß im menschlichen Willen und bringt ihn dadurch zu einem harmonischen und sozialen Verhältnis zur Mitwelt.

Die Wirkung des Kalks auf den Erdboden ist in jeder Weise polar zum Kiesel. Der Kalk hat basische Wirkungen, der Erdboden reagiert alkalisch, wenn der Kalkgehalt hoch ist. Ein solcher Boden regt Zersetzungsprozesse an, und es entsteht leicht ein Mangel an Humus. Der kalkhaltige Boden wird «gierig» auf saure Stoffe, wie zum Beispiel das Kohlensäuregas.

Kieselhaltige Erde dagegen reagiert sauer. Diese Reaktion ist besonders stark in Gegenden, in denen sich viel Sand befindet. Es kommt dann zur Bildung von totem Humus, zum Beispiel in den Hochmooren und in der Heide.

Chemisch ist Kalk aus dem Leichtmetall Calcium und Carbonat (Carbo und Oxygen) gebildet. Calcium als Metall ist unbeständig. Legt man ein Stück Calcium ins Wasser, versinkt es. Verwendet man genügend Calcium, so wird die Wasserlösung trübe, und es treten weiße Flocken auf, die zu Boden sinken. Läßt man die Lösung über Nacht stehen, so ist das Wasser wieder klar und der Boden des Glases mit einer weißen Masse von Calciumhydroxyd bedeckt, während die Wasseroberfläche von einer brüchigen, dünnen Kalksteinkruste überzogen ist. Die Flüssigkeit schließt sich also mit einer steinigen Calciumcarbonatschicht ab.

Wird Calciumcarbonat in Wasser gegeben und geschüttelt, so entsteht ein trübes Gemisch, da Calciumcarbonat in Wasser nicht löslich ist.

Bläst man CO_2-haltige Ausatmungsluft mit einem Rohr in die Lösung, so wird die Lösung wieder klar. CO_2 und Wasser bilden Kohlensäure, die das unlösliche Calciumcarbonat in lösliches Calciumbicarbonat verwandelt. Die Bedeutung dieses Prozesses in der Natur wurde bereits bei der Lösung und Verdichtung des Gesteines geschildert.

Ein verwandelter Prozeß spielt sich im Gleichgewicht zwischen der Calcifizierung und Entcalcifizierung des Knochens im Verhältnis zum menschlichen Blut ab. Der im Blut gelöste Kalk als Bicarbonat dient, wie wir im Phosphorkapitel bereits gesehen haben, im polaren Verhältnis mit dem Phosphat als Puffer der Aufrechterhaltung eines in sehr engen Grenzen relativ konstanten Blut-pH.

Beim Erhitzen von gelöstem Kalk kann Kohlensäuregas freigesetzt werden, und löslicher Kalk (Calciumbicarbonat) wandelt sich in unlösliche Kalkablagerungen (Calciumcarbonat). Es kommt dann zur Bildung von Kalkstein (Tropfstein) oder in einem Gefäß zu Kesselstein.

In der Technik wird die Eigenschaft des Kalkes genutzt, zwischen Wasser und Erde hin- und herpendeln zu können. Kalk spielt bei der Verwendung von Zement und Gips in der Baukunst eine wesentliche Rolle und wurde durch die Herstellung des Betons aus Kalk, Aluminiumsilikat, Wasser, Eisen und Sand (Kieselsäure) wesentlich weiterentwickelt. In der Baukunst klingen die wesentlichsten Motive des Kalkes und seiner Tugend wieder an: Umhüllung, Schutz, Schwere und Massivität sowie Überwindung der Schwerkraft.

In seiner Beziehung zum Licht zeichnet der weiße Kalk sich dadurch aus, daß er Licht ganz abweist und reflektiert. Dabei wandelt der Kalk das Licht kaum in Wärme um. Setzt man Kalk dagegen hohen Temperaturen aus, so beginnt er in einem weißen Leuchten zu erglühen. Wärme kann also durch Kalk in Licht umgewandelt werden, und diese Eigenschaft wurde in der Technik im «Drummond's Limelight» (Kalklicht) genutzt.

Calcium carbonicum in der Geisteswissenschaft Rudolf Steiners

Kalk liegt der menschlichen Ausatmung als Motor zugrunde (Cuprum, Mercurius).[70] Durch den Kalk- und Merkurprozeß nehmen Ich-Organisation und Astralleib regulierend an dem vom Ätherleib impulsierten

Ausatmungsprozeß teil. Es wird aber nur ein Teil der sich in der unteren Organisation bildenden Kohlensäure nach außen abgeatmet; ein kleiner Teil der Kohlensäure steigt in die Kopforganisation auf und wird zur Grundlage für die menschliche Denkfähigkeit (Argentum). Die Kohlensäure wirkt als Atemgift, das eine Abbautendenz im Nervensystem erzeugt.[71] In die Kohlensäure greift dann der Astralleib so ein, daß er eine abbauende Tätigkeit des Äthergehirns hervorruft, die zur Gedankenbildung führt (Mercurius).

Durch die Verbindung des Calciums mit der Kohlensäure zum kohlensauren Kalk wird der Kohlensäureprozeß in die Wirksamkeit der Ich-Organisation geführt. Dadurch kann der Kalk unter dem Einfluß der von der Ich-Organisation impulsierten Nerventätigkeit zur Knochenbildung hingetrieben werden (Silicea, Plumbum).[72]

Die Knochenbildung schafft dem Organismus eine feste Unterlage für seine Gestalt, während der Kohlenstoff als Träger der Gestaltungskräfte der physischen Organisation durch den Oxydationsprozeß aus seiner Festigkeit herausgerissen und in der unteren Organisation zu Kohlensäure verwandelt wird (Argentum). Durch diesen Auflösungsvorgang des Kohlenstoffs (Argentum) und sein Wiedererscheinen in der Knochenbildung (Plumbum) entsteht die für die physische Leiblichkeit notwendige Beweglichkeit der Gestaltbildung.[73]

Während der Embryonalentwicklung und in der frühen Kindheit gehen die Gestaltungskräfte für die physische Organisation vom Nerven-Sinnes-System aus, werden dann aber als Gestaltungskräfte der Organe an das Blut abgegeben (Argentum).

Der Kalkprozeß verleiht der physischen Organisation und damit auch dem Kohlenstoff (letzterer ist Träger der Gestaltungskräfte der physischen Organisation) Formkräfte aus der Sphäre der drei untersonnigen Planeten Venus, Merkur und Mond.[74] Es sind dies Gestaltungskräfte für die Verdauungsorgane und für die Eiweißsubstanz (Argentum, Mercurius, Cuprum).[75] Der Kiesel sowie die Metalle Plumbum, Stannum und Ferrum dagegen sind die Träger der polaren Gestaltungskräfte von Saturn, Jupiter und Mars für die Nervensinnesorgane, während das sonnenverwandte Gold das Herzorgan und die Blutgefäße gestaltet.

Der Kalkprozeß reguliert in der Nerven-Sinnes-Organisation das richtige Verhältnis zwischen Ätherleib und physischem Leib (Argentum).[76] Dadurch kann das physische, von leichter Mineralisierung durchzogene Gehirn zum Spiegelungsapparat für die im Ätherleib individualisierten Gedanken werden (Argentum).

Physiologisch liegt dem Gedankenbildungsprozeß selbst ein Kalksalzbildungsprozeß zugrunde.[77] Ein Teil des gebildeten Kalkes findet sich als Gehirnsand im Bereich der Epiphyse, während ein anderer Teil zur Knochenbildung getrieben wird. Diese Gehirnsandbildung ist für die Entwicklung des Gedankenbildungsvermögens beim kleinen Kinde von außerordentlicher Wichtigkeit. Ist er nicht oder nur unzureichend vorhanden, so wird das Kind idiotisch.[78] Durch den mineralisierten Kalk im Gehirn kann der Astralleib an der Gedankenbildung mitwirken, fehlt er, so kann der Astralleib nicht in die Gehirnorganisation eingreifen (Mercurius), weil Ätherleib und physischer Leib des Gehirns zu eng miteinander verbunden bleiben (Argentum), und es findet keine Spiegelbildung statt.

An dem Ausfallen des Kalkes als mineralischer Substanz im Gehirn und in der Knochenbildung ist der vom Kiesel getragene obere Saturnprozeß (Plumbum) maßgeblich mitbeteiligt. Die saturnische Lichtätherbildung (siehe Sinnesatmung) als Grundlage des Denkens im oberen Menschen ist ein entvitalisierender Kälteprozeß (Plumbum), der das Ausfallen des Kalkes aus seinem gelösten Zustand zur Folge hat. Dieser vom Silicea getragene Saturnprozeß mineralisiert das Gehirn und fördert die Mineralisierung der Knochen und die Knochengestaltung.[79]

Den Verkalkungstendenzen entgegen wirken Phosphor und Plumbum sowie Sulfur und Argentum, die als Wärme tragende Willenssubstanzen durch Anregung des Blutwärmeprozesses die Kalkbildung auflösen. Sie bewirken als zum Kalk und Kiesel polare Substanzen eine Rachitistendenz.[80] Im Gehirn findet durch beide polare Tendenzen ein ständiger Auf- und Abbau der Kalksubstanz statt (Argentum, Plumbum).[81] Es ist dies der Ausdruck für das Miteinanderwirken von Gedankenbildung und Willenstätigkeit in der Denkbewegung. Kalk sowie Kupfer, Merkur und Silber als Heilmittel in einer höheren Potenzierung angewendet, stärken die gestaltenden Funktionen der untersonnigen Planetenkräfte. Er fördert die Außenskelettbildung des Schädels (Conchaeprozeß) bei

Craniotabes[82] und regt dabei auch die spiegelnde Funktion des Gehirns für die Gedankenbildung (Argentum) an.

Es kann zum Beispiel ein mangelhaftes Eingreifen des Astralleibes im Nervensystem und eine zu starke Verbindung des Astralleibes mit dem Stoffwechsel vorliegen (Cuprum). Herrscht als Folge dieser Inkarnationsverhältnisse die Stoffwechselorganisation dynamisch vor (Argentum), so bildet sich ein pyknischer Konstitutionstyp mit möglicher Neigung zu Großköpfigkeit und Adipositas, phlegmatischem Temperament, Abgeschlossenheit in sich und Langsamkeit, der identisch ist mit dem Calcium Carbonicum-Konstitutionsbild der Homöopathen.

Wendet man Calcium carbonicum oder auch Argentum hier in höherer Potenz (zum Beispiel in D 30) in seltenen Gaben (zum Beispiel einmal pro Woche) an, so kommt es zu einer von der Kopforganisation ausgehenden, Flüssigkeit ausscheidenden Wirkung im unteren Menschen.[83] Des weiteren können das Ich und der Astralleib aus ihrer pathologischen Bindung an den wäßrigen Prozeß im unteren Menschen befreit werden und für die Tätigkeit im oberen Menschen wieder zur Verfügung stehen (zum Beispiel exsudative Diathese).[84]

Es kann aber auch die Tendenz bestehen, daß die Kopfbildungskräfte des Kalkes zu stark werden. Dann besteht die Tendenz, daß der ganze Mensch Kopf zu werden droht; es treten Blässe, Furchtsamkeit, Bleichsucht, Steindiathesen oder «Kopfwerdeprozesse» einzelner Organe auf. Diese Pathologie kann sich auch in Form der blassen Hypertonie und in peripheren Gefäßkrämpfen mit gestörter peripherer Zirkulation (zum Beispiel Morbus Raynauld) manifestieren (Plumbum, Cuprum). Zugrunde liegt diesen Krankheiten eine zu starke Kohlensäurebildung aus dem Kohlenstoff, die im Nerven-Sinnes-System einseitig wirkt. Erstere bewirkt dann ein zu starkes Eingreifen des Astralleibes in das Nerven-Sinnes-System. Höher potenzierter Kalk als Arzneimittel hemmt die Entwicklung der Kohlensäure, so daß einerseits mehr Kohlenstoff in der unteren Organisation im Blut zurückbleibt, andererseits aber auch weniger Kalk im oberen Menschen gebildet wird (Cuprum).[85]

Bleibt aber zu viel Kohlenstoff in der unteren Organisation und wird zu wenig Kalk im Kopf gebildet, so besteht die Tendenz, in das Tierreich zurückzufallen. Dies äußert sich in einer Zunahme der Reizbarkeit, die sich bis zur Tendenz hypocalcämischer Zustände steigern kann.[86] Eine solche Pathologie kann sich auch in Form von Krämpfen (Tetanie) auswirken und durch substantielle Gaben von löslichen Calciumsalzen und Cuprum met (zum Beispiel intravenös) behandelt werden.

Im unteren Menschen sind mit dem mangelnden Abbau des Kohlenstoffes Darmerkrankungen mit fauligen Diarrhöen, Flatulenz und Ähnlichem verbunden (Mercurius).

Gleichzeitig kann die mangelnde Verarbeitung des Nahrungs-Kohlenstoffs zu Mangelzuständen der Ernährung führen, verbunden mit einer Stoffwechsel-Aufbauschwäche, sowie zu einem relativen Vorherrschen des Nerven-Sinnes-Systems (Argentum). Auf seelischer Ebene kann sich das als Nervosität und Überwachheit mit Zappeligkeit bei Kindern manifestieren. Hier kann Aufbaukalk 1 und 2 hilfreich sein, ebenso Gaben von Argentum oder Schwefel in niedriger Potenz.

Eine weitere Rolle können therapeutische Calcium-Gaben bei der Behandlung allergischer Reaktionen spielen, wobei Calcium hilft, Kapillaren abzudichten und die exsudative Reaktion der Gefäße zu unterdrücken (Mercurius).

Silicea (Quarz-Kieselsäure) als Träger der Sinnesatmung

Silicea in der Natur und im Menschen

Der Quarzkristall ist die edelste Manifestation der Kieselsäure in der Natur. Er besteht aus Siliciumdioxyd SiO_2, das ein Anhydrit der Kieselsäure H_2SiO_3 ist. Andere Erscheinungsformen der Kieselsäure im Mineralreich neben dem Quarz sind Urgestein, Sand, Kiesel und eine Reihe von Edelsteinen. Kiesel ist die eigentliche «Ursubstanz», da sie etwa fünfundsiebzig Prozent der Erdoberfläche bildet, während die Bildung der Kalkgebirge sekundär durch die Ablagerung von Tierskeletten entstanden ist.

Kiesel erscheint aber auch im Pflanzenreich und hier in besonders großen Quantitäten in den Gräsern. Es erscheint als amorpher Opal, der bis zu fünfzehn Prozent Wasser bindet. Er verleiht dem Gras seine elastische Biegsamkeit und Widerstandsfähigkeit gegen Wind, der den Grashalm nicht etwa bricht sondern nur biegt. Der größte Kieselgehalt findet sich in den Gräsern in ihren Spitzen und Rändern, daher kann man sich an Gräsern stechen und schneiden.

Im höheren Tierreich und im Menschen kommt das Silicea nur noch als Spurenelement vor, spielt aber in seiner funktionellen Wirksamkeit auf den Organismus dennoch eine große Rolle, wie wir noch sehen werden. Im Tierreich finden wir den Kiesel besonders in den einzelligen Radiolarien, die ein strahlig gestaltetes Außenskelett bilden, dessen radiäre Symmetrie in die Spitzen ausläuft. Dies steht im Gegensatz zu den ebenfalls einzelligen Foraminiferen, die ihr schneckenförmig gerundetes «Skelett» aus Kalk aufbauen.

Wie bereits im Zusammenhang mit dem Kalk erwähnt, zeigen sich zwei Gestaltungsprinzipien: die rundende Gestaltung im Kalk und die strahlige Gestaltung im Kiesel. Die strahlige Formung des Kiesels zeigt aber seine Verwandtschaft mit dem Licht, das sich gradlinig-strahlig ausbreitet.

Der reine, durchsichtige harte Quarzkristall, der die reinste Form des Kiesels darstellt, erscheint wie ein gläsernes Haus mit vielen Räumen, wobei jeder Raum eine ähnliche Gestalt hat. Alle Räume sind in einer längeren Längsrichtung und in einer kürzeren Querrichtung parallel zueinander ausgerichtet, so daß eine sechseckige Säule mit einem pyramidenförmigen Dach zustande kommt. Der sechseckigen Form des Quarzkristalls liegen Gestaltungskräfte zugrunde, die die Vierbindigkeit (Tetraederstruktur) der Substanz Silicium beziehungsweise des Siliciumdioxydes überprägen. Trotz der Vierbindigkeit seiner Molekularstruktur kristallisiert Siliciumoxyd nicht etwa wie zum Beispiel der Diamant oder das Kochsalz mit vier Ecken (Tetraeder), sondern vielmehr sechseckig (Hexaeder). Die sechseckige, hexaedrische Kristallstruktur ist aber ein Ausdruck des Einwirkens kosmischer, lichtverwandter Gestaltungskräfte auf die Kieselsubstanz.[87]

Dabei offenbart sich der Kiesel im Menschen selbst als Träger kosmischer, lichtverwandter Formkräfte. Während der Embryonalentwicklung braucht der Mensch die Kieselsäure am meisten, um die sich vermehrenden Zellen und wachsenden Gewebe in einen Organismus zu formen. Embryonale Gewebe und besonders das Amnion, die Haut, die den Embryo umgibt, sind besonders reich an Kieselsäure. (Nach Voronkov 1975 enthält die Asche des Amnion fünfundzwanzig Prozent Kieselsäure.) Auch die Whartensche Sulze der Nabelschnur ist kieselreich.

Nach Otto Wolff ist es wichtig, sich immer wieder zu vergegenwärtigen, daß die (kieselgetragenen) Bildungsimpulse grundsätzlich von außen nach innen wirken, während die Verkalkung umgekehrt von innen nach außen verläuft.[88] Deshalb wird zuerst die Hand gebildet, dann Unterarm, Oberarm und Schulterblatt, während die Verkalkung, wie erwähnt, gegenläufig vom Zentrum zur Peripherie erfolgt. Das aber zeigt, daß die Gestaltungskräfte nicht etwa im Embryo liegen, sondern von außen auf ihn einwirken.

Die besondere Wirkensrichtung des Kieselprozesses von der Peripherie zum Zentrum wird auch noch analytisch durch den Reichtum an Kiesel in Haut und Haaren bestätigt. Die Lanugobehaarung des Embryos ist dabei nicht etwa als darwinistisch erklärtes Relikt des Affen aufzufassen oder mit den bleibenden Haaren vergleichbar. Vielmehr handelt es sich bei den Lanugohaaren um Wahrnehmungsorgane, vergleichbar den Antennen oder Fühlern der Insekten. Diese embryonalen Haare sind Aufnahmeorgane für kosmische Kräfte, die unter Vermittlung des Kiesels auf die Formgestaltung des Embryos einwirken.[89]

Kiesel offenbart durch seine Lichtverwandtschaft ebenso wie der Phosphor seine Beziehung zur menschlichen Ich-Organisation, deren Eingreifen in den physischen Leib sie ermöglichen. Während aber Phosphor in die Wärmeverhältnisse des Blutes regulierend eingreift, vermittelt der Kiesel die kosmischen Gestaltungs- oder Formgebungskräfte der menschlichen Ich-Organisation. Diese Menschengestalt wird dann durch die Elastizität der Haut und der Bindegewebe sowie durch die Gestalt der Knochen erhalten. All diese Funktionen von Haut, Bindegewebe und Knochen unterliegen aber unter anderem maßgeblich dem Kieselsäureprozeß. Im Alter läßt die Elastizität der Gewebe deutlich nach, die Nägel werden brüchig, die Haare fallen aus. Die Knochen verlieren ihre Widerstandskraft, die Haltung verliert ihre Aufrichte und wird vornübergebeugt. Gleichzeitig verfällt der Körper mehr der Schwere, der Schritt wird schleppend.

Seelisch schließlich kann es dazu kommen, daß der alternde Mensch sich mehr von der Umgebung abschließt: er hört nicht mehr zu, sondern redet lieber selbst, das Interesse für die Welt nimmt ab. Alles Neue wird zur Bedrohung, während alles Vergangene wie in einem rosa Licht verklärt erscheint. Das Seelenleben findet seine Sicherheit zunehmend in der Routine des Gewohnten. Das Kurzzeitgedächtnis wird schwächer, während das Langzeitgedächtnis an Kraft gewinnt. Physiologisch wird der Organismus innerlich steifer, die Arterien neigen zur Verkalkung. Man sieht hier, wie im Alter die Polarität zwischen Kiesel- und Kalkdynamik – im Gegensatz zur Embryonal- und Kleinkindzeit – vom Kiesel- zum Kalkprozeß verschoben wird. Diese Sklerotisierungstendenzen können oft durch Arzneimittel wie Kiesel, Aurum, Phosphor und Plumbum melitum in potenzierter Form therapeutisch ausgeglichen werden, da sie den sklerotisierenden Verkalkungstendenzen entgegenzuwirken vermögen. (In der Kindheit und Jugend dagegen helfen Silicea und Phosphor besonders, wenn zu große Offenheit und Beeinflußbarkeit gegenüber der Mitwelt vorliegen, verbunden mit zu großer Anpassungsneigung und Gefahr des Verlustes der eigenen Identität. Dagegen kann ein Kind oder Jugendlicher, der sich zu stark von der Umgebung abschließt und einen Mangel an Interesse für die Umgebung aufweist, also in egozentrischer Weise der Welt begegnet, sich nur in einem geringen Grade von seiner Umgebung beeinflussen läßt und daher wenig aus seinen Erfahrungen lernt, durch eine Behandlung mit Calcium carbonicum, Schwefel und/oder Carbo vegetabilis in seiner Entwicklung unterstützt werden.)

Eine nahe Verwandtschaft mit dem Kohlenstoff zeigt die Kohlensäure auf zweifache Weise:

1. Wie der Kohlenstoff auf organischer Ebene in der Bildung der Kohlenhydrate Wasser zu binden vermag, bindet auch der Kiesel auf der anorganischen Ebene Wasser, etwa fünfzehn Prozent beim Opal, wie bereits erwähnt. Als Wasserglas kann Kiesel erheblich größere Mengen Wasser binden (1 Mol SiO_2 bindet 330 Mol H_2O). Das Wasser ist dabei so fest gebunden, daß es nur durch Glühen aus seiner Verbindung mit der Kieselsäure befreit werden kann.

   Der Kieselprozeß organisiert Wasser im menschlichen Bindegewebe und verleiht ihm daher Elastizität und Form, was besonders während Wachstumsphasen von großer Bedeutung ist.
2. Silicium steht im periodischen System direkt unter dem Kohlenstoff.

> Wie das Silicium zu den am weitesten verbreiteten, die Erdkruste bildenden Elementen der organischen Welt gehört (Ursubstanz in der Anorganik), bildet der Kohlenstoff die Ursubstanz alles Lebendigen, da er durch seine Fähigkeit zur Polymerisation die Gerüstsubstanz aller organischer Substanzen ist.

Die durch Kiesel vermittelten kosmischen Formkräfte werden in der Pflanzenwelt durch den Kohlenstoff als Gerüstsubstanz (Kohlenhydrate) bewahrt, beim höheren Tier und Menschen jedoch wird diese Funktion durch die Kohlenstoffverbindung des Kalkes ($CaCO_3$) innerhalb der Knochenbildung übernommen und durch die der Kieselwirkung unterstehenden, aus Kohlenstoff aufgebauten Binde- und Stützgewebe und die Haut (Eiweiße, Kohlenhydrate und Fette) erhalten.

Wie später gezeigt wird, erweist sich der Kieselsäureprozeß als in jeder Weise polar zum Schwefelprozeß, der in weiterer Folge dargestellt werden wird.

Silicea in der Geisteswissenschaft Rudolf Steiners

Der Sinnestätigkeit im Menschen liegen prozessual der Kieselsäureprozeß und der Plumbumprozeß zugrunde.[90] Durch die Sinnestätigkeit wird dem Menschen von oben nach unten ein feines, kristallisierendes Kieselsäuregerüst eingegliedert. Durch diese innermenschliche Quarzbildung der Sinnesorganisation während des Sinneswahrnehmungsvorganges ist der Mensch so an die Welt der Wahrnehmungen hingegeben, daß er sich völlig an sie zu verlieren droht (Plumbum). Dabei entsteht die Tendenz, daß der ganze Mensch zum Sinnesorgan wird. Deshalb muß der Mensch, um sich nicht zu verlieren, das sich bildende Quarzgerüst im *status nascendi* wieder auflösen. Diese Auflösung geschieht, wenn der Mensch sich als «Ich» erlebt (Plumbum).[91] In dieser Dynamik von Hingabe an die Sinneswelt und zu sich selbst finden durch das Erleben seiner Leibesgrenzen lebt die Ich-Organisation im Kieselprozeß und im Plumbumprozeß. Dabei muß sie den Geist des Kieselprozesses so beherrschen,[92] daß sie den polaren Prozeß von Quarzgerüstbildung im Inneren und Auflösung des Quarzes reguliert (Plumbum). In den außermenschlichen Zustandsformen der Kieselsäure in der Natur, als Kolloid und als kristallisiertes

Quarzgestein, zeigt sich der zweifache innermenschliche Vorgang der Kristallbildung und Kristallauflösung als Tätigkeit der Ich-Organisation in einem Abbild.[93]

Der Kieselsäureprozeß vermittelt, ähnlich wie der Phosphor, das Eingreifen von Ich und Astralleib in die ätherische und physische Organisation (Plumbum, Stannum, Ferrum). Beim Kieselsäureprozeß stützt sich die Tätigkeit von Ich und Astralleib auf den Sinnes-Nerven-Prozeß.[94] Durch die Kieselsäure und das Plumbum kann das Ich an der vom Astralleib durchdrungenen Nerventätigkeit teilnehmen.[95]

Liegt ein pathologisches Eingreifen von Ich-Organisation und Astralleib in der Sinnes-Nerven-Substanz des Organismus vor, so übernimmt die Kieselsäure als Heilmittel die pathologische Tätigkeit der höheren Wesensglieder im kranken Organ und setzt die höheren Wesensglieder aus dem Organ frei (Plumbum).[96] Dadurch können der Geist und die Seele des Kieselminerals auf Ich-Organisation und Astralleib wirken, so daß diese lernen, den Kieselsäureprozeß im Organismus richtig zu beherrschen und zu verarbeiten. Es reguliert dann der Kieselsäureprozeß auch das Wesensgliederverhältnis von Ich-Organisation und Astralleib zueinander für die gesunde Sinnestätigkeit (Plumbum).[97]

Wenn nun Astralleib und Ich in die Peripherie der Nerven-Sinnes-Organe und der Haut zu stark eingreifen, so entstehen Überempfindlichkeiten der höheren Wesensglieder für die Außenweltreize (Plumbum, Ferrum).[98] Durch das Überwiegen der quarzgetragenen abbauend-mineralisierenden Tätigkeit von Ich und Astralleib im Bereich der Sinnesorgane und der Haut (Plumbum) gegenüber den «sulfurischen» Ernährungsprozessen (Argentum) kann der in der zentralen unteren Organisation beheimatete Ernährungsprozeß die Körperperipherie der Haut und der Sinnesorgane nicht mehr erreichen. Durch arzneiliche Siliceagaben oder Plumbum in homöopathischer Form beziehungsweise als Außenanwendung können die oberen Wesensglieder aus ihrer überschießend-abbauenden Tätigkeit am Organ entlastet werden, so daß der Weg für die Ernährungsvorgänge bereitet wird.[99]

Die Kieselsäure vermittelt auch die Ich-Tätigkeit in den Kopfnerven (Stannum), so daß der im oberen Menschen aus der Kohlensäure gebildete Kalk unter dem Einfluß der Ich-Organisation in die Knochenbildung getrieben wird (Plumbum). Dabei bilden kohlensaurer und phosphorsaurer Kalk die mineralisierte Substanz des Knochens, während sich der Bildeimpuls für den Mineralisierungsvorgang und die Abgrenzung der Knochensubstanz gegenüber dem übrigen Körpergewebe (zum Beispiel Knochenhaut) durch die vom Kieselsäureprozeß getragene Saturnkraft (Plumbum) vollzieht.[100]

Kiesel- und Kalkprozesse wirken gestaltend auf einzelne Organe und auf die gesamte menschliche Gestalt. Dabei vermittelt die Kieselsäure kosmische Gestaltungskräfte der obersonnigen Planetenkräfte Saturn-Plumbum, Jupiter-Stannum und Mars-Ferrum, während der Kalk die mehr irdischen Gestaltungskräfte der erdnahen untersonnigen Planeten vermittelt. Es sind dies Gestaltungskräfte des Mondes, des Merkur und der Venus. Gold (Aurum) vermittelt zwischen beiden und ist insbesondere Träger der Gestaltungskraft der Sonne.[101]

Quarz und Kalk sowie die sieben Hauptmetalle vermitteln die Gestaltungskräfte des ganzen Sonnensystems für die einzelnen Organe und die physische Leibesorganisation des Menschen. Diese Gestaltungskräfte gehen während der Embryonalentwicklung noch vom Kopf aus (auch beim kleinen Kind), werden aber zu einem späteren Zeitpunkt an das Blut abgegeben, das dann zum Träger der «salzhaften», gestaltenden und der «sulfurischen» Gestalt auflösenden Substanzprozesse wird. Zwischen ihnen vermitteln die metallischen «Merkur»-Prozesse und halten die erstgenannten im Gleichgewicht.

Durch die gestaltende Kraft des Kieselprozesses kann die Ich-Organisation so am Gestaltungsvorgang teilnehmen, daß sie den Organismus nach innen und außen abzuschließen vermag, ebenfalls ein Saturnprozeß (Plumbum). Es wirkt dann die Ich-Organisation durch den Kieselsäureprozeß formgebend und gestaltend an den Grenzen zur inneren und äußeren Welt. An den Knochen bildet das Ich dort eine Grenze nach innen, wo durch den Verkalkungsvorgang das Lebendige des im Blut gelösten Kalkes in das Leblose übergeführt wird (Plumbum).

Nach außen schließt das Ich durch die Kieselsäure den Organismus an Haut und Sinnesorganen sowie im Bereich der Darmschleimhaut gegenüber den Einwirkungen der Außenwelt ab (Plumbum).[102] Im Sinnesatmungsprozeß wirkt der Kieselprozeß vermittelnd, aber auch grenzsetzend für den Lichtäther (Plumbum), chemischen Äther (Stannum) und Lebensäther (Ferrum) des Makrokosmos. Dort, wo der Kieselsäureprozeß mehr substantiell wirkt, in der Nerven-Sinnes-Organisation, stoppt er den makrokosmischen Lichtäther (Saturn-Plumbum). Im rhythmischen System, in dem substantielle und dynamische Wirkungen der Kieselsäure sich die Waage halten, zieht er die Grenze für das Eindringen des makrokosmischen Chemismus (Jupiter-Stannum). Im Stoffwechsel-Gliedmaßensystem, wo der Kieselsäureprozeß mehr funktionell wirkt, grenzt er den makrokosmischen Lebensäther gegenüber dem Lymphbildungs- und Verdauungsprozeß ab (Mars-Ferrum). Nur der makrokosmische Wärmeprozeß der Sinnesatmung wird ungehindert durch den Organismus gelassen.[103] Die grenzsetzende Wirkung der durch Silicea vermittelten obersonnigen Planetenprozesse ermöglicht die Bildung einer individualisierten Ätherorganisation.

Der Aufbau eines differenzierten Wärmeorganismus durch die Ich-Organisation erfolgt im Gleichgewicht der Kiesel mineralisierenden und Kiesel zerspaltenden Tätigkeit der Ich-Organisation im oberen Menschen (Plumbum): Im unteren Menschen dagegen erfolgt der Aufbau der differenzierten Wärmeorganisation – vermittelt durch den Phosphorprozeß – durch die Regulation der Blutwärmeprozesse von der peripheren, unteren Ich-Organisation aus (Plumbum). In den Kiesel- und Phosphorprozessen begegnen sich oberes und unteres Ich in der Wärmeregulation (Plumbum).

Der makrokosmischen Ätherernährung der kieselsäuregetragenen Sinnesatmung kommt eine durch den Ernährungs- und Verdauungsprozeß angeregte innere Ätherbereitung (Sulfur, Argentum) entgegen. Diese entsteht, wenn der durch den Ernährungsprozeß gebildete Kohlenstoff im unteren Organismus (unterhalb der Atmung) sich mit dem Sauerstoff zur Kohlensäure verbindet. Diese Kohlensäurebildung im unteren Menschen wird vom Schwefel- und Cuprumprozeß getragen. Dadurch kommt es – vom Kohlenstoff ausgehend – zu einem Ausströmen von Äther (Argentum), der in den Ätherleib eindringt. Dieser im Menschen erzeugte Äther zieht die kosmischen astralisch-ätherischen Kräfte der Sinnesatmung in den menschlichen Organismus, so daß letztere Gestaltungskräfte für den Aufbau der Organe vermitteln können.[104]

Der Kieselsäure- und der Schwefelprozeß, die Träger der kosmischen und irdischen Ernährung, müssen im Gleichgewicht gehalten werden. Ist der Schwefelprozeß zu stark, so werden die Organe des Nerven-Sinnes-Systems von den Ernährungsvorgängen der unteren Organisation überwältigt. Es kommt dann zum Beispiel zu Stoffwechselprodukt-Ablagerungen in den Organen der Nerven-Sinnes-Organisation (Argentum).[105] Überwiegt dagegen die kristallbildende Tendenz der Nerven-Sinnes-Organisation (Quarzbildung), so kommt es zu starken Mineralisierungserscheinungen mit Ablagerungen in der Stoffwechsel-Gliedmaßenorganisation, zum Beispiel zu Rheumatismus, Gicht, Nierensteinbildung (Plumbum).[106]

Sulfur als Träger der Stoffwechselatmung

Sulfur in der Natur und im Menschen

Der goldgelbe Schwefel findet sich zum Beispiel bei tätigen Vulkanen. Er kann sowohl amorph, als Schwefelblume und sogar in durchsichtiger, kristallisierter Form auftreten.

Nach Frits Julius findet sich der Schwefel überall dort, wo ein übersichtlich geordneter Zustand ins Chaos übergeht, zum Beispiel in Schlammgräben, oder dort, wo Lebewesen durch Fäulnis zerfallen.[107] Bei der Eiweißfäulnis kommt es zur Freisetzung schwefelhaltiger Substanzen, Mercaptanen, die schließlich zu Schwefelwasserstoff zerfallen. Der Schwefelwasserstoff wird wiederum von anaeroben Schwefelbakterien aufgenommen und verarbeitet, die den Schwefel aus seiner Bindung mit dem Wasserstoff befreien, ihn dann oxydieren und in Sulfat umwandeln. Pflanzen nehmen dann den Schwefel besonders als Sulfat aus dem Boden auf.

Ist der Bodenhaushalt durch mangelnde Luftzufuhr gestört, können Reduktionsprozesse eintreten, die Sulfate in Sulfite und Sulfide in Schwefelwasserstoff übergehen lassen. Diese Reduktionsprodukte erweisen sich als sehr schädlich für die Pflanze.

Einige Pflanzen sind besonders reich an hochaktivem Schwefel, besonders die Cruziferen und Liliaceen, die es vor allem als (Allyl-)Senföl, vor allem in Senf und Meerrettich oder als Eikyl- und Vinylsulfide enthalten. Letztere sind vor allem in Lauchgewächsen, Zwiebeln und Knoblauch enthalten, die, diätisch und therapeutisch innerlich oder äußerlich angewendet, eine durchwärmende, bakteriostatische, auflösende, antisklerotische Wirkung haben können.

Der Schwefel ist als Bestandteil des Eiweiß im Protoplasma jeder Zelle zu finden und damit Teil des lebendigsten Bestandteils des Organismus. Je mehr intrazelluläres Eiweiß der Zellen in Wachstum und Fortpflanzung befindlich ist, desto mehr befindet sich das Eiweiß in einem chaotischen Zustand; im Gegensatz dazu steht das Eiweiß nur wenig regenerierender Zellen, wie zum Beispiel in der Kreatinbildung des Horns, der Nägel und der Haare, das in eine gewisse Verhärtung geraten ist. In der Chaotisierung des Eiweißes durch den Schwefelprozeß während Wachstum und Fortpflanzung wird die feste Ordnung durchbrochen und die Zellsubstanz in einen Zustand gebracht, der sie dem Eingreifen der ätherischen Lebens- und Gestaltungskräfte öffnet. Vulkanismus, Zellwachstum und Reproduktion haben in der Chaotisierungskraft des Schwefels nicht nur ihre Entsprechung, sondern erinnern auch an das schöpferische Chaos des Weltenanfangs (Tohuwabohu der Genesis, 1. Buch Moses).[108] Chaos steht hier am Anfang der Schöpfung eines neuen Kosmos.

Der Name *Sulfur* besagt, daß er ein Träger von Sonnenkräften ist (Solferrus = Sonnenträger). Im Gegensatz zum Phosphor jedoch, der als Lichtträger der andere Sonnenträger ist, trägt Sulfur vor allem Wärme.

Im Verbrennen werden Wärme und Licht frei, die einmal direkt von einem Lebewesen oder indirekt von der Sonne aufgenommen worden sind. Der Schwefel jedoch stammt nicht aus dem Leben und ist doch brennbar, wobei er eine große Wärme entwickelt.

Für die Alchemisten war er daher der Repräsentant aller brennbarer Substanzen, die Imponderablien wie Wärme, Licht und Leben in sich verinnerlicht hatten.[109]

Während der *Phosphor* im Verbrennungsprozeß primär Licht freisetzt und Wärme entwickelt (kaltes Leuchten, heißes Verbrennen), setzt der Schwefel primär Wärme frei und entwickelt darüber hinaus Licht (Verbrennen mit einer blauen Flamme). Nach Eugen Kolisko ist «Phosphor ein himmlisches Feuer auf der Erde, der Schwefel aber ist ein unterirdisches Feuer».[110] Der *Kohlenstoff* nimmt als der dritte mineralische Sonnenträger, wie noch dargestellt wird, eine Mittelstellung zwischen dem Licht tragenden Phosphor und dem Wärme tragenden Schwefel ein, neigt aber in seinen physikalischen Eigenschaften doch mehr zum Schwefel hin.

Schwefel findet sich in geringen Mengen an zwei Aminosäuren (Cystein und Methionin), gebunden im Eiweiß. Trotz seines quantitativ geringen Auftretens im Eiweiß spielt er für die Eiweißbildung im Menschen dennoch eine wichtige Rolle. Nicht nur fördert und beschleunigt er den Eiweißaufbau (anabilischer Effekt), er hat auch die Fähigkeit, altes, denaturierendes Eiweiß, das aus dem Lebensprozeß herauszufallen droht, aufzulösen und auszuscheiden (entgiftende Wirkung). (In der Natur zeigt sich die Beziehung des Schwefels zum Vorgang des Naturierens von Eiweiß besonders in dem Freisetzen von schwefelhaltigen Duft- und Aromastoffen beim Kochen und Braten [Eiweißdenaturierung] sowie im Freisetzen intensiv stinkender schwefelhaltiger Substanzen bei der Eiweißfäulnis, mit Freisetzen von Mercaptanen, die schließlich zu Schwefelwasserstoff zerfallen.)

Damit kommt dem Schwefel eine stoffwechselbeschleunigende und vitalisierende Wirkung zu. Er öffnet das menschliche Eiweiß für das Eingreifen des Ätherleibes und der höheren Wesensglieder (Astralleib und besonders des Ich) in den Aufbaustoffwechsel. Die belebende, durchwärmende und Verhärtungen auflösende Wirkung des Schwefels wird vor allem bei chronisch-degenerativen Erkrankungen wie zum Beispiel Arthrosen und rheumatischen Erkrankungen genutzt. Allerdings fördert Sulfur generell entzündliche Prozesse und kann daher auch schlummernde Entzündungsprozesse wecken beziehungsweise aktivieren (Ekzem, Rheumatismus, Tuberkulose, Zahnabszeß und so weiter) und sollte, obgleich es eines der wichtigsten Heilmittel für die Behandlung chronischer Erkrankungen ist, nur mit Vorsicht und Voraussicht (zum Beispiel nach eingehender Aufnahme und Berücksichtigung der Vorgeschichte des Patienten) angewendet werden.

Den entzündungsfördernden und bewußtseinsverdünnenden Wirkungen entgegen wirken vor allem das Bluteisen, verstärkt in seiner Wirkung durch therapeutische Gaben von Ferrum sidereum, Silicea und Phosphor. Im Pyrit haben wir in der Natur ein Bild für die vom Eisen gebändigten entzündungsfördernden Wirkungen des Schwefels, während Antimonit (Grauspießglanz) ein Bild für die Bändigung der chaotisierenden, Form auflösenden Wirkungen des Schwefels ist, die durch therapeutische Gaben von Stibium als Metall, von Antimonit (Schwefelverbindung des Stibiums) sowie durch Calcium carbonicum abgeschwächt werden können.

Die Verwandtschaft des Schwefels mit dem Cyanprozeß im Menschen wird später geschildert.

Im Menschen hat der Schwefel eine starke quantitative Präsenz in der Körperperipherie, wie in Haut, Nägeln und Haaren (diese sind reich an Schwefel), jedoch ist seine funktionelle Wirkung besonders stark im Inneren der Muskeln und der Organe. Hier regt er die Verdauung, den Substanzaufbau (Eiweiß) und die Reproduktion an. (Sulfur ist quasi in allem Eiweiß enthalten.) Therapeutische Schwefelgaben wirken in der Regel so, daß sie die Krankheitsprozesse von innen nach außen treiben. Ein Hautjucken oder ein Hautausschlag während einer Heilreaktion mit Schwefel ist daher keine Seltenheit.

Dagegen findet sich der Phosphor quantitativ am stärksten im Inneren des Organismus, in den Phospholipiden des Gehirns, im Blut als Phosphat-Puffer, in den Hoden und in der Prostata sowie als Apatit (Calciumphosphat) in den Knochen. Seine Wirkung hat er besonders in der Regulierung des Kohlenhydrat-Stoffwechsels, den er reguliert und der Beherrschung durch das Ich einfügt. Er hat – wie dargestellt – einen wichtigen Einfluß auf Atmung, Gewebsatmung und den Energiehaushalt. Der Phosphor ermöglicht dem peripheren Gliedmaßen-Ich in die Führung der Bewegung ordnend und führend einzugreifen und schirmt durch die Anregung der Willenstätigkeit des Ich im Denk- und Wahrnehmungsprozeß das Innere des Menschen von der Außenwelt ab, während die therapeutischen Schwefelgaben den Willen der sozialen und natürlichen Außenwelt durch Anregung des Interesses öffnen.

Im Gegensatz zum männlichen Organismus, der eine besondere Beziehung zum Phosphor hat, weist der weibliche Organismus eine besondere Beziehung zum Schwefel auf. Nach Untersuchungen von Max Bürger (1958)[111] übertrifft «der Schwefelgehalt in den Lipoiden des weiblichen

Geschlechts durchwegs den der Männer». Diese Thiophilie ist nach Otto Wolff eine Eigentümlichkeit des weiblichen Organismus und steht der bereits erwähnten Phosphophilie der Männer polar gegenüber. Nach Wolff ist dies Ausdruck für den Tatbestand, daß «die Frau mehr mit dem lebendigen Anteil der Erde, dagegen der männliche Organismus mehr mit dem Wesen des Kosmos und dem toten Teil der Erde verbunden ist, wie das wiederholt berührt wurde».[112]

Sulfur in der Geisteswissenschaft Rudolf Steiners

Der «Schwefelprozeß» ist ein Träger der «Stoffwechselatmung». Er wirkt als «sulfurische Substanz» primär auf die untere Organisation, die Grundlage der Willenstätigkeit ist.[113] Dabei greift er in den Bereich des Kohlenstoffprozesses ein, indem er die Verdauung zu einer größeren Tätigkeit anregt (Argentum). Über die Steigerung der Verdauungstätigkeit regt der Schwefel auch mittelbar die Herz-Lungen-Tätigkeit an (Mercurius).[114]

Schwefel vermittelt zwischen der Blutzirkulation und der Atmung, indem er den «dem Verdauungssystem zugeneigte[n] Rhythmus» (Zirkulation) in einen «der Atmung zugeneigte[n]» Rhythmus verwandelt, was einer Anregung des Ausatmungsprozesses entspricht (Mercurius).[115]

Der Schwefelprozeß ist an der Bildung des venösen Blutes in der unteren Organisation beteiligt (Cuprum). Er vermittelt die Verbindung des durch den Phosphorprozeß eingeatmeten und in der arteriellen Zirkulation aktivierten Sauerstoffes mit dem in der unteren Organisation gebildeten Kohlenstoff zur Kohlensäure des venösen Blutes.[116]

Des weiteren unterstützt er die Bildung des eiweißhaltigen Lymphplasmas (Cuprum), das er in die Wirkungen des Ätherleibes hinaufzuheben vermag (Argentum).[117] Er macht den Kohlenstoff als Grundsubstanz des physischen Leibes geneigter für das Eingreifen des Ätherleibes (Argentum) und stärkt die Leibessubstanz aufbauende Tätigkeit des Astralleibes in der unteren Organisation (Cuprum).

Neben seiner vitalisierenden, in die Lymphbildung und Verdauung der physischen Organisation eingreifenden Wirkung (Mond-Argentum) regelt der Schwefel das Einmünden der Lymphe in die venöse Blutbildung und regt die Zellsynthese des Retikulo-Eudothelialen Systems und die weiße Blutkörperchenbildung an (Merkur-Mercurius, Venus-Cuprum). Dann führt er nach der Venosierung (Cuprum) des Blutes durch die Kohlensäurebildung die venöse Zirkulation über in die Kohlensäureausatmung (Mercurius). Indem er die Ausatmung durch eine Stärkung des Ätherleibes gegenüber dem Astralleib hervorruft, fördert er auch die Schlaffähigkeit (Argentum).

Der Schwefelprozeß stellt in der unteren Organisation eine enge funktionelle Verbindung zwischen dem Ätherleib und dem physischen Leib her und verstärkt den Ätherleib in seiner funktionellen aufbauenden Wirkung gegenüber der abbauenden Dynamik des Astralleibes in der oberen Organisation (Argentum). Dabei wird der im «unteren Menschen» an den Aufbauprozessen beteiligte Astralleib zur verstärkten Tätigkeit angeregt, was der «Nachtphase des Astralleibes» entspricht (Argentum, Cuprum).

5. Der Kohlenstoff als Stein der Weisen

Kohlenstoff in der Natur und im Menschen

In der Natur findet sich der Kohlenstoff in drei Modifikationsformen:

Als amorphe Kohle (zum Beispiel Steinkohle, Ruß, Pflanzenkohle, Tierkohle), Graphit und Diamant. Während Graphit relativ häufig innerhalb des Gesteins auftritt, tritt der edle Diamant nur selten auf.

Der Diamant kristallisiert als Kubus (Oktaeder). Dabei handelt es sich um die geschlossenste und stabilste irdische Kristallform. Der Diamant ist der härteste Stoff auf Erden. Er hat das höchste Vermögen, eine bestimmte Form beizubehalten. Dennoch kann der Diamant in einem Stahlmörser leicht zerstoßen und pulverisiert werden; dabei nimmt aber jedes pulverisierte Teil wieder die gleiche Kristallstruktur ein. Wegen seiner großen Härte werden Diamantensplitter industriell für die Herstellung von Präzisionswerkzeugen zum Schneiden, Bohren (zum Beispiel in Gestein) oder Schleifen sehr harter Objekte verwendet. Wird der Rohdiamant geschliffen, so erscheint er durchsichtig und weist als Kristall das größte Lichtbrechungsvermögen und die stärkste Totalreflexion des Lichtes auf. Dadurch wird das Licht mehrfach nach innen reflektiert und stark gebrochen. Entweicht das Licht zuletzt aus dem Stein, so erscheint es in warmen, starken Farben.[118]

Der Graphit dagegen ist schwarz, hat also auf der einen Seite die Tendenz, das Licht zu vernichten. Auf der anderen Seite wird ein Teil des Lichtes reflektiert, es tritt Glanz und Lichtspiegelung auf, ähnlich wie bei den Metallen. Auch ist Graphit leitfähig für elektrischen Strom, er wird daher in der Technik zur Galvanoplastik nicht leitender Gegenstände genutzt (zum Beispiel versilbern oder vergolden).

Graphit hat aber Licht und Wärme verinnerlicht. Das zeigt sich an seiner Anwendung als Bogenlampe, die sogenannten Kohlen bestehen nämlich aus Graphit.

Graphit kristallisiert in blättriger, faserig-strahliger Form. In Ceylon findet man holzartige Graphitvorkommen. Die Graphitblättchen ähneln den Glimmerblättchen. In den Gesteinen Granit, Gneis und Schiefer setzt der Graphit sich an die Stelle des Glimmers und zeigt somit eine Beziehung zum Blattleben der Pflanze. Graphit bindet Wasser und bildet leicht kolloidale Lösungen, die zwischen fest und flüssig stehen, vergleichbar den Pflanzenschleimen.[119]

Er gehört zu den weichsten Stoffen im Mineralreich und wird daher mit Ton zusammen für die Herstellung von Bleistiften und als mineralischer Schmierstoff zum Beispiel in Motoren oder Schlössern verwendet. Dabei hat Graphit die Fähigkeit, Oberflächen – bei geringem Widerstand und minimaler Abnutzung – gleitend sich gegeneinander verschieben zu lassen. Er gleicht Unebenheiten in Oberflächen glättend aus, indem er alle Öffnungen füllt. Hier zeigt sich im Gegensatz zum Diamanten seine außerordentliche Anpassungsfähigkeit. In allen erwähnten physikalischen Eigenschaften erscheint der Graphit dem Diamanten entgegengesetzt.[120]

Die schwarze Kohle bildet eigene Lagerstätten, vor allem in den gemäßigten Zonen der nördlichen Halbkugel. Der ganz erdenhafte Kohlenstoff verbirgt seine innere Licht- und Wärmekraft, die bei der Verbrennung freigesetzt wird. Im luftverdünnten Raum kann die Kohle bei 4000 °C verflüssigt werden, die flüssige Kohle erstarrt dann zu Graphit. Das Feuer kann den Kohlenstoff in Diamanten verwandeln. Wenn kohlenstoffhaltiges Eisen aus der Schmelze rasch erstarrt, entstehen im Eisen kleine Diamanten. Erzeugt man Kohlenstoff durch Erhitzen von Teilen von Lebewesen unter Luftabschluß, so entsteht amorpher Kohlenstoff, der aber noch die Struktur (Form) des Teils des Lebewesens festhält (zum Beispiel ein Blatt).

Der Kohlenstoff ist durch Erhitzen, Auflösen oder durch das Einwirken von Chemikalien nur schwer in Bewegung zu bringen; dies gilt auch für den Graphit und den Diamanten. So geht Kohle bei Luftabschluß erst bei 3500 °C in den Dampfzustand über, beinahe ohne das flüssige Stadium zu durchlaufen. Kein Lösungsmittel vermag Kohle bei normalen Umgebungstemperaturen zu lösen, allerdings können einige Metalle es in glutflüssigem Zustand lösen, was zum Beispiel für die Stahlherstellung aus Eisen von technischer Bedeutung ist.

Bei normaler Temperatur kann Kohlenstoff nur vom Fluor angegriffen werden (im Laboratorium). Alle anderen chemischen Einflüsse außer der Verbrennung (Oxydation) werden vom reinen Kohlenstoff abgewehrt (Chemische Passivität).[121] Diese chemische Passivität ist Ausdruck der Verharrungstendenz des Kohlenstoffs.

Diamant verbrennt bei 850 °C, Graphit bei 700 °C und Kohle, je nach Kohleart, manchmal schon bei 200 °C. Hält man ein Stück Kohle in eine Gasflamme, so glüht es orangefarben – auch dann noch, wenn die Flamme schon entfernt wurde.

Bei der Verbrennung von Kohle wird Sauerstoff aus der Luft verbraucht, und Kohlensäuregas (Kohlendioxyd) sowie Asche entstehen. Bei diesem Prozeß werden Licht und Wärme aus der Kohle freigesetzt. Beobachtet man den Verbrennungsprozeß der Kohle jedoch genau, so nimmt man wahr, daß die Kohle im Gegensatz zu Sulfur und Phosphor von innen nach außen verbrennt, also die Kohle in der Mitte am heißesten ist und glüht, während die Außenfläche noch schwarz erscheint. Kohle brennt um kleine Lufträume herum oder fällt in Innenräume hinein, um zu verbrennen, während alle anderen brennbaren Substanzen, wie Schwefel und Phosphor, sozusagen im Feuer aufgehen. Die Kohle wird von der Flamme von innen her verzehrt. In der Regel treten Flammenerscheinungen dadurch auf, daß die Hitze brennbare Gase und Dämpfe aus dem Brennstoff treibt. Weil aber der Kohlenstoff bei der Verbrennungstemperatur nicht flüchtig ist, kann er eigentlich keine normale Flamme entwickeln. Dennoch ist die Flammenbildung aber möglich durch das Auftreten und Verbrennen von Kohlenmonoxyd, einem flüchtigen Gas, daß bei der unvollständigen Verbrennung der Kohle entsteht und unter Licht- und Wärmeentwicklung zu Kohlendioxyd weiterverbrennt.[122]

Kohlensäuregas (Kohlendioxyd) ist das schwerste Luftgas und sinkt als reines Gas sofort nach unten. Es findet sich in geringen Quantitäten in der Atmosphäre, gelöst als Bicarbonat in kalkhaltigem See- und Meerwasser, und dringt in Mineralquellen aus dem Boden. Es besteht ein Gleichgewicht zwischen dem Kohlensäuregasgehalt des Meereswassers und der Luft. Allerdings können die Meere das Überangebot technisch erzeugter Kohlensäure nicht mehr binden und bewältigen, was zur Entwicklung von Treibhausgasen führt. Kohlensäure läßt sich leicht unter Druck verflüssigen und in Zylindern verwahren. Kohlensäure ist eine schwache Säure und hat ein stark basisches Anion (Bicarbonat). Daher sind kalkhaltige Böden leicht alkalisch (siehe Kalk). Die leicht saure Kohlensäure greift das Erstarrungsgestein chemisch an und führt es zur Verwitterung, indem es mit den alkalischen Bestandteilen leicht lösliche Salze bildet, die dann vom Wasser weggespült werden können.

Über die Auflösung des Kalksteins in der Bicarbonatbildung habe ich bereits geschrieben (siehe Kalk). Verwitterung des Erstarrungssteins und Auflösung des Kalksteins haben einen starken Einfluß auf die Struktur der Erdkruste.

Das Tier und der Mensch atmen Sauerstoff und Stickstoff ein und Kohlensäuregas aus. Die Pflanze kehrt diesen Vorgang in der Magnesium-Chlorophyl-vermittelten Assimilation um, indem sie Kohlensäuregas aufnimmt und am Tage Sauerstoff an die Umgebung abgibt und dabei ihren Leib aus dem zurückbehaltenen Kohlenstoff, Wasser und dem aufgenommenen Sonnenlicht in Form von Kohlenhydraten aufbaut. Dabei bildet sie in der Blattregion zunächst Stärke, die in Blatt und Stengel zirkuliert, sie wird aber als Reservestärke in Wurzeln und Samen gespeichert. Durch die Erdenkräfte wird die Stärke zur Zellulose, der eigentlichen Stützsubstanz der Pflanze, die die Gestalt erhält. Durch das weitere Einwirken der Sonne wird der Kohlenstoff als Kohlenhydrat in die Pflanzenblüte gehoben, und die Stärke verfeinert sich hier in Zucker; dabei entstehen Nektar, Duftstoffe, Öle und Blütenfarben. Hier öffnet sich das Kohlenhydrat den Einflüssen des astralen Kosmos in der Blütenbildung, während das Kohlenhydrat der Pflanze in der Wurzel den mineralischen Kräften der Erde begegnet. Nach Friedrich Lorenz steigt der Kohlenstoff «... in der Pflanze aus dem dunklen Wurzelbereich, wo er sich in Holz und Zellstoff der Kohle genähert hat, herauf in Stengel und Blatt, wird zur Stärke, zu den Schleimen und Gummistoffen, macht hier seine Graphitstufe durch und öffnet seine innere Lichtnatur in der Blüte, wird zu Nektar und Honig, zu Duft und Farbe, wird zum lebenden Diamanten ... so verduftet die Pflanze im Feuer des Blütenprozesses. Als Asche, die durch die Verwandlungskraft des Feuers entsteht, senkt sich der das Leben erneuernde Same in die Erde ...» [123] (Von einem etwas anderen Gesichtspunkt aber kann man auch die Wurzel als mondenhafte Graphitstufe des Kohlenstoffs verstehen, die Blüte als sonnenhafte Diamantstufe, während das Blatt als Organ der Kohlensäureassimilation und damit als Erneuerer des Erdsauerstoffgehaltes Ausdruck des der Atmung verwandten erdenhaften Kohlenstoffes ist.)

Kohlenstoff wird also durch Einwirken von Sauerstoff, Wasser und sonnenhafter Wärme und Licht in Leben tragendes Kohlenhydrat verwandelt. Kohlenstoff hat die Fähigkeit, sich durch Lebensprozesse formen zu lassen und diese entstandenen Formen festzuhalten (Zellulose). Dabei bringt der Kohlenstoff das zeitliche Entwicklungsgeschehen der Pflanze in einer Raumstruktur zur Gerinnung und zeigt seine Neigung, aus beweglichen Prozessen herauszufallen und im amorphen Zustand zu erstarren; er ist ein Element, das sehr schwer in Bewegung gebracht werden kann und seinen Zustand hartnäckig festhält, dabei aber zeitliche Entwicklungsereignisse räumlich festhalten kann.

Wir haben bereits auf die besondere Beziehung des Kohlenstoffes zu Licht und Wärme hingewiesen. Schwarze Kohle absorbiert und vernichtet Licht nahezu vollständig und wandelt sie in Wärme um. Bringt man dagegen Kohle durch Wärmeanwendung zum Leuchten, so tut sie dies schon bei vergleichsweise niedrigen Temperaturen.

Daher sagt Frits Julius: «In der schwarzen Kohleoberfläche stirbt das Licht mit allen seinen Äußerungen, während Wärme geboren wird. In der glühenden Kohlenstoffoberfläche wird Licht geboren, während Wärme stirbt» (siehe zum Beispiel Bogenlampe).[124]

Dabei ist die Wärmeentwicklung des Kohlenstoffs bei seiner Verbrennung sehr groß, zusammen mit dem Wasserstoff am größten. Daher kann man Kohlenstoff auch als «mit Wärme geladene Erde» (Frits Julius) bezeichnen. Hierauf beruht ja seine Hauptrolle in der Heiztechnik, während seine bei geringen Temperaturen Licht erzeugenden Eigenschaften ihn für die Beleuchtungstechnik geeignet gemacht haben (frühere Glühbirne, Bogenlampe, Kerze und so weiter). Dabei werden allerdings «künstliche Sonnen» erzeugt, indem die im Kohlenstoff gespeicherte Sonnenkraft als Licht und Wärme freigesetzt wird. Hierbei bindet der Kohlenstoff in der Pflanze als Kohlenhydrat das Licht der Sonne. In seiner Verbindung mit dem Wasserstoff bildet der Kohlenstoff mineralische Erdölprodukte, die für die Heiztechnik und für die Kunststoffproduktion (Polymerisation) bedeutsam sind.

Im menschlichen und tierischen Organismus werden neben den Kohlenhydraten Fette und Öle gebildet, die den Erdölprodukten wohl chemisch am nächsten kommen. Auch hier zeigen sich Wärmeanballung und Wasserunlöslichkeit. Sie drohen aus dem Leben herauszufallen (zu mineralisieren) und werden im Alterungsprozeß an falschen Orten abgelagert (zum Beispiel Arteriosklerosis).

Des weiteren finden sich stickstoffhaltige Kohlenwasserstoffe als Aminosäuren und Eiweiße (Enzyme, Hormone) als Ausdruck der Beseelung der lebendigen Substanz. Der Stickstoff erlaubt dabei dem Astralleib, sich innerhalb der lebendigen Substanz zu verkörpern. Es zeigt sich der Kohlenwasserstoff als am stärksten pflanzenverwandt, vermittelnd zwischen dem astralisch-tierhaften Impuls des Eiweißes und dem die Wärme mineralisch verdichtenden Bildungsimpuls der Fette.

Trotz ihres pflanzlichen Ursprungs steht die Zuckerverbrennung im Tier ganz und gar im Dienst der Triebe und Begierden und liefert die Fähigkeit und den Drang, sich zu bewegen. Indem der Zucker- und Energiestoffwechsel (ATP) an den Phosphorprozeß gebunden ist, kann er beim Menschen unter die Führung der Ich-Organisation gestellt werden (siehe Phosphor).

Wie bereits erwähnt, bleibt ein Teil des Kohlendioxydes im Blutstrom und wird nicht abgeatmet. Es geht in die Bicarbonatbildung ein und dient als Puffer der Konstanterhaltung des Blut-PH. Bicarbonat, das besonders zur venösen Seite des Blutes gehört, sowie Phosphat zur arteriellen, unterstützt den aufbauenden Strom des Stoffwechsels, der sein Zentrum in der Leber hat. So wurde zum Beispiel radioaktiv markiertes CO_2 kurz nach der Einatmung im Leberglycogen nachgewiesen. Als ausgesprochen venöses Organ ist die Leber mit CO_2-reichem Blut durchflutet. Ihrer ganzen Funktion nach ist die Leber überwiegend endotherm und aufbauend, wie auch die Pflanze. Sie zeichnet sich darin aber auch als Zentralorgan des (aufbauenden) Ätherleibes und als wichtiges Organ des menschlichen Willens aus. Wird die Leber nun in der Leberzirrhose pathologisch verändert, kommt es zu einer stark vermehrten arteriellen Durchblutung (O_2) und der Abbau überwiegt.[125]

Aus dem Beschriebenen ergibt sich, das CO_2 im menschlichen Organismus verschiedene, ja sogar polare Wirkungen entfaltet: Im Ernährungs- und Leberstoffwechsel dient es dem Aufbau und damit auch dem menschlichen Willen, im Gehirn und im arteriellen Blutstrom wirkt es abbauend und dient dadurch dem Bewußtsein. Das Kohlendioxyd dient in gelöster Form im Blut den Bewußtseinsprozessen:

Es dient dabei nach Steiner im Gehirn als Atemgift und bewirkt einen physiologischen Abbauprozeß im Nervensystem, der das Eingreifen des Astralleibes in das Nervensystem und eine Metamorphose der Gehirn-Ätherkräfte in das bewußte Vorstellungsleben ermöglicht.

Wird dagegen zuviel Kohlensäure durch Hyperventilation ausgeatmet und sinkt infolgedessen der CO_2-Partialdruck im Blut, so kommt es zu einem Bewußtseinsverlust und – je nach Schweregrad – auch zu Krämpfen (Hyperventilations-Tetanie). Der Astralleib greift dann nicht mehr auf physiologische Art in das Nervensystem ein und es kommt zur Tetanie als Ausdruck eines zu tiefen Eingreifens des abbauenden Astralleibes in das Muskelsystem.

Bildet der menschliche Stoffwechsel dagegen zuviel Methan (CH_4), so kommt es zu einer Dumpfheit in den Sinnen und zur Abdämpfung des Bewußtseins. Die übermäßige Erzeugung von Sumpfgas kann nach Otto Wolff durch blähende Speisen – wie zum Beispiel durch Erbsen, Bohnen, Hülsenfrüchte und Schwarzwurzeln – begünstigt werden.[126]

In einem Vortrag weist Rudolf Steiner 1923 die Lehrer darauf hin, daß das mechanische Auswendiglernen von Vokabeln die Methanentwicklung fördert, während lebendige Bilder so wirken, daß die Kohlensäurebildung zum Kopf hin angeregt wird.

Auch Cyan (CN-Kohlenstoff-Stickstoff) entsteht in kleinen Mengen im menschlichen Organismus. Während Cyan in höherer Konzentration für Bakterien ungiftig ist, ist es für höhere Lebewesen sehr giftig, da es das Eisenatom in den Atemenzymen der Zellen blockiert und es dadurch zu einem innerlichen Ersticken kommt. Jedoch sind kleine Mengen Cyan für das Zustandekommen der menschlichen Bewegung notwendig, da sie das Eingreifen des Astralleibes am Beginn der Bewegung ermöglichen. Jede Bewegung ist in ihrem Anfang ja wie ein Krampf (Cyan-Kontraktion der Muskeln, Eingreifen des Astralleibes), wird aber sogleich wieder durch die Tätigkeit des Ätherleibes (CO_2-Ausatmung, Lösung) aufgehoben.

Fassen wir die Funktionen und Eigenschaften des Kohlenstoffs in der unorganischen Natur und im Menschen noch einmal zusammen, so ergibt sich das folgende Bild:

Kohlenstoff ist Träger von Gestaltungskräften, aber auch Träger von Imponderabilien wie Licht, Wärme und Leben. Dadurch eignet er sich als Hauptbestandteil organischer Substanz, die gleicherweise Leben, Wärme, Licht sowie Form- und Strukturkräfte für die inneren Organe und die menschliche Gestalt tragen können muß. Dabei vermittelt der Kohlenstoff zwischen dem willensverwandten Aufbau-Stoffwechsel (CO_2 in Verdauung, Leber, venösem Blut) und dem das Bewußtsein tragenden, aber abbauenden und formenden Nerven-Sinnes-System (CO_2 in Gehirn, Knochenbildung) in der Atmung und im Blut (CO_2- Ausatmung, Bicarbonat-Puffer). Dabei bleibt die Beweglichkeit der Gestalt durch den Kohlensäurestoffwechsel zwischen Knochen und Blut bis ins hohe Alter hinein erhalten (Knochen-Auf- und -Abbau).

	Diamant	**‹SALZ›**	Kristallisiert (Octaeder) Lichtdurchlässig Lichtbrechend sehr hart
Kohlenstoff	**Graphit**	**‹MERCUR›**	Lichtundurchlässig Lichtreflektierend Stromleitend Schmierfähig Gleitmittel
	Steinkohle	**‹SULFUR›**	Amorph Schwarz Lichtabsorbierend Wärmeabsorbierend Brennbar

Kohlenstoff in der Geisteswissenschaft Rudolf Steiners

Durch den Kohlenstoff wird die eigentliche physische Organisation des Menschen fixiert. Die physische Organisation greift in die Struktur des Kohlenstoffs ein.[127] Dabei ist der Kohlenstoff Träger aller Gestaltungskräfte. Er ist Träger der den physischen Leib gestaltenden Weltenimaginationen (Argentum).[128] Die leibgestaltenden Weltenimaginationen erhält der menschliche Kohlenstoffprozeß vermittelt durch die Kiesel- und Kalkprozesse. Dabei vermittelt der Kiesel kosmische (strahlige) Gestaltungskräfte der obersonnigen Planetenkräfte (Saturn-Plumbum, Jupiter-Stannum, Mars-Ferrum). Der Kalk verleiht dem Kohlenstoff und damit auch der physischen Organisation die mehr irdisch-untersonnigen planetarischen (rundenden) Gestaltungskräfte (Mond-Argentum, Venus-Cuprum, Merkur-Mercurius).[129] Vermittelnd zwischen beiden steht die Gestaltungskraft des salzhaften Goldprozesses, der sonnenhafte (spiralige) Gestaltbildungstendenzen vermittelt.

Silicea (Plumbum, Stannum, Ferrum)	Gold (Aurum)	Calcium carbonicum (Cuprum, Mercurius, Argentum)
Saturn, Jupiter, Mars	Sonne	Venus, Merkur, Mond

Bei der Pflanze ordnet der Kohlenstoff selbst die polaren Gestaltungskräfte des Kiesels und Kalks,[130] während dieses Ordnen im Menschen auch vom Goldprozeß ausgeht. Das hängt damit zusammen, daß beim Menschen die entstehende Form, die vom Kohlenstoff getragen wird, im Unterschied zur Pflanze auch wieder vernichtet werden muß, indem der Kohlenstoff im unteren Menschen zur Kohlensäure verwandelt und zum großen Teil ausgeatmet wird (Argentum, Cuprum, Mercurius). Dadurch erhält sich der physische Leib des Menschen seine Beweglichkeit, die er als Menschenwesen braucht (Mercurius).[131] Ein Teil der Kohlensäure aber wird zu Kalk verwandelt und dient in der Knochengerüstbildung der Schaffung eines unterliegenden Festen für die Leibesgestalt (Silicea, Plumbum).[132]

An der Auflösung der Gestalt durch die Bildung der Kohlensäure aus dem Kohlenstoff sind der Phosphor- und Sulfurprozeß maßgeblich beteiligt. Dabei führt der Phosphorprozeß als Motor der Einatmung[133] durch die von der Ich-Organisation durchdrungene astralische Tätigkeit, Sauerstoff und Stickstoff in den menschlichen Organismus hinein[134] und regt dabei innere Verbrennungsprozesse durch Anregung der Wärmeprozesse[135] im Stoffwechsel-Gliedmaßensystem an (Ferrum). Die eigentliche Bildung der Kohlensäure aus dem Kohlenstoff wird als intrazellulärer biochemischer Vorgang durch den Schwefelprozeß vermittelt (Kupfer). Durch das Aufgenommenwerden des Kohlenstoffs in den Kohlesäure bildenden Schwefelprozeß entsteht dann unter Mitwirkung des oxydationsfördernden Phosphorprozesses die Äther erzeugende Wirkung der Kohlensäurebildung unterhalb der Ausatmung (Ferrum, Argentum).[136] Indem nämlich der im unteren Menschen entstehende Kohlenstoff sich mit dem belebenden Sauerstoff zur Kohlensäure verbindet, breitet sich unterhalb der Ausatmung (wo Ausatmung und Zirkulation aneinander grenzen) Äther aus, der den ganzen Organismus durchdringt (Argentum). Dieser vom Kohlenstoff bei seiner Verbindung mit dem Sauerstoff erzeugte Äther nimmt die aus der kosmischen Sinnesernährung stammenden astralisch-ätherischen Kräfte auf, die gestaltend wirken (Sonne, Saturn, Jupiter, Mars).[137]

Gleichzeitig aber wird ein Teil des Kohlenstoffes, der Träger der Gestaltungskräfte ist, bei diesem Vorgang in Kohlensäure umgewandelt. Die sich im unteren Menschen bildende Kohlensäure ist einerseits Grundlage einer eigenen inneren Ätherbereitung (Argentum) und zieht die kosmischen Gestaltungskräfte aus der Sinnesatmung an (Sonne, Saturn, Jupiter, Mars), andererseits aber fördert sie im unteren Menschen zunächst nur die Verdauung und wirkt von der Verdauungsorganisation aus Gestalt auflösend (Argentum).[138] Sie wirkt hier ganz im Dienste des die Stoffwechselatmung tragenden Schwefelprozesses. Vom Schwefelprozeß, der den venösen Zirkulationsprozeß (Cuprum) in die Ausatmung (Mercurius) leitet,[139] wird die Kohlensäure hinaufgeführt in die Wirksamkeit der «in dem mittleren Nervensystem verankerten astralischen Tätigkeit» und von dort aus ausgeschieden (Merkur).[140] An diesem Ausatmungsprozeß ist allerdings der Ätherleib (Argentum) maßgeblich mitbeteiligt. Der Motor dieses Ausatmungsprozesses ist der Kalkprozeß,[141] der das Luftförmige aus dem rhythmischen System im Zusammenwirken von Ätherleib und Astralleib austreibt (Argentum, Mercurius, Cuprum).

Ein Teil der Kohlensäure aber wird nicht ausgeatmet, sondern steigt in die Nervenorganisation auf. Die oberhalb der Ausatmung im Nervensystem des Kopfes Abbau- und Todeskräfte tragende Kohlensäure ist die notwendige physiologische Grundlage für die Gedankenbildung (Argentum, Mercurius),[142] indem sie einerseits dem Astralleib das Eingreifen in die Nervensubstanz ermöglicht (Mercurius),[143] andererseits durch die abbauende Wirkung die Spiegelfunktion des physischen Gehirns erhält (Argentum). Es konkurriert hier die Kohlensäure mit dem Sumpfgas, das bei allen Menschen gebildet wird, damit der Mensch nicht «zu gescheit» wird. Reicht die Kraft zur Kohlensäurebildung im unteren Menschen nicht aus, so wird zuviel Sumpfgas gebildet, was dann im Nervensystem zu Dumpfheit und Dummheit führt.[144]

Die im oberen Menschen als prozessuale Unterlage des Denkprozesses wirksame Kohlensäure untersteht ebenfalls dem Kalkprozeß (Argentum, Mercurius). So wird der Austernschalen-Bildungsprozeß (Conchae) als gleichartig mit der menschlichen Gedankenbildung bezeichnet.[145] Dabei ermöglicht der Kalkprozeß nicht nur das Eingreifen des Astralleibes in das ätherisch-physische der Nervensubstanz (Argentum, Mercurius),[146] sondern er reguliert auch das richtige Verhältnis zwischen dem Ätherleib und dem physischen Leib im Haupte,[147] so daß das physische Gehirn zum geeigneten Spiegelapparat für die im Ätherleib vorhandenen Weltenimaginationen werden kann (Argentum). Diese werden dann mit Hilfe des Kalkprozesses am physischen Gehirn so gespiegelt, daß sie im Laufe der kindlichen Entwicklung bis zum toten, abstrakten Denken herabgelähmt werden. Ein Teil der Kohlensäure verbindet sich im Nervensystem mit dem Eisen des Hämoglobin und wird durch das Blut in die Ausatmung geführt (Ferrum).[148] Ein anderer Teil der Kohlensäure im Nervensystem verbindet sich mit dem Calcium zum Kalk. Dadurch wird die Kohlensäure als Kalk geneigt gemacht, sich der Wirksamkeit der zentralen Ich-Organisation im Haupte einzugliedern. Auf diese Weise wird die Kohlensäure im kohlensauren Kalk mit Hilfe der von der Ich-Organisation impulsierten Kopfnerven zur Knochenbildung getrieben (Plumbum).[149]

Dabei hat der funktionelle Kalkprozeß schon vorher als Motor der Ausatmung des Wärmeätherischen im Nervensystem den Weg freigemacht für das Eingreifen der Ich-Organisation[150] durch die Kopfnerven in den neu gebildeten substantiellen Kalk (Argentum), um diesen in die

Knochenbildung zu treiben. Dieses Eingreifen der zentralen Ich-Organisation durch die Kopfnerven in die Kalksubstanz sowie das Mineralisieren der Knochen durch den kohlensauren Kalk ist ein kieselgetragener Saturnprozeß (Plumbum). Derselbe Prozeß liegt aber auch bei der Bildung und Ablagerung des kalkigen Gehirnsandes im Bereich der Epiphyse vor. Dieser Gehirnsand bildet ja die Voraussetzung für das Eingreifen der Seele in die Gedankenbildeprozesse[151] und ist ein Entanimalisierungsprozeß.[152] Ihm entgegen wirken die Knochen erweichenden und entkalkenden sulfurischen Prozesse (Sulfur, Argentum, Phosphor, Plumbum) des Blutes, die durch den Prozeß des Entkalkens im Gehirn einen Rückfall ins Animalische mit allgemeiner Zunahme der Reizbarkeit bedeuten. Der im Nervensystem wirksame Kalkprozeß ist Träger der untersonnigen Gestaltungskräfte (Mond, Merkur, Venus). Diese während der kindlichen Entwicklung aus dem Nervensystem an das Blut abgegebenen Gestaltungskräfte haben die Aufgabe, die durch den Schwefelprozeß angeregte Bildung der Eiweißsubstanz zu gestalten. Vermittelnd zwischen dem Eiweiß bildenden Schwefelprozeß und dem Eiweiß gestaltenden Kalkprozeß stehen der strukturierende Antimonprozeß und das Kupfer.[153] Auf den Rückfall ins Animalische mit Zunahme der Reizbarkeit des Nervensystems (zum Beispiel: Tetanie bei Rachitis) bei Abnahme des substantiellen Kalkes im Gehirn wurde hingewiesen (Kupfer). Demgegenüber kann es auch im Stoffwechselsystem zu einem pathologischen Rückfall ins Animalische kommen, und zwar durch Aufnahme des Kohlenstoffes auf dem Wege der Nahrung (Kupfer). Dieses Zurückfallen ins Animalische wird im Status nascendi durch die vollständige Vernichtung des außermenschlichen Kohlenstoffes in der Verdauung aufgehoben (Ferrum). Der Nahrungskohlenstoff muß im Darm zerstört (Ferrum) und jenseits der Darmwand wieder neu aufgebaut werden (Argentum). Das Vernichten des außermenschlichen Nahrungskohlenstoffs in der Verdauung (Phosphor, Ferrum) und sein Wiederaufbau jenseits der Darmwand (Sulfur, Argentum) sind die Voraussetzung für die Überwindung des Tierwerdeprozesses im unteren Menschen (Cuprum). Durch diesen Vorgang aber wird es möglich, daß als polarischer Prozeß zum Wiedererzeugen des Kohlenstoffs im unteren Menschen der Ätherleib im oberen Menschen, angeregt durch den kosmischen Lichtäther der Sinnesatmung, selber originären Lichtäther erzeugt (Silicea, Plumbum).

Findet das Vernichten des Kohlenstoffs im unteren Menschen unzureichend statt, so äußert sich der Rückfall ins Animalische durch Symptome wie Aufstoßen, Blähungen, faulige Durchfälle und brennende Schmerzen; Symptome, die uns aus den homöopathischen Prüfungsbildern aus Carbo, Sulfur und Phosphor bekannt sind. Ergänzend sei noch erwähnt, daß auch die Nieren und Harnorgane am «Abbau des Kohle-Substantiellen» beteiligt sind. Die Ausscheidung des Bicarbonats über die Harnorgane aus dem Blut, aber auch die Ausscheidung anderer Kohlenstoffprodukte, wird durch den Kalkprozeß im oberen Menschen angeregt (Cuprum), kann aber auch durch hochpotenziertes Carbo vegetabilis erfolgen, indem durch letzteres der Nierenprozeß gefördert werden kann.[154]

An dieser Stelle sei noch auf den Cyan-Bildeprozeß hingewiesen. Dieser nach dem Gliedmaßensystem hin orientierte Cyan-Bildeprozeß, bei dem der Kohlenstoff mit dem Stickstoff zu Cyan verbunden wird, konkurriert mit dem nach der Ausatmung und der Kopforganisation hin orientierten Kohlensäureprozeß. Kleine Mengen Cyan werden im Menschen immer gebildet. Sie stehen in einem engen Zusammenhang mit dem Eiweiß-Stoffwechsel im Menschen. Ist die Ich-Organisation aber zu schwach, um den Kohlenstoff mit dem Sauerstoff zur Kohlensäure zu verbinden, so bildet sich zu viel Cyan. Eine solche Störung liegt vor, wenn der dem Cyanprozeß nahestehende Schwefelprozeß von der Ich-Organisation nicht beherrscht werden kann. Die Folge einer solchen Cyanvergiftung ist, daß zuviel Kalk in Knochen und Gefäße eingelagert wird. Die Knochen und Gefäße werden brüchig.[155] Das toxikologische Bild der Cyanvergiftung entsteht durch eine Bindung des CN an das dreiwertige Eisen (Fe +++) im Atmungsenzym der Atmungskette innerhalb der Zelle. Dadurch kann der Sauerstoff aus dem arteriellen Blut nicht mehr in die Zelle aufgenommen werden, es kommt zu einem Zustand einer intrazellulären Hypoxie bei ausreichendem Sauerstoffangebot aus dem arteriellen Blut. Eine Cyanvergiftung kann auf zwei Wegen behandelt werden: Der schnellere Weg geht über eine künstlich induzierte Metahämoglobinbildung, bei der das Hämoglobin-Eisen aus seinem zwei- in einen dreiwertigen Zustand überführt wird. Dieses dreiwertige Hämoglobineisen konkurriert dann mit dem Eisen des Atemenzyms um das Cyan. Eine erste Stufe der Entgiftung findet statt. Der zweite, langsamere Weg findet statt, indem ein schwefelhaltiges Salz appliziert wird. Der ionisierte Schwefel bildet mit dem Cyan eine neue Verbindung, das Rhodanid (SCN), das sehr viel weniger toxisch ist und in der Leber enzymatisch abgebaut werden kann.[156]

Das Bild einer Schwefelintoxikation zum Beispiel durch Schwefelwasserstoff oder resorbtiv durch Schwefelionen über die Haut ähnelt den Symptomen einer Cyan-Vergiftung sehr.[157]

Auf das Wechselspiel von Cyan, Kohlensäure, Sauerstoff und Eisenprozeß bei der Muskelbewegung kann hier nicht genauer eingegangen werden (Ferrum-Cuprum).[158] Auch die Besonderheiten der Bildung und Wirkung des phosphorsauren Kalkes in Knochen und Blut können nur erwähnt werden.[159]

Calcium carbonicum **Argentum, Mercurius, Cuprum** **Ausatmung** 1. Beseelung des physischen Leibes 2. Vermittelt die Formkräfte der inneren Planeten 3. Formkräfte des Astralleibes für den physischen Leib 4. Der Astralleib bedient sich der Funktion der Nerven 5. Regulation: Ätherleib Physischer Leib im Nerven-Sinnes-System 6. Das Gehirn wird zum Spiegelorgan der Gedanken 7. Eiweißformung (Organformung)	**‹Salz›** **(Form)**	**Silicea** **Ferrum, Stannum, Plumbum** **Sinnesatmung** 1. Ich-Inkarnation in den physischen Leib 2. Vermittelt die Formkräfte der äußeren Planeten 3. Formkräfte der Ich-Organisation für den physischen Leib 4. Die Ich-Organisation bedient sich der Funktion der Kopfnerven 5. Verkalkung der Knochen 6. Regulation: Ich-Organisation Astralleib im Nerven-Sinnes-System 7. Kosmische Ätherernährung
Mond, Merkur, Venus	**‹Sonne – Merkur›** Carbo Vegetabilis Aurum Metallicum	**Mars, Jupiter, Saturn**
Sulfur **Argentum, Mercurius, Cuprum** **Stoffwechsel-Atmung** 1. Funktion der inneren Planetenkräfte 2. Erneuerung und Belebung des physischen Leibes 3. Oxydation: Bildung von CO_2 aus C 4. Bildung von Ätherkräften 5. Der Astralleib ergreift das Stoffwechsel-Gliedmaßensystem 6. Irdische Ernährung 7. Regulation: Ätherleib Physischer Leib im Stoffwechsel-Gliedmaßensystem 8. Entgiftung des Cyan (CN)-Prozesses 9. Macht den physischen Leib für das Eingreifen des Ätherleibes geneigt	**‹Sulfur›** **(Kraft)**	**Phosphor** **Ferrum, Stannum, Plumbum** **Einatmung** 1. Funktion der äußeren Planetenkräfte 2. Inhalation von O_2 und N_2 3. Oxydation 4. Wärmebildung und -regulation 5. Die Ich-Organisation bedient sich der Funktionen des Stoffwechsel-Gliedmaßensystems 6. Zerstörung des aus der Nahrung stammenden Kohlenstoffes 7. Regulation: Ich-Organisation Astralleib im Stoffwechsel-Gliedmaßensystem 8. Überwindung des Widerstandes des physischen Leibes für das Eingreifen der Ich-Organisation

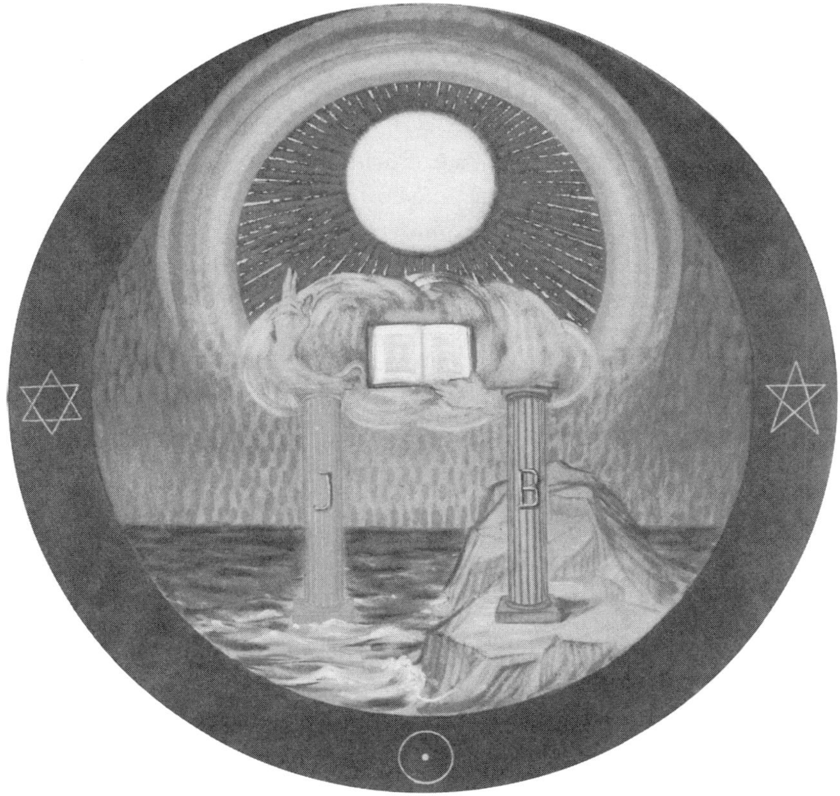

Die Säulen J-B, Jachim-Boaz *gemalt von Clara Rettich (farbig)*

Der Stein der Weisen

Wie bereits ausgeführt wurde, erscheint der Kohlenstoff in drei Modifikationen:

Als Kohle in seiner sulfurischen, als Graphit in seiner mercuriellen und als Diamant in seiner salzartigen Erscheinungsform. Dabei erweist sich der Ursprung dieser drei Erscheinungsformen für den Geistesforscher als aus verschiedenen Entwicklungsphasen des Erdplaneten hervorgegangen: So entstammt die Steinkohle der eigentlichen Erdentwicklung, das Graphit entstammt dem «alten Mond» und der Diamant der «alten Sonne».[160]

Kohlenstoff enthält alle drei Modifikationen in sich in Status nascendi,

	Diamant	‹SALZ›	‹Alte Sonne›
Carbo	Graphit	‹MERCUR›	‹Alter Mond›
	Kohle	‹SULFUR›	‹Erde›

wie auch Gold seine salzartigen, mercuriellen und sulfurischen Eigenschaften in sich vereinigt trägt. Während allerdings Gold seine drei Eigenschaften aufgrund seiner edlen Natur stark zusammenhält und nicht gerne eine Bindung mit anderen Elementen eingeht, zeichnet sich der Kohlenstoff, obwohl er viele Elemente abweist, durch seine große Affinität zu Sauerstoff und Calcium aus und erhält sich damit seine Verwandlungsfähigkeit (siehe: Carbo und Calcium carbonicum).

Eine besondere Erscheinungsform des Kohlenstoffs in der Natur ist der Diamant.[161] Die Umwandlung des Kohlenstoffs aus seiner schwarzen, amorphen Gestalt in den kristallisierten, lichtdurchlässigen Diamanten ist das sinnliche Gleichnis für den zukünftigen spirituellen Wandlungsprozeß der physischen Leiblichkeit. In der Zukunft wird der Mensch einen physischen Leib höherer Ordnung und Reinheit haben, der aus einem wachsweichen, diamantähnlichen Material bestehen wird.[162] Er wird dann das Pflanzenreich so in seinen Organismus aufgenommen haben, daß er die assimilatorischen Vorgänge der Pflanze in sich selbst vollziehen kann. Die Pflanze nimmt ja die für den Menschen giftige Kohlensäure in sich auf und atmet Sauerstoff aus. Den zurückbleibenden Kohlenstoff verwendet sie für den Leibesaufbau. Der Atemprozeß des Menschen wird sich in Zukunft so verwandeln, daß das kohlensäurereiche Blut im Herzorgan ohne Aufnahme von Sauerstoff aus der Umgebung in das sauerstoffreiche arterielle Blut umgewandelt werden kann.[163] Dabei wird ein Teil der für diesen Prozeß notwendigen Kohlensäure aus dem sich lösenden Knochenkalk gewonnen. Der bei diesem Umwandlungsprozeß zurückbleibende metarmorphisierte «Kohlenstoff» dient dann dem Leibesaufbau und der Erhaltung der menschlichen Gestalt. Auf diese Weise wird ein geistig-physischer Leib im Menschen gebildet, der dem Auferstehungsleib des Christus gleicht.[164] Dieser übersinnliche, unsterbliche Formkraftleib, ein auf höherer Stufe pflanzenhaft gewordener geistig-physischer Leib des Menschen der Zukunft, wird seine Gestalt nicht mehr auflösen. Er ist identisch mit dem Stein der Weisen der Mysterienströmung der Alchemie.[165] Für das Bewußtsein des Menschen wird der physische Tod an Bedeutung dann ganz verloren haben.

In der geistigen Schulung der Rosenkreuzer wurde gelehrt,[166] daß das höchste, was der Mensch zunächst auf seinem geistigen Schulungsweg erringen kann, «der Stein der Weisen» ist. Diese Stufe der Schulung und Einweihung wird auch als «Rhythmisierung des Atems und des Lebens» beschrieben. Durch eine besondere Gestaltung des Atemprozesses, die als Resultat einer kontinuierlichen meditativen Arbeit auftritt, findet die Umwandlung des physischen Leibes zum «Stein der Weisen» statt.

Rudolf Steiner beschreibt nun, wie das menschliche Ich mit Hilfe des regulierten Atemprozesses nach und nach die volle Herrschaft über seinen physischen Leib erringen wird.[167] Diese Beherrschung der vegetativen Leibesfunktionen vollzieht sich zunächst aber durch die Beherrschung der Zirkulation mittels der Atmung.

Ausgehend von den beiden elementaren Empfindungen von «Scham» und «Angst» entsteht eine Verdichtung (Angst) beziehungsweise Verdünnung (Scham) des Selbstbewußtseins, die den Menschen vergangene (Scham) und auch zukünftige (Angst) Bewußtseinszustände der Menschheit halb bewußt miterleben läßt.

Bei der Angst findet eine Zentralisiererung des Blutstromes zum Herzen hin statt. Ist man durch den Einfluß auf die Atmung in der Lage, diesen der Angst entsprechenden physiologischen Zustand herzustellen (Zentralisierung der Zirkulation), ohne die Angst dabei zu erleben, so kann man sich gegen Bedrohungen von außen stärken und die eigene, von der Welt verselbständigte Persönlichkeit intensiv erleben. Dieser Prozeß wird hervorgebracht durch die Einatmung und das Anhalten des Atems im eingeatmeten Zustand. Physiologisch fließt bei der Einatmung venöses Blut verstärkt zum rechten Herzen, während der Ausfluß des Blutes aus dem linken Herzen verringert wird, das heißt, das Blut wird im linken Herzen gestaut. Dabei nimmt die Ausflußphase der Systole im linken Herzen ab, die Stauphase nimmt zu. Die Pulswelle wird dabei flacher, der Puls kann in der Peripherie schwächer ertastet werden. Während der Einatmung wird Blut vermehrt in den Lungen angesammelt (Pooling), weniger Blut fließt zum Herzen. Des weiteren wird mit der Einatmung eine Drucksteigerung in der Flüssigkeit des Rückenmarkkanals (Arachnoidalkanal) ausgelöst, die mit einer Drucksteigerung im Abdomen beginnt und über die Spinalvenen weitergeleitet wird.[168] Dabei schwillt das Gehirn leicht an, ein Zustand, der auf der konstitutionellen Ebene dem großköpfigen Kind entspricht.[169] Auf der Bewußtseinsebene wird dadurch das willensdurchdrungene Denken angeregt, der Mensch kann sich von der Umwelt abwenden, sich unabhängig von äußeren Sinneseindrücken machen und sich in sich selbst verstärken.

Beim Schamgefühl dagegen strömt das Blut in die Peripherie. Dieses Empfinden führt zum Erlebnis der Auflösung der eigenen Persönlichkeit in die Umgebung, zur Erfahrung des Einswerdens mit dem Kosmos. Dieses bewußtseinsmäßige Einswerden mit dem Kosmos ohne Schamgefühl wird in der geistigen Schulung durch das Ausatmen und das Anhalten der Atmung im ausgeatmeten Zustand vorbereitet. Physiologisch kommt es bei der Ausatmung zu einem verstärkten Ausfluß des Blutes aus den Lungen in das linke Herz und von dort in die Körperperipherie. Der Rückfluß des Blutes in das rechte Herz dagegen ist gestaut. Es findet also in der Ausatmung eine Verschiebung des Blutes in die Körperperipherie statt. Der periphere Puls wird deutlich stärker tastbar als im eingeatmeten Zustand. Dabei haben sich alle Verhältnisse am rechten und linken Herzen im Vergleich zur Einatmung vollständig umgekehrt. Gleichzeitig nimmt der Druck der Cerebrospinalflüssigkeit auf das Gehirn ab, das Gehirn und die Sinnesorgane schwellen ab (entsprechend der konstitutionellen Kleinköpfigkeit), während bewußtseinsmäßig eine verstärkt liebevolle Hingabe an die Sinneswelt stattfindet, die mit einem Aufnehmen der Sinneswelt und einem Herunterstrahlen der Vorstellungen in den Willen verbunden ist.

Aktivierung des Willens im Denken bei der Einatmung (Plumbum, Stannum, Ferrum), Hingabe an die Sinneswelt in der Ausatmung und Durchsetzung des Willens mit Vorstellungen (Argentum, Mercurius, Cuprum), Freiheitstätigkeit und Liebestätigkeit werden durch den auf die Zirkulation wirkenden Atem angeregt und im Gleichgewicht gehalten. Dabei vermittelt die linke Herzhälfte den lichtklaren vorstellenden Bewußtseinspol in den Willen, während das rechte Herz den Willen in das Nerven-Sinnes-System trägt. So macht die Atmung erst das Herz als Zentralorgan der Zirkulation zu einem Mittelpunktsorgan des dreigliedrigen Menschen (Aurum/Carbo); sie vermittelt zwischen den Tätigkeiten des oberen und unteren Menschen und wird so zum physiologischen Ursprungsort von Freiheit und Liebe.

Wird es gelernt, diesen physiologischen Prozeß durch das Ausatmen und Atemanhalten im ausgeatmeten Zustand bewußt vom Ich aus zu beherrschen, kann dieser Zustand den Meditierenden wieder verstärkt an ein Erleben des geistigen Kosmos durch die Entwicklung der Liebeskräfte anschließen, während er durch das Einatmen und Atemanhalten das Erleben des eigenen Selbst und seine Unabhängigkeit von der Sinneswelt durch die Freiheitsentwicklung verstärkt. Der meditierende Schüler lernt auf dieser Stufe als Resultat der Bewußtseinsinhalte (Mantren, Bilder und so weiter) und nicht durch unmittelbare Beeinflussung des Atemprozesses, den Atemprozeß indirekt in der Meditation so zu verändern, daß die Kräfte seines Ich dadurch verstärkt werden. Auf diesem Wege lernt er, sein Bewußtsein zunehmend in die geistige Welt hinein zu erweitern und zugleich die Kräfte seines physischen Leibes vom seinem Ich aus zu beherrschen und letzteren zu vergeistigen.

Dabei hat der Atemprozeß, der physiologisch zwischen der abbauenden Vorstellungstätigkeit des Nerven-Sinnes-Systems und der aufbauenden Willenstätigkeit des Stoffwechsel-Gliedmaßensystems vermittelt, in seiner Gleichgewicht schaffenden Wirkung einen unmittelbar heilenden Effekt.

Die Kohlenstoff-Alchemie des menschlichen Organismus ist, wie ich bereits dargestellt habe, an den «vierfach gegliederten Atemprozeß» mit seiner Beziehung zu den vier Substanzprozessen Quarz, Sulfur, Phosphor, Calcium carbonicum gebunden.

Zum einen finden ein Mineralisierungsprozeß (Plumbum) und ein Entmineralisierungsprozeß (Argentum) sowie ein Animalisierungs- (Ferrum) und ein Entanimalisierungs-(Cuprum)Prozeß im Menschen ihren Ausgleich. Diese Gleichgewichtsprozesse zwischen Mineralisierungs- und Entmineralisierungstendenzen sowie zwischen Animalisierungs- und Entanimalisierungstendenzen bereiten die Ich-durchdrungene Vereinigung mit der physiologischen Tätigkeit der Pflanze vor (Stannum, Mercurius), die ja als Pflanze ihr Leben zwischen dem Mineralreich (Wurzel) und dem Tierreich (Blüte) im Gleichgewicht entfaltet.

Zum anderen findet eine Gleichgewichtsbildung zwischen den aus der Vergangenheit des vorgeburtlichen Daseins stammenden Hauptesbildungs- und Gestaltungskräften der Nerven-Sinnes-Organisation (Quarz / Calcium carbonicum – «Salzprozesse») mit den in die Zukunft des nachtodlichen Daseins gerichteten, Gestalt auflösenden Willenskräften der Stoffwechsel-Gliedmaßenorganisation (Sulfur / Phosphor – «Sulfurprozesse») statt.

Die Zusammenfassung der zwei großen Polaritäten im Menschen ist ein zentraler Ansatzpunkt der Alchemie von Kohlenstoff und Gold, wobei Kohlenstoff, Gold und die sieben Metalle als mercuriale Substanzen in ihrer Beziehung zu Atmung und Zirkulation die Polaritäten vermitteln, ausgleichen und beherrschen.

Im Bereich der mineralischen Heilmittel stehen Plumbum, Stannum und Ferrum sowie das Gold jedoch dem arteriellen, lichtverwandten, kosmischen, obersonnigen, «männlichen» Pol näher, während Argentum, Mercurius und Plumbum sowie Carbo dem venösen, wärme-vitalen, irdischen, untersonnigen, «weiblichen» Pol näher stehen.

Daraus aber ergibt sich eine weitere Polarität zwischen dem in der Evolution mondentsprungenen erdenverwandten Kohlenstoff mit seiner Beziehung zum physischen Leib und dem sonnenentsprungenen, kosmosverwandten Gold mit seiner Beziehung zur physischen Organisation.[170]

Das an dem vierfach gegliederten Atemprozeß entwickelte Mineralsystem mit Carbo und Gold als zentralen Substanzen, unterstützt als therapeutisches Werkzeug die «Bereitung des Steins der Weisen», das heißt es stärkt das Ich in seiner den physischen Leib verwandelnden und vergeistigenden Wirkung und unterstützt, wie im nächsten Kapitel noch weiter dargestellt wird, im Heilungsvorgang auch die allmähliche Entwicklung von Freiheits- und Liebefähigkeit. (Dies hat sich dem Autor als Arzt in vielen Fällen durch die therapeutische Langzeitbehandlung chronisch physisch und psychisch kranker Patienten gezeigt.) Wie aufgezeigt, spielen Kohlenstoff und Gold in dem hier entwickelten Mineralsystem eine zentrale Rolle. Die von ihnen unterstützten und korrespondierenden Prozesse im Menschen befähigen die Ich-Organisation, den zwischen Atmung und Zirkulation befindlichen Urheilungsprozeß zu unterstützen.

Wenn die Ich-Organisation ein harmonisches Rhythmusverhältnis zwischen Atmung und Zirkulation (von 1:4 – 1:5) herstellt und erhält, kann das rhythmische System seine Aufgabe erfüllen, ein dynamisches Gleichgewicht zwischen der «salzartigen», abbauenden und formenden Funktion des Nerven-Sinnes-Systems und der «sulfurischen», aufbauenden, jedoch Form auflösenden Wirkung des Stoffwechsel-Gliedmaßensystems zu entwickeln und aufrecht zu erhalten. Dieses funktionelle Gleichgewicht schafft die Voraussetzung, durch die das Ich des Menschen ein harmonisches Verhältnis im Astralleib zwischen Denken, Fühlen und Wollen herstellen kann. Die Frucht der Harmonisierung von Denken, Fühlen und Wollen ist die Entwicklung von Freiheit und Liebe,[171] ein Vorgang, der identisch ist mit dem «Goldfluß» der Seele, dem «Goldenen Vlies» der Alchemisten. Dieser «Goldfluß» der Seele ist der Menschheit in früheren evolutionären Entwicklungsphasen verlorengegangen. Er ermöglichte es aber dem Ich, verwandelnd in den ätherischen und physischen Leib hineinzuwirken.[172]

Durch die Bereitung des Steins der Weisen wird die ihrem Wesen nach erdenhafte Kohle in den sonnenhaften Diamanten verklärt. Der Stein der Weisen bildet sich unter anderem aus den Kräften von Kohlenstoff und

Gold. Der Stein der Weisen, symbolisiert durch den «wachsweichen Diamanten», trägt in sich das Zukunftsbild der Erdentwicklung, insofern sich die Erde wieder mit Mond und Sonne geistig vereinen wird. Für den Menschen bedeutet diese Vereinigung aber auch, daß er die mondenhafte Fortpflanzungskraft in eine neue geistige Schöpferkraft verwandeln wird. Der zukünftige Mensch auf dieser Entwicklungsstufe wird androgyn (mercuriell) sein, er wird die mondenhafte Geschlechtskraft zum Herzen gehoben haben, wo sie sich dann mit der Sonnenwesenhaftigkeit des «Ich-bin» vereinigen kann. Gold als Träger der Sonnenkräfte und Kohle als Repräsentant der Monden- und Erdenkräfte vereinigen sich in der Herzregion des Menschen und wirken mit an der Metamorphose des menschlichen physischen Leibes zum Auferstehungsleib durch die Kraft der menschlichen Ich-Organisation. Dieser Auferstehungsleib wird, wie bereits erwähnt, seinem Wesen nach unsterblich sein und gleicht dem Auferstehungsleib des Christus. Er wird zur Grundlage eines ewigen Ich-Bewußtsein jenseits von Geburt und Tod.[173]

Die hier ausgearbeitete Mineraltherapie, die eine «Transformation des Kohlenstoffes» und die «Erzeugung des (Seelen-)Goldes» unterstützt, erhält ihre Anregung von den «Mysterien des Geistesmenschen» in ihrer evolutionären Beziehung zu Ich-Organisation, physischem Leib und Bewußtseinsseele.

Die hier dargestellten Grundlagen einer medizinischen Erkenntnis der «Mysterien des Geistesmenschen» stützen sich auf die geisteswissenschaftlichen Grundlagen und Forschungsresultate Rudolf Steiners und Ita Wegmans und versuchen, diese für eine konstitutionelle Behandlung chronisch physischer und psychischer Erkrankungen fruchtbar zu machen.

	KOSMISCH **Saturn, Jupiter, Mars** ‹Peripherisch›	**Sonne** ‹Gleich-gewicht›	**IRDISCH** **Venus, Merkur, Mond** ‹Zentral›	
Nerven-Sinnes-System	Quarz (SI)		Conchae (Co)	**‹SALZ›**
Rhythmisches System	Plumbum Stannum Ferrum	Aurum/Carbo	Argentum Mercurius Cuprum	**‹MERCUR›**
Stoffwechsel-Gliedmaßen-system	Phosphor (P)		Sulfur (S)	**‹SULFUR›**
	Sinnes-Atmung (SiO_2)		Ausatmung ($CaCO_3$)	
Vierfacher Atemprozeß	Gleichgewicht (Pb, St, Fe)	Gleichgewicht (Au/C)	Gleichgewicht (Ag, Hg, Cu)	
	Einatmung (P)		Stoffwechsel-Atmung (S)	
Zirkulation	Arterielle Zirkulation		Venöse Zirkulation	

	KOSMISCH (Saturn, Jupiter, Mars)	(Sonne)	IRDISCH (Venus, Merkur, Mond)	
Nerven-Sinnes-System	Quarz (Si)		Conchae (Co)	‹SALZ›
Rhythmisches System	Plumbum (Pb) Stannum (St) Ferrum (Fe)	Aurum (Au) / Carbo (C)	Argentum (Ag) Mercurius (Hg) Cuprum (Cu)	‹MERCUR›
Stoffwechsel-Gliedmaßen-system	Phosphor (P)		Sulfur (S)	‹SULFUR›
Wesensglieder	Ich – Astralleib	Ätherleib – Astralleib	Ätherleib – Physischer Leib	Regulation
Naturreiche	Mensch / Tier	Tier / Pflanze	Pflanze / Mineral	
Denken Vorstellen	Sinneswahrnehmung		Gedankenbildung	Vergangenheit Form Starrheit
Gefühle Empfindungen Emotionen	Mut	Freiheit / Liebe	Hingabe	Metamorphose Rhythmus Entwicklung
Willensaktivität	Motivation		Antrieb	Zukunft Chaos Flexibilität
	Peripherie Zentripetal	Gleichgewicht	Zentrum Zentrifugal	
	Identitätsverlust	Dynamische Ich-Welt-Beziehung	Verlust des Verhältnisses zur Welt	

6. Die Vereinigung der Gegensätze; Meteoreisen und Antimon

Bevor wir die Indikationen dieser Metalle untersuchen, wenden wir uns noch kurz den Bereichen der rosenkreuzerischen Alchemie und der anthroposophischen Kosmologie zu.

Man kann das Merkur-Prinzip im Menschen innerhalb seines rhythmischen Systems und besonders im Wechselspiel und Gleichgewicht von Atmung und Zirkulation finden. Das Merkur-Prinzip ist das eigentlich heilende Kraftsystem im Menschen, da es die menschliche Ich-Organisation befähigt, die funktionellen Kräftepolaritäten, wie zum Beispiel Aufbau und Abbau, Formgebung und Auflösung, Verdichtung und Verfeinerung, auszubalanzieren und gleichzeitig auf der Stufe des menschlichen Bewußtseins, Vorstellen und Willen miteinander zu harmonisieren.

Walter Cloos beschreibt, basierend auf die geisteswissenschaftlichen Forschungsergebnisse Rudolf Steiners, den «doppelten Merkur» der rosenkreuzerischen Alchemisten als einen ursprünglichen Zustand der Materie. In diesem ursprünglichen Zustand der Materie sind das Salz- und das Sulfur-Funktionsprinzip noch ganz in dem alle Polaritäten umfassenden Mercurprinzip enthalten; eine Dreigliederung der Materie in Salz-, Mercur- und Sulfurprinzip sind noch nicht herausdifferenziert. Diesen Urzustand der Erdentwicklung findet man in der Natur auch heute noch in den einzelligen Organismen, in denen Sinnesfunktion, rhythmische Tätigkeit (Atmung und Zirkulation), Stoffwechselaktivität und Bewegung noch nicht getrennt und differenziert sind.

Die rosenkreuzerische Alchemie geht davon aus, daß dieser Zustand der Materie, der auch als «Prima materia» bezeichnet wird, auch heute noch innerhalb der menschlichen Organisation im Grenzgebiet zwischen dem Ätherleib und physischen Leib gefunden werden kann.[174]

Der Autor nimmt an, daß dieser Zustand innerhalb des menschlichen Organismus besonders in den folgenden drei Bereichen gefunden werden kann:

1. Im menschlichen Blut, in welchem sich die Ich-Organisation, die

Astralische Organisation und die Ätherorganisation Wärme, Luft (Sauerstoff, Kohlensäure und Stickstoff) sowie die festen Blutzellen innerhalb einer wäßrigen Lösung (Serum) organisieren und im Gleichgewicht halten.

Innerhalb des Blutes werden die Gestaltungskräfte des Nerven-Sinnes-Systems als gelöste salzartige Substanzprozesse, wie zum Beispiel Kalium, Natrium, Magnesium, Calcium, Chlor, Carbonat mit den sulfurischen Lebensprozessen des Stoffwechselsystems als Träger der Energie für die Lebensvorgänge und die Bewegung, wie zum Beispiel Proteine, Fette, Kohlenhydrate, organische Phosphate (zum Beispiel ATP) in einem Gleichgewicht gehalten («doppelter Merkur»).

2. Innerhalb der Verdauung werden die Nahrungsproteine (Fremdeiweiß) vollständig zerstört (Nahrungseiweiß wird dabei zu Aminosäuren abgebaut und in eine Art Chaoszustand gebracht), bevor individuelles menschliches Eiweiß innerhalb der Stoffwechselorgane wieder aufgebaut und ans Blut abgegeben wird. Diese Vorgänge der Eiweißverdauung und Eiweißsynthese werden zur Basis der Regeneration von Zellen und Organen.
3. Während der Konzeption (Vereinigung einer männlichen und weiblichen Geschlechtszelle) und während der Embryonalentwicklung, wenn Gewebe, Organe und Organsysteme sich aus der ursprünglichen Zygote herausdifferenzieren.

   Während der Konzeption werden Chromosomen und Zellproteine in einen Zustand des Chaos geworfen, der es erlaubt, die genetische Substanz der Zelle den kosmischen Form- und Lebenskräften zu öffnen und der sich verkörpern wollenden Geistseele die Möglichkeit zu geben, mitgestaltend an der Konfiguration der Vererbungskräfte zu arbeiten.

Die «Prima materia», «doppelter Merkur» oder auch das «Chaotisches Weltenwasser» (Hebräisch: Tohuwabohu) kann im Zusammenhang mit einem frühen Zustand der Erdenevolution beschrieben werden, den Rudolf Steiner als «lemurische Zeit» bezeichnet. Während dieser Erdentwicklungsperiode war die Erde noch ein pflanzenartiges Wesen und der Mensch, damals noch nicht für das physische Auge wahrnehmbar, hatte eine animalische Natur und verkörperte sich in den Elementen der Wärme, Luft und des Wäßrigen.

Während dieser Phase der Erdenentwicklung, nachdem sich die Sonne von der Erde getrennt hatte, der Mond aber noch zunächst mit der Erde vereinigt blieb, war die lemurische Erde von einer Eiweißatmosphäre umgeben und es hatte sich noch kein fester Kern gebildet. (Die heutige Luft in ihrer chemischen Zusammensetzung reflektiert die chemischen Verhältnisse der lemurischen Eiweißatmosphäre auch heute noch in ihrer quantitativen, das heißt anteiligen Zusammensetzung. Man kann die Luftatmosphäre also auch als eine zerfallene Eiweißatmosphäre beschreiben.)

Innerhalb dieser Eiweißatmosphäre üben die Metalle in ihrer noch nicht physischen, astralisch-ätherischen Natur einen besonderen Einfluß auf die lemurische Erde aus. Die Substanz und Wirkung der Metalle in ihrer astralisch-ätherischen Form stammen von den sieben Planeten (letztere haben ihren Ursprung während der alten Sonnenentwicklung genommen).[175]

Während dieser Phase der Erdenevolution ereignete sich das Leben der Erde in schnellen Zyklen des Werdens und Vergehens ohne das Vorhandensein zellulärer Lebensformen. Zu diesem Zeitpunkt greift die kosmisch-dynamische Kraft des Antimonprozesses in das Leben der Erde ein und strukturiert das lebendige Eiweiß so, daß Zellen als kleinste Bausteine des Lebens entstehen können, die später auch zur Grundlage für die Bildung von Organen und Organsystemen werden. Diese Umwandlung lebendigen Eiweißes in zelluläres Leben findet zu einem Zeitpunkt statt, als sich der Planet Merkur von der Sonne trennte.

Der Antimon-Prozeß begrenzt das ungestaltete Wachstum lebendigen Eiweißes (Mond-Prozeß), indem er ein Gleichgewicht (Merkur-Prozeß) zwischen Aufbau und Abbau sowie zwischen Dynamik (Leben) und Form schafft. Der so geschaffene, kugelige einzellige Organismus hat insofern eine Verwandtschaft mit dem Merkur-Prinzip, als er Nerven-Sinnes- und Stoffwechsel-Gliedmaßen-Dynamik in noch undifferenzierter Einheit enthält.[176]

Noch bevor sich Merkur und Venus von der Sonne trennen, löst sich der Mars von der Sonne. Die Beschaffenheit des Mars ist zu diesem Zeitpunkt noch eine astralisch-ätherische, und dieser astralisch-ätherische Mars durchdringt die lemurische Erde mit seinen Kräften.[177] Diese Marskräfte schaffen den astralisch-ätherischen Eisenprozeß innerhalb der lemurischen Erde und beeinflussen dabei auch die Entwicklung des in Wärme, Luft und Wasser lebenden menschlichen Organismus. Durch diesen Marseinfluß wird die Vorbedingung für die Schaffung des eisenhaltigen roten Blutes und des Atemprozesses geschaffen. Das menschliche Ich erhält durch dieses eisenhaltige Blut und den Atemprozeß die Möglichkeit, sich innerhalb seiner Leibeshüllen später auch bis in den physischen Leib hinein zu verkörpern. Was hier von einem kosmologischen Standpunkt aus als Marseinschlag in die Erdenevolution beschrieben wurde, findet sich heute im Menschen zum Beispiel in der Bildung der embryonalen Blutinseln, des embryonalen Kreislaufes, des Plazentakreislaufes, der Blutbildung und Blutgefäßbildung wieder (gemeinsam mit dem Gold- und Kupferprozeß).[178]

Es wurde bereits dargestellt, daß der «doppelte Merkur» ein ursprünglicher Zustand der Materie in einer Frühphase der Erdenentwicklung ist. In diesem Zustand der Materie sind alle drei Prinzipien («Salz», «Mercur» und «Sulfur») noch in einem Gleichgewicht und im status nascendi enthalten. In diesen Zustand wird die Materie zu einem späteren Zeitpunkt der Erdenentwicklung auf einer höheren Entwicklungsstufe wieder eintreten. Die Erde ist schon heute in einen Zustand des Sterbens eingetreten und der fortschreitende Todesprozeß der Erde wird bewirken, daß alles Materielle in eine Art astralisch-ätherischen Zustand zurückverwandelt wird.

An dieser Schwelle materieller Existenz, im Grenzgebiet zwischen dem Physischen und Ätherischen in Erde und Mensch versuchten die rosenkreuzerischen Alchemisten ihre Experimente zu vollziehen.

Sie erlebten diese Stoffeswandlungsexperimente zugleich als eine Art Gottesdienst, indem sie wahrnahmen, wie diese Experimente eine kathartische und verwandelnde Wirkung auf das Seelenleben hatte und sie für die forschenden Einblicke in das geistige Dasein der Natur und des Menschen vorbereitete.

Zugleich aber erlebten sie, daß ihre Arbeit an der Verwandlung des Kohlenstoffs, des physischen Grundbausteines des organischen Lebens, der zugleich auch der Stein der Weisen der Alchemisten ist, auf die zukünftige geistige Entwicklung des menschlichen physischen Leibes und des menschlichen (Geist-)Bewußtseins hinweist, und daß sie an diesem Prozeß der Zukunftsentwicklung des Menschen in Meditation und Experiment schon jetzt aktiv teilnehmen durften.

In der Verwandlung unedler Metalle in Silber und Gold erlebten sie einen Ausdruck für den zukünftigen, gereinigten und vergeistigten Zustand der menschlichen Seele, an dem sie durch Meditation und Experiment schon heute vorbereitend arbeiteten.

So erlebten die Rosenkreuzer sich in Studium, Meditation, Selbsterkenntnis, Naturerkenntnis und alchemistischem Experiment beteiligt, an dem Herbeiführen des Zukunftszustandes der Erden- und Menschenentwicklung.

Die Verwandlung unedler Metalle in Gold und die Bildung des Steins der Weisen aus dem Kohlenstoff strebten nach der Reinigung der ungeläuterten, begierdenhaften Seele (Umwandlung unedler Metalle in Gold), einer Stärkung der Lebenskräfte und nach der Schaffung des unsterblichen physischen Auferstehungsleibes.[179]

Rudolf Steiner beschreibt, wie die «Prima materia» innerhalb des physischen Leibes des Menschen immer dann neu entsteht, wenn ein harmonisches Verhältnis zwischen Vorstellen und Wollen hergestellt werden kann.

Meteoreisen und Antimon (sowie auch auf andere Weise die anderen Hauptmetalle) helfen dem menschlichen Ich, ein harmonisches Verhältnis zwischen Vorstellen und Wollen herzustellen. (Alle Metallprozesse helfen der Ich-Organisation, die Zell- und Organfunktionen über den intrazellulären Atemprozeß und die Zirkulation zu regulieren.)

Für das menschliche Bewußtsein vermittelt der Antimonprozeß die physiologische Voraussetzung für die Entwicklung der Hingabefähigkeit und damit für die Entwicklung der Liebefähigkeit, während der Meteoreisenprozeß die physiologische Vorraussetzung für die Entwicklung des Mutes und damit der Feiheitsentwicklung schafft. Durch die Entwicklung von Freiheit und Liebe kommt es zu einer Katharsis des menschlichen Astralleibes, der sich über die Entwicklung der Empfindungs-, Verstandes- und Gemüts- sowie Bewußtseinsseele zum Geistselbst entwickeln wird.

Durch Meteoreisen und Antimon kann die heilende Wirkung des Ichs in den physischen Leib hineingetragen werden, indem sie helfen, eine Harmonisierung der Polaritäten von Vorstellen und Wollen sowie zwischen Nerven-Sinnes- und Stoffwechsel-Gliedmaßen-Tätigkeit herzustellen, indem sie auf die gleichgewicht-schaffenden Atem- und Zirkulationsvorgänge einwirken.

Am Beginn dieses Kapitels wurden die drei Bereiche innerhalb der menschlichen Organisation geschildert, die Ausdruck eines mercurialen Geschehens sind, den wir mit den Rosenkreuzern als «Prima materia» oder als «doppelten Merkur» bezeichnen:

1. Das menschliche Blut in seiner Beziehung zu Atmung und Zirkulation und zu den Prinzipien von «Salz» und «Sulfur».
2. Das Stoffwechselsystem als Grundlage der Ernährung, indem es Nahrungsmittel zunächst im Darmtrakt zerstört und als individualisierte menschliche Substanz (Eiweiß) wieder neu erschafft.
3. Der Vorgang der Empfängnis und Embryonalentwicklung, wenn sich männliche und weibliche Geschlechtszellen vereinigen, um einen neuen Organismus entstehen zu lassen.

Auf die Wirksamkeit der beiden Metalle Antimon und Meteoreisen auf diese drei Prozessse werde ich jetzt weiter eingehen.

Der Meteoreisen-Prozeß (Ferrum sidreum) innerhalb des menschlichen Organismus

Eisen ist das einzige Metall innerhalb der menschlichen Organisation, das in der anorganischen Natur kristallisiert.

Innerhalb der tierischen und menschlichen Organisation kommt es immer nur in einem an Eiweiß (Enzym) gebundenen Zustand vor.

Eisen ist als aktiver Bestandteil in all jenen Zellenzymen gebunden, die für den intrazellulären Atemprozeß (Sauerstoff-Aufnahme und Verarbeitung sowie Kohlensäure-Elimination) zuständig sind.

Im menschlichen Blut ist der größte Eisenanteil an das Hämoglobin der Erythrocyten[180] gebunden, aber zirkuliert auch in gebundener Form im Blutplasma oder bildet als Ferritin den Eisenspeicher.

Im Muskelstoffwechsel hat das Eisen eine wichtige Aufgabe beim Zustandekommen der Muskelaktivität (Myoglobin).

Die eigentliche Blutbildung findet innerhalb des Knochenmarkes statt (während der Embryonalentwicklung auch in Leber und Milz). Die noch sehr vitalen Stammzellen der Erythrozyten verlieren ihren Zellkern und büßen dabei aber auch ihre Reproduktionsfähigkeit ein (ein Bleiprozeß).

Das an das Hämoglobin gebundene Bluteisen ermöglicht die Aufnahme von Sauerstoff aus den Lungen in den Organismus und nimmt Kohlendioxyd aus den Kapilaren der Organe auf, um sich ihrer durch die Lungen wieder zu entledigen. Im sauerstoffreichen arteriellen Blut trägt das Hämoglobineisen vor allem Sauerstoff, während das venöse Blut überwiegend Kohlensäure beziehungsweise Kohlendioxyd enthält. Während der Embryonalentwicklung sind diese beiden Kreisläufe, der venöse und der arterielle, noch nicht getrennt. Diese Trennung findet erst während der Geburt statt und beginnt mit dem ersten Atemzug. Gleichzeitig findet auch eine Trennung zwischen Zirkulation und Ernährung statt.

Die roten Blutkörperchen gehen durch eine lange Reifungsphase, obgleich sie schon an ihrem Geburtsort, dem Knochenmark, einem Abbaubeziehungsweise Devitalisierungsprozeß ausgesetzt sind. Sie verlieren ihren Kern und ihren Stoffwechsel und werden in den peripheren Blutstrom hinein ausgeschieden. Von diesem Augenblick an leben sie etwa einhundertzwanzig Tage, ohne ihre Funktion bis zum Ende ihres Lebenszyklus einzubüßen.

Die Eliminierung der alten Erythrozyten findet in Milz und Leber statt. Gallenfarbstoff (Bilirubin) wird in der Leber als Blutabbauprodukt gebildet und spielt eine wichtige Rolle beim Abbau der Nahrungsmittel im Darm während des Verdauungsprozesses.

Eisen, das bei diesem Zerstörungsprozeß der Erythrocyten aus dem Hämoglobin freigesetzt wird, wird in der Leber an ein Trägereiweiß gebunden, zirkuliert zunächst im Serum und wird später wieder in der Leber zu Hämoglobin für die neuen Erythrocyten umgewandelt.

Dieser aktive Eisenstoffwechsel folgt einem vierundzwanzigstündigen physiologischen Rhythmus (Circadianrhythmus), der auf ein Eingreifen der Ich-Organisation in den Eisenstoffwechsel hinweist: So finden wir unter anderem am Morgen relativ höhere Eisenmengen im Serum als am Abend.

Durch das Eisen kann die menschliche Ich-Organisation an der Bildung und Zerstörung des roten Blutes mitwirken.

Wie bereits erwähnt, ist ein einhundertzwanzig Tage alter Erythrozyt immer noch so effektiv wie ein junger Erythrozyt. Dies ist möglicherweise ein Ausdruck der lebenserhaltenden und konservierenden Wirkung des Eisens innerhalb des Hämoglobins.

Alle Körpergewebe und Organe, die einen hohen Sauerstoffverbrauch haben, wie zum Beispiel das Gehirn, die Sinnesorgane und die Epithelzellen der Nieren, hängen zu einem hohen Grade von der lebenserhaltenden Wirkung des Eisens und des Sauerstoffs ab, um einen Ausgleich zur Devitalisierung und den Abbautendenzen dieser Gewebe zu schaffen (Nerven-Sinnes-Dynamik). Die Heilung und Belebung dieser «sterbenden» oder beinahe erstorbenen Zellen und Gewebe wird unter anderem durch die intrazellulären «Atmungsenzyme» vermittelt. Der Eisenprozeß versorgt die Nervenzellen mit Sauerstoff und trägt so zu seiner intrazellulären lebenserhaltenden Wirkung bei. Dadurch dehnt er seine Wirkung vom Blut in das Nerven-Sinnes-System hinein aus.[181]

Wie bereits beschrieben, bilden die Leberzellen Bilirubin (Gallenfarbstoff) als Abbauprodukt des Hämoglobins. Der Eisenprozeß reguliert die Gallenproduktion und Abgabe in den Zwölffingerdarm sowie die Sekretion von Pankreasenzymen für den Abbau der Nahrungsmittel innerhalb des Darmes. Durch den Eisenprozeß werden die Gallen- und Pankreasfunktion zu einem Werkzeug der Ich- und Astralorganisation beim Abbau der Nahrungsfette, Kohlenhydrate und Proteine. Proteine, Fette und Kohlenhydrate aus dem Pflanzen- und Tierreich müssen im Darmtrakt zerstört werden, um sie von ihren für den menschlichen Organismus fremden ätherischen und astralischen Kräfte zu befreien.

Seine eigene individualisierte (Eiweiß-)Substanz bildet der menschliche Organismus unter anderem als Resultat der Anregung seines Ätherleibes, die er durch die beim Zerstörungsprozeß der Nahrung freiwerdenden Äther- und Astralkräfte der Nahrungsmittel erhält. Jedoch muß das Fremd-Ätherische der Nahrung hinreichend durch die Aktivität von Ich-Organisation und Astralleib von der eigentlichen Nahrungssubstanz gelöst werden, bevor letztere in ihrer abgebauten Form in Lymphe und Blut übergehen darf, da anderenfalls die Nahrungsmittel zu Giften würden, und der menschliche Organismus erkranken müßte. (Es handelt sich dabei um Erkrankungen wie zum Beispiel Allergien, Lebensmittelvergiftung, entzündliche Erkrankungen und so weiter.)

Der menschliche Organismus ist aber nicht nur vom Fremdeiweiß der Nahrungsmittel bedroht, sondern auch durch sein eigenes, von seinem Stoffwechsel gebildeten Protein, das ja unter anderem der Regeneration der Organe und des Blutes dient.

Diesem Eiweißbildungsprozeß, der durch den Sulfurprozeß[182] vermittelt wird, muß im Blute entgegengewirkt werden. Der lebenschaffende Eiweißprozeß würde, wenn ihm nicht durch den Eisenprozeß im Blute entgegengewirkt werden würde, den Menschen mit dem Verlust der Klarheit und Wachheit seines Bewußtsein bedrohen; er könnte in einen Zustand der Schläfrigkeit und Traumhaftigkeit (lemurischer Bewußtseinszustand) verfallen, verbunden mit Furchtsamkeit und dem Gefühl der Ohnmacht.[183] Einen solchen seelischen Zustand kann man bei Patienten mit ausgeprägter Eisenmangelanämie häufig finden.

Der menschliche Organismus braucht die Lebenskraft herabdämmende und Bewußtseinswachheit fördernde Wirkung des Hämoglobin-Eisens, um den animalisierenden Wirkungen des Eiweißbildungsprozesses entgegenzuwirken. Durch diesen Leben abdämpfenden Eisenprozeß des Hämoglobins kann das menschliche Ich mit einem wachen Bewußtsein innerhalb der irdischen Welt leben.[184]

Das im Blut wirkende Gleichgewicht zwischen den lebensschaffenden Eiweißbildungsprozessen (Sulfurprozeß) und dem lebenslähmenden abtötenden Eisenprozeß ist besonders bedeutsam während der Pubertätsentwicklung, wenn die physiologische Geburt des Astralleibes den Eiweißbildungsprozeß anregt, und der junge Mensch vom Krankwerden bedroht ist. (Zum Beispiel Anämie, Akne vulgaris, Entzündungstendenzen, Müdigkeit, Angst, Furchtsamkeit, Illusionen, Depression, Mangel an Selbstwertgefühl, Mangel an Selbstvertrauen und so weiter.)

Der Eisenprozeß im Menschen hilft dem Ich, die Furchtsamkeit zu überwinden und Mutkräfte in seinem rhythmischen System (Atmung und Zirkulation) zu entwickeln.

MENSCHLICHES BLUT	
Protein	**Eisen**
Leben	Tod
Leichte	Schwere
Traumhaftigkeit	Wachheit
Physische und Ätherische Organisation	Ich und Astralische Organisation

Innerhalb des Nerven-Sinnes-Systems hilft der Eisenprozeß dem Ich, ein aktives, das heißt willenhaftes Wahrnehmen und Denken zu entwickeln.

Im Stoffwechsel-Gliedmaßensystem hilft der Eisenprozeß dem Ich, einen kontrollierten und dennoch starken Willen zu entwickeln (Galle, Pankreas, Myoglobin).

Gemäß Rudolf Steiners Geistesforschung wird das Eisen nicht nur als Nahrungseisen aufgenommen, sondern auch auf anderen Wegen als astralisch-ätherischer Prozeß durch die Haut und die Sinnesorgane. Dabei handelt es sich aber nicht um einen irdischen, sondern vielmehr um einen kosmischen Eisenprozeß (Meteoreisen), der als astralisch-ätherische Kraft aus Luft und Licht durch die Sinnesorgane (einschließlich der Haut) aufgenommen wird und sich bis in die Bildung eisenhaltiger Proteine (Hämoglobin, Myoglobin, Enzyme) verdichtet. Das durch die Nahrung aufgenommene Eisen regt dabei den durch die Sinne erfolgenden Aufnahmeprozeß des Eisens und seine Verdichtung in das Eiweiß an.[185]

Rudolf Steiner beschreibt, daß das kosmische Eisen in Licht, Luft und Gestein von Kometen und Meteoriten stammt, die im Herbst aus den Sonnenflecken in den Kosmos hinausgeschleudert wurden. Das aber kann darauf hindeuten, daß der Mars Eisensubstanz als ätherisch-astralische Kraft und Substanz zurückließ, als er sich von der Sonne trennte. Dieses von den Kometen und Meteoriten stammende kosmische Eisen, das in homöopathischer Form ständig durch die Sinne aufgenommen werden kann, ist ein eigentlich gegenwärtiger Prozeß, im Gegensatz zum mineralischen Eisen der Erde, das während des Durchgangs des astralisch-ätherischen Marses durch die Erde während der lemurischen Zeit gebildet wurde.

Als ganz besonderer Eisenprozeß hat sich das kosmische Eisen seine

Nähe zur Sonne noch bewahrt. Rudolf Steiner beschreibt, wie der aus der Sonne stammende kosmische Eisenprozeß unter dem Einfluß des Zeitgeistes Michael steht, der dem Menschen helfen möchte, seine menschliche Freiheit zu entwickeln. Das Meteoreisen, das Michaels Rüstung und Waffe bildet, wird im menschlichen Organismus in der Bildung des Bluteisens (Hämoglobin) zur Wirkung gebracht und schafft so die physiologische Grundlage menschlicher Freiheitsentwicklung.[186]

In der frühen Kindheit wird das Eisen in den Organismus verstärkt aufgenommen, wenn das Kind von der mütterlichen Brustmilch auf die Erdennahrung umgestellt wird. Um sich für das Erwerben einer gewissen Selbständigkeit vorzubereiten, muß das Kind Eisen aus Licht, Luft und Ernährung aufnehmen. Einer der ersten Wirkungen des Eisenprozesses auf die kindliche Entwicklung ist das Erwerben der Sprache.[187]

Innerhalb des menschlichen Seelenlebens führt die Auseinandersetzung des Eisens mit dem Eiweißbildeprozeß im Blute zur Überwindung von Furcht und Bewußtseinstrübung.

Der Eisenprozeß hilft aber auch bei der Regulierung des Gleichgewichtes zwischen Einatmung und Ausatmung und hält so das Gleichgewicht zwischen den lebenskräfteanregenden Wirkungen des sauerstoffreichen, arteriellen Blutes und des lebenskräfteabbauenden aber bewußtseinsfördernden kohlenstoffdioxydreichen, venösen Blutes. Indem dieses Gleichgewicht durch den Eisenprozeß aufrechterhalten werden kann, hilft der Eisenprozeß extreme Empfindungen, wie zum Beispiel Furcht oder Zorn, im Gleichgewicht zu halten und zu mäßigen.

Im Muskelsystem entfaltet der Eisenprozeß seine Wirkung durch das eisenhaltige Myoglobin und hilft ein Gleichgewicht zwischen Anspannung und Spannungslösung zu bewirken. Es trägt damit auch zur Entwicklung des Muskeltonus bei und hilft Bewegungsfreiheit zu entwickeln. (Auf die Bedeutung des Wechselspieles zwischen Cyan-Bildung und Eisenprozeß für die Muskelbewegung wurde im Schwefelkapitel bereits hingewiesen.)

Im Nerven-Sinnes-System trägt der kosmische Eisenprozeß, der bei der Bildung der sauerstoffverarbeitenden Enzyme in den Gehirnzellen mitwirkt, dazu bei, das menschliche Denken durch das Hineintragen der Willenskräfte in ein aktives, vorwärtsstrebendes Denken zu verwandeln, das sich für das Empfangen und Schaffen moralischer Intuitionen (kreative Ideen der Zukunft) öffnen kann.

Als Unterstützer menschlicher Freiheitsentwicklung erweist sich das Meteoreisen als den die obersonnigen Planetenkräfte vermittelnden Silicea, Aurum und Phosphor verwandt, erstreckt seine Wirkung jedoch auch in das Gebiet der untersonnigen Planetenwirksamkeiten im venösen Blut. Es kann dies aufgrund seines Sonnenursprungs und aufgrund seines Gehaltes an Kobalt und Nickel, zwei Geschwistermetalle des Eisens, die beide eine Reihe physikalischer und chemischer Eigenschaften des Kupfermetalls aufweisen und mit Eisen vergesellschaftet im Meteoreisen vorkommen.[188]

Die sonnenhafte und mercuriale (gleichgewichtschaffende und vermittelnde) Natur des Meteoreisens zeigt sich in seiner Fähigkeit, die Kräfte der inneren und äußeren Planeten sowie die Prinzipien des «Salz» und «Sulfurs» auszugleichen.

Ferrum sidereum:

Nerven-Sinnes-System	Aktives Denken Intuition	Eisenhaltige Enzyme in den Nervenzellen
Rhythmisches System	Gleichgewicht Mut	Sauerstoff / Kohlendioxyd Protein / Eisen
Stoffwechsel-Gliedmaßensystem	Starker freier Wille	Gallen- und Pankreas-Funktion Myoglobin

Stibium metallicum (Antimon):

Es wurde bereits dargestellt, daß eine Aufgabe des Antimonprozesses* innerhalb der Erdenevolution während der lemurischen Zeit darin bestand, lebendige Eiweißsubstanz in zelluläres Leben zu verwandeln.

* Der griechische Name Antimon und der lateinische Name Stibium können für dieses Halbmetall mit dem chemischen Symbol Sb im periodischen System synonym verwendet werden.

Im menschlichen Organismus hat der Antimonprozeß auch heute noch eine ähnliche Funktion. Dabei unterstützen sich der Antimon- und der Meteoreisen-Prozeß, trotz ihrer polaren Natur, in ihrer Wirkung auf den menschlichen Organismus gegenseitig, wie wir in der weiteren Folge sehen werden.

Der Antimonprozeß hat unter anderem die folgenden Wirkungen im menschlichen Organismus:

1. Der Antimonprozeß hilft dem durch die Nahrung aufgenommenen Fremdeiweiß, welches aufgrund eines zu schwachen Meteoreisenprozesses (exkretorische Pankreasinsuffizienz, Acholie) nicht genügend im Darm abgebaut wurde und aus dem Darm in das Blut übergetreten ist, sich in den Ätherleib und den zellulären Stoffwechsel des Organismus einzubauen.[189] Ist der Antimonprozeß zu schwach und kann diese Aufgabe nur unzureichend erfüllen, so besteht die Gefahr, daß Allergien (zum Beispiel Urtikaria, Anaphylaxis und so weiter), Nahrungsmittelunverträglichkeiten sowie chronische Entzündungen und Geschwürsbildungen der Stoffwechselorgane (Gastritis, Enteritis, Typhus, Magen- und Zwölffingerdarm Geschwüre und Reizdarm und so weiter) entstehen. Auch die Harnorgane können vom Entzündungsprozeß erfaßt werden und es kann zur Entwicklung einer Reizblase oder eines nephrotischen Syndromes kommen. Auch die Haut kann mit einer Neigung zur Entzündlichkeit betroffen sein (zum Beispiel Akne, Furunkulose, Impetigo).
2. Der Antimonprozeß ist an dem Vorgang der Blutgerinnung maßgeblich mitbeteiligt. Dabei wirken die gestaltenden und strukturierenden, zur Gerinnung des Blutes führenden «Antimonisierenden Kräfte» den Blut verflüssigenden, eiweißbildenden «Albuminisierenden Kräften» entgegen. Beide Kräfte müssen kontinuierlich (von der Ich-Organisation) in einem dynamischen Gleichgewicht gehalten werden, da es anderenfalls entweder zu pathologischen Blutgerinnungen (Thromboseneigung) oder aber zu mangelnder Blutgerinnung (Blutungsneigung, Hämophilie) kommen kann.
3. Der Antimonprozeß ist für die Formung der Strukturproteine der Organe aus den Gestaltungskräften seines Astralleibes und Ätherleibes heraus verantwortlich.

Der Antimonprozeß reguliert das Verhältnis zwischen Astralleib und Ätherleib und gliedert beide harmonisch in die physischen Organe ein.[190] Andauerndes sich Sorgen, emotionale und physische Traumen, sowie einseitige intellektuelle Tätigkeit, welche die abbauende und damit krankmachende Wirkung des Astralleibes verstärkt, kann zu Deformierungen des Organeiweißes führen. Diese Eiweißdeformierung der Stoffwechselorgane kann dann zu Organzerstörungen und / oder einem pathologischen Freisetzen von Organbildekräfte führen, die normalerweise im Organ gebunden bleiben und erst nach dem Tod freiwerden und für das nachtodliche Bewußtsein zur Verfügung stehen dürfen. Diese jetzt im Seelenleben «vagabundierenden» und von der Ich-Organisation unbeherrschten Organbildekräfte können dann zu psychotischen Symptomen, wie zum Beispiel Halluzinationen und Wahnvorstellungen führen. Gleichzeitig kann es durch das psychotische Geschehen auch zu einer Schwächung der Ich-Inkarnation im physischen Leib kommen.
Der Antimonprozeß hilft die pathologisch freigewordenen astralischen und ätherischen Kräfte wieder in die Organe einzugliedern und bereitet so den Weg für das sich neue Verbinden der Ich-Organisation mit den anderen Wesensgliedern. Aus diesem Grunde ist Antimon innerhalb der anthroposophischen Medizin, neben der Behandlung mit Psychopharmaka, ein Hauptmittel für die Vorbeugung und Behandlung psychotischer Entwicklungen (insbesondere Schizophrenie).[191]

4. Eine Tendenz zur Organerweichung kann Folge eines zu starken Albumnisierungs-Prozesses (Eiweißbildung) sein. Die Organe schwellen an und verlieren ihre Form (zum Beispiel bei chronischen Entzündungen der Organe, Hepatis). Diesem Vorgang kann durch Antimon als Heilmittel entgegengewirkt werden.
5. Antimon harmonisiert das Verhältnis zwischen der astralischen und ätherischen Organisation und stärkt das rhythmische System, besonders die Zirkulation. Es hilft bei der Behandlung der cardialen Arrhythmien, kann aber auch angezeigt sein bei Schlafstörungen und ausgeprägter Wetterfühligkeit.[192]
6. Der Antimonprozeß wirkt primär auf das Gebiet, das nach oben hin

von der Atmung und nach unten hin vom Sexualsystem begrenzt ist, das heißt besonders auf das Verdauungssystem und auf die Zirkulation, kann aber von dort aus auch andere Organsysteme beeinflussen.

7. Der Antimonprozeß neutralisiert äußere Einwirkungen auf die Haut, die zu einer überwiegend abbauenden und zerstörerischen Tätigkeit des Astralleibes innerhalb der Haut führen können. Dies führt zu einer Entvitalisierung der Haut, die sich zum Beispiel in einem trockenen Ekzem, Schuppenbildung, Seborrhoe, Psoriasis, Neurodermatitis oder Ichtyosis manifestieren kann. Kommt es in weiterer Folge zu einer verstärkten Entzündung, so kann eine exsudative Dermatitis die Folge sein. Antimon kann das Verhältnis zwischen Astralleib und Ätherleib innerhalb der Haut harmonisieren und die Haut durch eine bessere Eingliederung der Ätherorganisation revitalisieren.
8. Antimon wird von manchen anthroposophischen Ärzten für die Vorbeugung von Carcinomen bei Präkanzerosen verwendet (siehe Dr. Reimar Thetter, Nachweis 161). Dies wird verständlich, wenn man berücksichtigt, daß dem Carcinom eine Art «Chaos der Gestalt» zugrunde liegt. Die Ätherische Organisation ist zu schwach geworden, um das pathologische Zellwachstum zu begrenzen und in die integrierenden Gestaltkräfte des Organs oder des Organismus einzugliedern. Dadurch verlieren die Zellen ihre spezifische Differenzierung nach Gestalt und Funktion und erscheinen wie embryonale Zellen. Antimon stärkt die ätherische und astralische Organisation und helfen ihnen bei der Kontrolle und Integration des chaotischen Zellwachstums.
9. Im menschlichen Seelenleben unterstützt der Antimonprozeß die Entwicklung seelischer Hingabefähigkeit. Die liebevolle Hingabe an die Sinneswelt in Natur und sozialer Mitwelt öffnet den menschlichen Willen für die Einwirkungen der Welt und macht ihn sozialfähig, das heißt der persönliche Wille lernt sich im Einklang mit der Welt zu entfalten (ein ähnlicher Vorgang liegt auch dem Nachahmungsvorgang zugrunde). Die im Nervensystem aus Wahrnehmung und Denken geschaffenen Vorstellungsbilder, bei denen es sich um Gestaltungskräfte des Ätherleibes handelt, strahlen durch das Wirken des Ich als «Licht» in den dunklen aber warmen, noch an das Organleben ge-

bundenen Willen ein und befreien letzteren aus seiner organischen Gebundenheit. Diese Durchsetzung des Willens mit Vorstellungen manifestiert sich organisch in der Gestaltung (Vorstellungspol) des im Stoffwechsel gebildeten Eiweißes (Willenspol). Dieser kathartische Prozeß ist eine Wirkung des menschlichen Ichs, das in der Läuterung des menschlichen Willens dessen animalische Natur und Selbstbezogenheit verwandelt und den Willen dadurch in ein harmonisches Verhältnis zu seiner sozialen Umgebung bringt. Dabei werden die Instinkte, Triebe und Begierden verwandelt und ein liebevolles, von warmem und wachem Interesse getragenes tätiges Eingebundensein entwickelt.

Diese den Willen verwandelnde Ich-Kraft der liebevollen Hingabe und des wahren Interesses bedient sich des Antimonprozesses im Menschen und kann durch die Verwendung des Antimons als Heilmittel gefördert werden.[193]

10. Auf der anderen Seite fördert Antimon auch die Ich-Aktivität der Erinnerung, die eine Grundvoraussetzung für die Entwicklung einer in sich geschlossenen Persönlichkeit ist. Bei dieser vom Ich aus geleiteten Aktivität werden ätherische Bildekräfte aus den Stoffwechselorganen befreit und bilderschaffende Erinnerungen innerhalb der Spiegelungstätigkeit des Nerven-Sinnes-System (Gehirn) entwickelt.[194]

    Antimon hat eine starke Beziehung zum Sulfurprozeß (ätherisch-physischer Eiweißbildeprozeß) und zum Calcium carbonicum-Prozeß (Träger der ätherisch-physischen Gestaltungskräfte für die Stoffwechselorganisation) und vermittelt zwischen beiden. Dadurch erweist sich der Antimon, wie auch Sulfur und Calcium carbonicum als Träger der Wirksamkeiten der untersonnigen Planetenkräfte Mond, Merkur und Venus.[195]

11. Des weiteren zeigt der Antimonprozeß seine mercurial-sonnenverwandte Natur, indem er das menschliche Eiweiß und damit auch die Zellen und Organe (Sulfur-/Phosphorprozeß) für den Einfluß der Gestaltungskräfte des menschlichen Ichs (Silicea-Prozeß) öffnet und damit die Bildung der menschlichen Gestalt ermöglicht. Er vermittelt dabei nicht nur zwischen dem Sulfur- und Calcium carbonicum-Prozeß, sondern auch zwischen dem Sulfur- und Silicea-Prozeß.

Während der Embryonalentwicklung verbindet der Antimonprozeß die vorgeburtlichen Gestaltungskräfte (Silicea, Calcium carbonicum) der vergangenen Inkarnation mit dem chaotisierten Protein (Sulfur, Phosphorus) der sich teilenden embryonalen Zellen. Der Antimonprozeß gestaltet das Protein innerhalb der sich teilenden Zelle, so daß diese Gestaltungskräfte in die Entwicklung einzugreifen vermögen. Dies führt zur Entwicklung eines menschlichen physischen Organismus, der zu einem treuen Instrument des sich inkarnierenden Ichs werden kann.

Substanzbeziehungen

Nerven-Sinnes-System (Silicea, Calcium carbonicum)	Erinnerung	Gestaltungskräfte aus den Stoffwechselorganen werden frei für die Vorstellungsbildung	Gehirn Sinnesorgane
Rhythmisches System (Stibium metallicum)	Liebevolle Hingabe	Gleichgewicht zwischen Sympathie (Ätherleib) und Antipathie (Astralleib)	Blutgerinnung (Gleichgewicht zwischen Thrombogenese und Thrombolyse) Zirkulation
Stoffwechsel-Gliedmaßensystem (Sulfur, Phosphor)	Sozialer Wille (Liebe)	Der Wille wird von Vorstellungen durchsetzt und verwandelt Innere Gestaltung der Organe	Gestaltung der Zellen und Organe aus Proteinen

Verwendet man Stibium metallicum, Ferrum sidereum, Aurum metallicum und Carbo vegetabilis als Heilmittelkomposition, so unterstützt man das Ich bei der Entwicklung des Gleichgewichts (Aurum/Carbo) zwischen Mut (Ferrum sidereum) und liebevoller Hingabe (Stibium met.). Diese Komposition [Stibium/Ferrum sidereum comp (HB)] hilft dem Ich bei der Läuterung des Astralleibes und bereitet die Entwicklung von Freiheit (Mut) und Liebe (Hingabe) vor.[196]

7. Die sieben Hauptmetalle und der Stein der Weisen

Allgemeine Eigenschaften der Metalle

1. Alle echten Metalle kristallieren in Gittern
2. Bildung positiver Ionen im Kristall, deren Elektronen sich als «Elektronengas» zwischen den positiven Atomrümpfen bewegen und die metallische Bindung bewirken
3. Kristallgitter hoher Symmetrie
4. Hohe Koordinationszahlen im Kristallgitter, das heißt die Möglichkeit, mit vielen Ionen in Verbindung zu kommen
5. Metalle können fließen, ohne zu zerbrechen
6. Quecksilber ist auch bei normalen Temperaturen auf der Erdoberfläche flüssig
7. Dabei zeigen sich die Metalle chemisch als metallische Bindungen mit frei fließenden Elektronen
8. Metalle zeigen starken Glanz, hohes Reflexionsvermögen gegen Licht
9. Sehr großes Absorptionsvermögen für Farbe
10. Hervorragende Leitfähigkeit für Wärme und Elektrizität, die mit steigender Temperatur abnimmt
11. Gute bis sehr gute plastische Verformbarkeit durch Walzen, Schmieden, Pressen, Ziehen

Neben den echten Metallen gibt es auch Metalle mit mangelhaftem metallischen Charakter, sogenannte Halbmetalle. Es sind das Silicium, Germanium, Selenium, Arsen, Stibium, Tellur und Bor. Des weiteren unterscheidet man die Edelmetalle von den unedlen Metallen. Zu den ersteren rechnet man aufgrund ihrer chemischen Stabilität Gold, Silber, Platin, Iridium, Palladium und Rhodium.

Gemäß den Forschungsergebnissen der anthroposophischen Geisteswissenschaft stammen die Metalle aus Urzuständen des Sonnensystems. Die eigentlichen Väter der Metalle sind die Planeten mit Sonne und

Mond. Von letzteren sind die Metalle zunächst «in einem astralisch-ätherischen Zustand zur Erde gekommen, um sich in die Nichtmetalle zu verhüllen und sich in ihren «Müttern», den Metallerzen zu verbergen.»[197]

Die Metalle sind eigentlich Produkte der Planeten, die durch Kräfte der Schwere, Kristallisation und durch chemische Kräfte in ihre Verbindungen geführt wurden.

Rudolf Steiner beschreibt den Urzustand der Metalle als farbige Wolke um die Urerde herum in einem astralischen Zustand seelischer Kräfte, aus dem sie dann in einen ätherisch-farbigen Zustand übergehen, wo sie wie glühende Bäche in die nicht-metallische Umgebung der Erde hereingeflossen sind.

Die Beweglichkeit (Fließen), der Klang und der Glanz der Metalle in ihrer reinen Form ist aber ein primärer Ausdruck ihrer Beziehung zu den Kräften des menschlichen Fühlens. Die Metalle haben dabei nicht nur eine Beziehung zu bestimmten Gemütseigenschaften, sondern stehen auch mit den entsprechenden Planetenintelligenzen in Beziehung. Metalle und Planten sind dabei Träger der gleichen Gemütsqualitäten, die wiederum ein besonderes Gleichgewicht und eine Synthese zwischen Vorstellung und Willen herausbilden können.

Nach allen okkulten Traditionen, die auch durch die Geistesforschung des Paracelsus und Rudolf Steiners bestätigt werden, ergibt sich folgende Zuteilung der sieben Hauptmetalle zu den sieben Planetenkräften:[198]

1. Gold – Sonne
2. Silber – Mond
3. Quecksilber – Merkur
4. Kupfer – Venus
5. Eisen – Mars
6. Zinn – Jupiter
7. Blei – Saturn

Das Planetensystem kann als ein organisches Ganzes aufgefaßt werden, das in seiner inneren Einheit Ausdruck der göttlichen Sphärenharmonie ist; in ihm nehmen für Mensch und Natur die Sonne und die Erde eine zentrale Rolle ein («Mercurius»). Auch das menschliche Gemüt ist eine innere Einheit, die durch das Sonnenhafte des Menschen-Ich erhalten wird. Das Planetensystem, Metalle und das menschliche Gemüt bilden dabei eine funktionell-spirituelle Einheit.

1. Gold

Gold in der Naturwissenschaft

Gold ist etwa zwanzigmal seltener als Silber auf der Erde zu finden.

Es bildet mit Kupfer und Silber zusammen die Schwermetalle der Gruppe I und mit Quecksilber und Blei zusammen die 6. Periode des periodischen Systems.

Im Gold kommen alle physikalischen und chemischen Eigenschaften der Metallität in Vollkommenheit zur Erscheinung.

Geochemisch gehört es zu den sogenannten siderophilen Elementen, die eine geringere chemische Affinität zu Sauerstoff und Schwefel als das Eisen zeigen.

Meist tritt es als gediegenes Gold auf, entweder allein oder in Verbindung mit Silber (2 % – 20 %).

Gediegenes Gold kristallisiert im kubischen System, mit Kupfer und Silber isomorph, mit Silber in jedem Verhältnis mischbar als Mischkristall.

Gold entstammt der hydrothermalen Kristallisationsphase, ist aber in feinen Mengen in fast allen Gesteinen sowie im Wasser der Ozeane überall vorhanden.

Gold ist durch Hämmern in kaltem Zustand zum äußersten dehnbar. Die dünnsten Blättchen sind blau-grün durchscheinend, es hat ein hohes Reflexionsvermögen, die Farbe ist Gelb in verschiedenen Tönen. Kolloidales Gold färbt Glas Purpur.

Gold ist zwanzigmal schwerer als Wasser.

Es schmilzt bei 1062 Grad.

Mit Quecksilber bildet es spontan Amalgame.

Die meisten natürlichen chemischen Verbindungen des Goldes sind Telluride, aber auch Stibium-, Schwefel- und Blei-Verbindungen kommen vor.

Die Erscheinung des Goldes ist an drei Phasen der Erdgeschichte gebunden: Die jüngeren Golderzgänge sind an vulkanisches Gestein gebunden und sind in diesen Gängen mit Stibium, Silber, Kupfer, Rhodochrosit und Schwerspat zusammen zu finden.

Die älteren Golderzgänge sind meist silberärmer und an Granit als Tiefengestein gebunden. Hier ist es mit Quarz, Schwefelkies und Arsenkies verbunden. Dabei gibt es zwei Phasen der älteren Goldbildung.

Außerdem findet sich Gold neben seinem Vorkommen als Berggold auch als Goldseifen, wo Goldkörner in Konglomeraten, Schotter, Kies und Sand, aus Erzgängen herausgewittert, abgelagert sind.

Wegen seines hohen Preises ist schon der Abbau aus Gestein mit einem Gehalt von 2 g pro Tonne Gestein rentabel. Das bemerkenswerteste Goldvorkommen der Erde ist das südafrikanische Quarzkonglomerat von Wittersrand bei Johannesburg in Transvaal.

Die Ur-Flechten des Meeres des alten südafrikanischen Kontinentes nehmen Gold, Kiesel, Uran und so weiter in kolloidaler Form in ihren Organismus und Lebensprozeß auf, verdauen diese und scheiden sie als Repliken ihrer eigenen Organstrukturen wieder ab. Dieses Urgold liegt seit vielen Millionen von Jahren in der Erde.

Nachdem das Gold aus seinen Erzen ausgewaschen, chemisch gelöst und ausgeschieden ist, wird es durch Erhitzen geschmolzen und zu Barren gegossen.

Wenn das reine Gold als kochende Masse aus dem Schmelzofen fließt, leuchtet es in allen Spektralfarben.

Als Goldbarren kann es der Besitzgier, wirtschaftlichen Macht, dem Egoismus und der Schmucksucht der Menschen dienen, während es in vergangenen Kulturen beinahe ausschließlich im Besitz von Priestern und Königen war, die es kultischen Zwecken dienstbar machten.

Gold als Metall der Sonne

Obgleich die Spektralanalyse nur geringe Mengen von Gold auf der Sonne findet, bedeutet das nicht, daß die Sonne nicht trotzdem der kosmische Ursprung des Goldes ist. Vielmehr findet sich das Gold gemäß der geisteswissenschaftlichen Forschung auf der Sonne noch in seiner ätherischen, vorstofflichen Form, ohne physisch zu werden. In diesem Zustand soll sich das Gold auch befunden haben, als Sonne und Erde noch miteinander verbunden waren.[199]

Als sich die Sonne von der Erde trennte, blieb etwas von dem Wesen der Sonne in der Erde zurück, das Gold kann das Granitgestein in einem homöopathischen Prozeß durchsetzen. In einigen Gebieten der Erde aber konzentrierte sich das Gold und hat sich aus seiner ehemals flüssigen Form zu Berggold verdichtet.

Während die Sonne nach außen Licht, Wärme, elektromagnetische Wellen und einen Korpuskelwind abstrahlt, bildet sich nach innen der astralisch-ätherische Ursprung des Goldes als Ausdruck der Tätigkeit geistiger Wesenheiten.

Wie aber das Gold auf der Sonne physisch kaum existiert, so ist es im menschlichen Herzen als physisches Gold am wenigsten von allen Organen zu finden, seine astralisch-ätherische Wirksamkeit im Herzen macht es aber zu einem führenden Heilmittel für bestimmte Krankheiten des Herzens und des Kreislaufes.

Gold in seiner Beziehung zum menschlichen Gemüt

Gold ist das edelste unter den sieben Hauptmetallen und nimmt unter ihnen eine zentrale Rolle ein. Es gleicht die funktionelle Polarität zwischen den oberen Planetenmetallen (Blei, Zinn und Eisen) und den unteren Planetenmetallen (Silber, Quecksilber und Kupfer) im menschlichen Astralleib und Ätherleib aus. Es umfaßt alle anderen Metalle und erlaubt dem Menschen-Ich, die polaren Seelenkräfte im Astralleib zu harmonisieren, zu beherrschen und zu instrumentalisieren. Der Astralleib erfährt dadurch eine Läuterung und wird unter die Herrschaft des menschlichen Ich gebracht. Es bedarf jedoch therapeutisch der Vorbereitung durch die anderen (unedleren) Metalle. Das Gold ist dabei der reinste Ausdruck des menschlichen Ich innerhalb des menschlichen Gemütes zwischen Astralleib und Ätherleib.

Gold als Heilmittel gibt der menschlichen Seele Selbstsinn, Gediegenheit, Egoität, Harmonie, Starkmut und Liebefähigkeit sowie Zuverlässigkeit. Es hilft, die dämonischen Kräfte des Goldes (Schatten) zu verwandeln und dabei Hochmut und Selbstzweifel, Skrupellosigkeit und Schuldgefühle, starke Stimmungsschwankungen sowie Manie und Depression auszugleichen und einen Mangel an Glaube, Liebe und Hoffnung zu überwinden. Es stärkt die Kräfte des Mutes und entwickelt den Willen zur Freiheit. Es hilft, die liebevolle Hingabe an die Welt zu steigern und bringt Mut und Hingabe in ein Gleichgewicht.

Gold und die geistige Entwicklung des Menschen

Das Gold hilft durch eine Anregung und Stärkung der Ich-Organisation, Freiheit und Liebe nach Vorbereitung durch die anderen Metalle innerhalb des menschlichen Astralleibes zu entwickeln und von dort aus in den Ätherleib und physischen Leib hineinzuarbeiten.

Das Gold bereitet die Harmonie von Denken, Fühlen und Wollen vor, die zur Entwicklung von Freiheit und Liebe führt. (Der Guß des ehernen Meeres sowie das gleichseitige goldene Dreieck sind Symbole der rosenkreuzerischen Esoterik, Symbole für die durch Gold als Heilmittel angeregte Harmonie von Denken, Fühlen und Wollen.)

Dabei begegnet das Gold der Wirkung des mondenhaften Kohlenstoffs, des Steins der Weisen, der die Wirksamkeit des Goldes innerhalb des physischen Leibes, Ätherleibes und Astralleibes vorbereitet.[200]

Im zweiten Kapitel wurde bereits dargestellt, daß die Mineralien gemäß ihrer inneren Natur und Wesensbeziehung zum Menschen in drei Gruppen eingeteilt werden können: «Salz», «Mercur» und «Sulfur».

Die Dreigliederung des Mineralreiches, ausgedrückt in den drei Qualitäten Salz, Mercur und Sulfur, zeigt eine innere Verwandtschaft zur Dreigliederung des Pflanzenwesens nach Wurzel, Blatt und Blüte und zum Menschenwesen in seiner physiologischen Gliederung nach Nerven-Sinnes-System, rhythmischem System und Stoffwechsel-Gliedmaßensystem.[201]

Die Beziehung zwischen den drei Prinzipien des Mineralreiches und dem menschlichen Organismus in Physiologie und Pathologie ist im Folgenden noch einmal zusammengefaßt. In der weiteren Folge werde ich mich zuerst einmal mit dem «Merkurprinzip» beschäftigen.

Gold, Kohlenstoff und die übrigen sechs Hauptmetalle repräsentieren innerhalb der mineralischen Heilmittel das Merkurprinzip. Obgleich Gold, Carbo und die sechs Hauptmetalle alle drei Prinzipien in sich vereinigen, will ich auf ihre mercurial-ausgleichende Funktion zwischen der kristallisierenden Natur des Salz-Prinzips und der entzündlichen Natur des Sulfur-Prinzips hinschauen. So vermittelt der Kohlenstoff zum Beispiel zwischen der Salz-Modifikation des Diamanten und der Sulfur-Modifikation der Steinkohle, enthält aber auch noch die Merkur-Modifikation des Graphit in sich, während das Gold auf Grund seiner Edelmetallnatur alle drei Prinzipien stark miteinander verbunden hält. (Ein altes Zitat der Alchemisten sagt, daß es leichter ist, Gold zu machen, als es zu zerstören, ein Zitat, das nach Rudolf Steiner darauf hinweist, wie stark die drei Prinzipien im Gold miteinander verbunden und festgehalten sind.)

Gold und Carbo haben als vermittelnde Prozesse eine große Affinität zu den ausgleichenden Funktionen der Atmungs- und Zirkulationsrhythmen.

Bevor ich jedoch ihre Indikationen als Heilmittel untersuchen werde, unternehme ich einen kurzen Ausflug in die Bereiche der rosenkreuzerischen Alchemie und der anthroposophischen Kosmologie. Wie bereits erwähnt, findet sich das Merkurprinzip im Menschen innerhalb seines rhythmischen Systemes (zum Beispiel im Atem- und Zirkulationsrhythmus) und nimmt damit die Aufgabe des Heilens in archetypischer Weise wahr, weil es der Ich-Organisation die Möglichkeit gibt, entgegengesetzte und in ihrer Einseitigkeit potentiell krankmachende physiologische (und psychologische) Tendenzen auszugleichen und in einem dynamischen Gleichgewicht zu erhalten, Tendenzen und Aktivitäten wie zum Beispiel Aufbau und Abbau, Gestaltauflösung und Formung, Verflüssigung und Verhärtung, sowie auf der Stufe des Bewußtseins Wille und Vorstellung, Handeln und Erkenntnis.

Walter Cloos beschreibt, basierend auf Rudolf Steiners Forschung, einen uralten, ursprünglichen Zustand der Materie, den die rosenkreuzerischen Alchemisten als den «doppelten Merkur» bezeichnen. Es ist ein Zustand der Materie, in dem das Salzprinzip und das Sulfurprinzip noch vollständig innerhalb des Merkurprinzips aufgelöst erscheinen, die drei Prinzipien also noch gar nicht getrennt und differenziert sind.

Während dieses Prinzip des «doppelten Merkurs» innerhalb des Mineralreiches im Wesentlichen durch Gold und Kohlenstoff und in einem geringeren Grade in allen Hauptmetallen repräsentiert ist, findet es sich im Tierreich zum Beispiel noch in den einzelligen Organismen, in welchen Wahrnehmungstätigkeit, Atmung, Zirkulation und Bewegung noch nicht voneinander getrennt und ausdifferenziert sind.

Folgt man den Darstellungen der rosenkreuzerischen Alchemie[202], so kann auch heute noch die «Prima materia» innerhalb des menschlichen Organismus gefunden werden, und zwar nach Rudolf Steiners Aussagen im Grenzgebiet zwischen der ätherischen und physischen Organisation.[203]

Im Folgenden gehe ich davon aus, daß sich dieses Gebiet im menschlichen Organismus auf die folgenden drei Organgebiete erstreckt:

1. Im menschlichen Blute, in welchem die Ich-Organisation im Zusammenwirken mit der ätherischen und astralen Organisation die vier Elemente Wärme (Wärmedifferenzierung), Luft (Gasstoffwechsel, O_2 und CO_2) und das Erdenelement (Blutkörperchen) innerhalb einer wäßrigen Lösung (Serum) organisiert und im Gleichgewicht hält. Innerhalb des Blutes hält die Ich-Organisation mit den anderen Wesensgliedern die Formkräfte, die vom Nerven-Sinnes-System stammen (als Salzprozeß, der stofflich durch die in Elektrolyte gelösten Salze wie zum Beispiel Natrium, Kalium, Chlorid, Carbonat, Phosphate getragen wird), ebenso wie die gestaltauflösenden Lebens- und Funktionskräfte der Stoffwechselorgane (als Sulfurprozeß, der stofflich durch Energieträger wie die organischen Phosphate, Fette, Zucker getragen wird) in einem Gleichgewicht («doppelter Merkur»).
2. Innerhalb der menschlichen Verdauung, wo die Fremdeiweiße und auch die Fette und komplexen Kohlenhydrate der Nahrung mehr oder weniger vollständig enzymatisch abgebaut und zerstört werden und dabei von allen körperfremden Lebensprozessen befreit werden. Die Nahrungssubstanz wird in eine Art Chaoszustand gebracht, regt dabei aber den Organismus durch den vorangegangenen Abbauprozeß so an, daß er körpereigene und individualisierte Substanz (Eiweiß) aus den Bausteinen des Lebens wieder aufbauen kann (zum Beispiel körpereigenes, spezifisches Eiweiß, Glycogen und Fette). Die daraus entstehenden Substanzen werden zur Grundlage für die substantielle Regeneration der Zellen, Organe und des Organismus.
3. Während der Konzeption und der embryonalen Entwicklung, wenn

sich männliche und weibliche Geschlechtszellen vereinigen und sich aus der Zygote neue Zellen, Gewebe, Organe und Organsysteme bilden.

Während des Vorganges der Konzeption und der Zellteilung werden Chromosomen und Zelleiweiß in einen Zustand des Chaos gebracht, welcher den Formkräften des Kosmos und der sich inkarnierenden Geistseele erlaubt, die Beschaffenheit der menschlichen Vererbungskräfte mitzugestalten.

Der oben beschriebene Zustand der Materie, den wir mit den «rosenkreuzerischen Alchemisten» als «Prima materia», «doppelter Merkur» oder auch als «chaotisches Weltwasser» (Hebräisch: Tohuwabohu) bezeichnen können, führt zurück zu frühen Entwicklungszuständen der Erde, die Rudolf Steiner als «lemurische Zeit»[204] beschrieben und zusammengefaßt hat. Während dieser lemurischen Zeit war die Erde noch ein pflanzenähnliches Wesen, und das damals noch nicht sichtbare Menschenwesen hatte eine halbtierähnliche Natur und lebte unmittelbar in einem Wärme-, Luft- und Wasserzustand.

Der «doppelte Merkur», der einen ursprünglichen Zustand der Materie bezeichnet, wurde bereits dargestellt. In diesem Grenzbereich der Materie, der auf uralte Entwicklungszustände der Erde zurückweist, aber heute noch im Keim im Menschen vorhanden ist, und der auch auf einen Zukunftszustand der Erde auf einer höheren Stufe («Ultima materia» nach Paracelsus) hinweist, haben die rosenkreuzerischen Alchemisten versucht, ihre Experimente der Substanzverwandlung (Transmutation) von unedlen Metallen in Gold und von Kohlenstoff, dem Grundbaustein organischen Lebens, in den Diamanten, das Symbol und die korrespondierende Substanz des Steins der Weisen, durchzuführen. Wie gezeigt wurde, ist der Kohlenstoff Träger von so gegensätzlichen Kräften wie Form und Licht einerseits und Wärme und Leben andererseits, die er im Gleichgewicht hält. Dadurch erweist er sich als substantieller Grundbaustein der vergeistigten physischen Organisation, des zukünftigen physischen Auferstehungsleibes des Menschen, in dem aufbauende und abbauende Kräfte, Substanz und Form ihr Gleichgewicht erhalten können.[205]

Die Verwandlung unedler Metalle in Gold und die Bildung des Steins der Weisen streben nach einer Katharsis der Seele (Wiedererringen des weisheitsvollen Goldflusses des Astralleibes aus der unedlen Natur der Leidenschaften – siehe «Goldenes Vließ») sowie nach einer Stärkung der Lebenskräfte und der Erschaffung des unsterblichen Auferstehungsleibes im Menschen.[206] Dabei wird der Mensch durch die innere Schulung in einen zukünftigen Zustand der Bewußtseinsentwicklung der Menschheit versetzt, der dem Zustand vor dem Sündenfall und der Vertreibung aus dem Paradies entspricht, jetzt aber auf einer vollbewußten und ich-haften Bewußtseinsstufe. Sein Bewußtsein weitet sich in die geistige Welt hinein und verstärkt auf diesem Wege seine Urteilskraft, Wachheit, Geistesgegenwart, Freiheit und Liebesfähigkeiten. Er wird dadurch ein vollbewußter Bürger beider Welten, der irdischen und der geistigen, und wird sich zwischen beiden frei bewegen können.[207] Dieser Entwicklungszustand für Leib und Bewußtsein liegt zwar in ferner Zukunft (nach Rudolf Steiner am Ende des sechsten großen Zeitalter der irdischen Planetenentwicklung), er wird jedoch durch Meditation und okkulte Entwicklung schon jetzt vorbereitet.

Rudolf Steiner beschreibt, daß die «Prima materia» (im paracelsischen Sinne: «Ultima materia») immer dann im Menschen neu entsteht, wenn ein harmonisches Verhältnis zwischen Denken (Vorstellen) und Wollen im Bewußtsein geschaffen wird.

Mit Hilfe der in den vorangegangenen Kapiteln beschriebenen Substanzprozesse kann das Ich des Menschen mehr und mehr befähigt werden, nicht nur den Geist dieser Substanzprozesse zu beherrschen, sondern zugleich auch ein Gleichgewicht und eine harmonische Beziehung zwischen Denken und Wollen zu entwickeln.

Die weiter oben dargestellten Metallprozesse regulieren die Funktionen jeder Körperzelle und jedes Organs, indem sie die inneren und äußeren Atmungs- und Zirkulationsprozesse beeinflussen. Im Seelenleben des Menschen vermögen sie, die Entwicklung von Mut, Weisheit und Unabhängigkeit (Ferrum, Stannum, Plumbum) sowie Interesse, Hingabefähigkeit und Phantasie (Mercurius, Cuprum, Argentum) als Vorbedingung für die Entwicklung von Freiheit und Liebe anzuregen.

Die bereits erwähnten Mineral- beziehungsweise Metallprozesse helfen der Ich-Organisation und dem menschlichen Ich, seine leibesverwandelnde Kraft bis in den physischen Leib hineinzutragen, indem es die Polarität von Denken und Wollen beherrscht und ausgleicht; auf leiblicher Ebene damit auch die polaren Wirkungen des Nerven-Sinnes-Systems und des Stoffwechsel-Gliedmaßensystems. Dies erreicht die Ich-Organisation durch ihren zunehmend harmonisierenden und heilenden Einfluß auf die Atem- und Zirkulationsrhythmen.

Aurum metallicum und Carbo vegetabilis nehmen dabei eine zentrale Stellung in unserem Mineralsystem ein.[208] Der Gold- und der Kohlenstoffprozeß befähigen die Ich-Organisation, ein Gleichgewicht zwischen Atmungs- und Zirkulationsrhythmus herzustellen, und wirken damit auf das Urheilungsprinzip im Menschen ein.

Gold und Kohlenstoff sind als Heilmittel daher besonders wirksam, wenn diese Rhythmen und Rhythmenverhältnisse gestört sind, und die Ursachen für eine solche Störung nicht innerhalb des Nerven-Sinnes-Systems oder Stoffwechsel-Gliedmaßensystems, sondern im rhythmischen System selbst liegen.[209]

Mit Hilfe des Gold- und des Carboprozesses kann die Ich-Organisation ein harmonisches Rhythmusverhältnis von 1:4 – 1:5 etablieren und erhalten, das die Erhaltung eines dynamischen Gleichgewichtes zwischen der «Salzfunktion» des Nerven-Sinnes-Systems und der «Sulfurfunktion» des Stoffwechsel-Gliedmaßensystems erlaubt.[210] Dieses physiologische Gleichgewicht ist eine Vorbedingung, die es dem Ich des Menschen erlaubt, die Dreigliederung der Bewußtseinskräfte des Astralleibes von Denken, Fühlen und Wollen in ein harmonisches Wechselverhältnis zu bringen. Die Frucht aber dieser Harmonisierung von Denken, Fühlen und Wollen ist die Entwicklung von Freiheit und Liebe.[211]

Diese Harmonisierung von Denken, Fühlen und Wollen, die wir als Menschen neu auszubilden lernen können, findet ihren vorbildhaften substantiellen Ausdruck in der engen Verbindung der Salz-, Mercur- und Sulfurprinzipien in Kohlenstoff und Gold. Diese drei Prinzipien, die eine Beziehung zum dreigliedrigen Seelenleben des Menschen haben, sind in Gold und Kohlenstoff, wie geschildert, so eng miteinander verbunden, daß sie nur sehr schwer voneinander getrennt werden können. Dies ist der Grund, warum Gold das edelste der sieben Hauptmetalle ist.[212] Aber auch der Diamant als reiner Kohlenstoff zeichnet sich durch seinen besonders edlen Charakter aus, was in gewisser Weise auch für die anderen zwei Modifikationsformen des Kohlenstoffs gilt, die mit Ausnahme des Oxydationsprozesses in der unorganischen Natur nur sehr selten chemische Bindungen eingehen und sich daher auch in der Mineralwelt als edel erweisen.

Wie die Sonne auf einer astralen Ebene die fünf Planeten und den Mond in ihrem Lauf regiert und ihnen Wärme, Licht, Leben und Ordnung verleiht, hat der Sonnenprozeß im Menschen eine ordnende Wirkung auf die anderen sechs Planetenprozesse innerhalb des Astralleibes. Dabei werden die oberen und unteren Planetenkräfte in ein dynamisches Gleichgewicht gebracht. Diese ordnende, erleuchtende, durchwärmende und belebende Wirkung der Sonne kann durch das Gold als Heilmittel vermittelt werden.[213]

Der Mond aber, der in einer gewissen Weise die Kräfte der fünf Planeten und der Sonne zusammenfaßt und spiegelt, vermittelt diese planetarischen Kräfte als Lebenskräfte besonders der ätherischen Organisation des Menschen und macht den menschlichen Ätherleib zu einem Spiegel der Kräfte des Astralleibes. Diese Wirkung des Belebens, Stärkens und Ordnens des Ätherleibes kann besonders durch den mondenverwandten Kohlenstoff als Heilmittel vermittelt werden.

[Dabei kann man die sieben Lebensprozesse als Produkt des «Siegelabdruckes» der sieben Seelenkräfte des Astralleibes in die vier Ätherarten des Ätherleibes verstehen. Der Astralleib tönt die sieben Töne der Planetenkräfte in den Ätherleib und erweckt so die plastischen und organgestaltenden Kräfte des Ätherleibes.[214] (Dieser Vorgang ist vergleichbar mit der Entstehung der Kladnischen Klangfiguren. Diese entstehen als räumliche Gebilde aus Sand, wenn letzterer durch die Schwingungen einer Saite eines Streichinstrumentes, deren Vibration sich auf eine mit Sand bestreute Holzplatte überträgt, in Bewegung versetzt wird.)]

Kohlenstoff-Prozeß (Mond) und Gold-Prozeß (Sonne) bilden gemeinsam den «Mercurius», die Synthese aus Sonnen- und Mondenkräften im Menschen.

Dieser «Mercurius», der durch die harmonische Wechselbeziehung der sieben Planeten-Metallprozesse mit dem Kohlenstoff in seiner Entwicklung im therapeutischen Prozeß gefördert werden kann, vermittelt in der Herzregion zwischen Atmungs- und Zirkulationsrhythmen und stellt das Gleichgewicht her zwischen dem abbauenden, kühlenden und formenden Salzprozeß des Nerven-Sinnes-Systems (Silicea, Calcium carbonicum) und dem aufbauenden, vitalisierenden, erwärmenden und formauflösenden Sulfurprozeß des Stoffwechsel-Gliedmaßensystems (Phosphor, Sulfur), zwischen den daraus resultierenden kalten (Sklerose, Degeneration, Carcinom, Diabetes, Gicht, Steinbildungen und so weiter) und warmen Erkrankungstendenzen (Entzündungen, Fieber, hochakute Verläufe) sowie zwischen den Einflüssen / Überforderungen der Innenwelt (Argentum, Mercurius, Cuprum) und Außenwelt (Ferrum, Stannum, Plumbum).

Auch der «Merkurprozeß», der im rhythmischen System (Aurum / Carbo) wirkt, kann unmittelbar gestört sein und führt zu Erkrankungstendenzen wie Störungen der physiologischen Rhythmen (zum Beispiel der Atmung, der Zirkulation, des Schlafens und Wachens) oder aber zu organischen Erkrankungen rhythmischer Organe (zum Beispiel der Lunge, des Herzens, der Blutgefäße).

Das dynamische Gleichgewicht dieser großen Polaritäten des «Oben» und «Unten» und des «Innen» (Selbst) und «Außen» (Welt) zu entwickeln und zu erhalten, ist eine zentrale Aufgabenstellung der Gold-/ Kohlenstoff-Alchemie. Wie wir gesehen haben, erzeugt dieses physiologische Equilibrium die Voraussetzung, daß der Astralleib durch die Harmonisierung von Denken, Fühlen und Wollen eine Katharsis erfährt. Hier aber mündet Heilung einerseits in geistigen Fortschritt und in Bewußtseinsentwicklung ein, wie andererseits die Harmonisierung der Seelenkräfte auf dem inneren Übungsweg der geistigen Schulung Kräfte für die Gesundung des Leibes und der Seele freisetzen kann.

Die Entwicklung und das therapeutische Wechselspiel der sechs Planeten-Metallprozesse in ihrer Beziehung zum mondenhaften Kohlenstoff und sonnenhaften Gold vermag meiner Ansicht nach gezielt die Entwicklung des «doppelten Merkurs» im Menschen zu unterstützen, jenes Prozesses, der zugleich für höchste Gesundheit auf körperlicher, seelischer und geistiger Ebene sowie für eine Erweiterung des Bewußtseins für die geistige Welt im Sinne der Entwicklung der höheren Erkenntnisstufen von Imagination, Inspiration und Intuition steht.[215]

Basierend auf die vorangegangenen Darstellungen können die acht Heilmittel in drei Gruppen zusammengefaßt werden:

2. Argentum metallicum, Mercurius vivus, Cuprum metallicum

Die «positive Persönlichkeit»

«Erinnerung und Liebe»

Argentum met., Mercurius vivus, Cuprum met. regulieren die physiologischen Grundlagen des CO_2-Prozesses innerhalb des menschlichen Organismus und beeinflussen daher den von Rudolf Steiner beschriebenen «blauen [venösen] Blutbaum», den «Baum des Todes» (CO_2), der in den «Baum des Lebens» (C) umgewandelt werden wird.[216]

Argentum metallicum unterstützt die Bildung von CO_2 aus dem Kohlenstoff der Nahrung, die als organische Substanz pflanzlichen oder tierischen Ursprungs und trägt dabei zur Erzeugung von Ätherkräften als Folge von Oxydationsprozessen innerhalb der Zelle bei. Diese Ätherkräfte werden zum Teil wieder in organischen Phosphaten (zum Beispiel ATP) gebunden, gespeichert und für Stoffwechselleistungen wie Zellteilung (Regeneration) oder Bewegung zur Verfügung gestellt.

Cuprum metallicum hemmt die CO_2-Produktion innerhalb des Organismus. Durch den Einfluß des *Cuprum metallicum* wird Carbon zurückbehalten, das dem Aufbau des zukünftigen Auferstehungsleib dient.

Durch die Verwandtschaft der drei Metalle mit dem rhythmischen System und den untersonnigen Planetenprozessen von Mond, Merkur und Venus, harmonisieren sie Denken («Salz»-Calcium carbonicum), Fühlen («Mercur»-Argentum metallicum, Mercurius vivus and Cuprum metallicum) und Wollen («Sulfur»-Sulfur) und helfen der Individualität, sich in Liebe mit ihrer Umgebung zu verbinden und dabei Isolation und Selbstbezogenheit zu überwinden. Indem sich der Patient, angeregt durch das Heilmittel, in größerer Hingabe und Unvoreingenommenheit mit der Umgebung (Sinneswelt und Sozialwelt) verbindet, verbessert sich das Erinnerungsvermögen als Folge der verstärkten Zuwendung zur Welt.

Durch die liebevolle und hingebende Beziehung zur Welt (Cuprum metallicum) wird der zunächst noch vom Tierwerdeprozeß bedrohte, den persönlichen Leidenschaften unterworfene menschliche Wille (Argentum metallicum) verwandelt, indem die durch das denkende Verarbeiten (Mercurius vivus) der Wahrnehmung gebildeten Vorstellungen von der Welt den Willen durchdringen.

Die Vorstellungen, die durch die Sinneswahrnehmung und ihre Verarbeitung gebildet werden und dann mit Hilfe der liebevollen Hingabe den Willen durchdringen, befreien den Willen von seiner Abhängigkeit von organischen Prozessen (Leidenschaften, Trieben und Instinkten) und gliedern den Willen und seine Handlungen in harmonischer Weise in die soziale Umgebung ein. Dieser Vorgang menschlicher Persönlichkeitsentwicklung wird durch die Anwendung dieser drei mineralischen Heilmittel und ihrer korrespondierenden drei metallischen Heilmittel unterstützt.

Die Unterstützung der Erinnerungsbildung (Argentum metallicum [Gedächtnis] und Mercurius vivus [Merkfähigkeit]), die als Folge gestärkter Hingabe an die Welt eine Intensivierung erfährt (Cuprum metallicum), ermöglicht der menschlichen Persönlichkeit, sich selbst in ihrer Geschlossenheit und Unabhängigkeit zu erleben, während sie sich der Welt hingibt und in ihr betätigt (Mercurius vivus). Dieser Erinnerungsprozeß kommt dadurch zustande, daß vergangene Erlebnisse durch die Aktivität der peripheren Ich-Organisation als Ätherkräfte aus dem Eiweiß der Organoberflächen innerhalb des Stoffwechselgebiets (Cuprum metallicum) durch das rhythmische System (Mercurius vivus) in die Region des Nervensystems gehoben werden und im Nervensystem durch eine Spiegelung am physischen Gehirn (Argentum metallicum) zu Bewußtsein gebracht werden. Jeder individuelle Erinnerungsprozeß (Argentum metallicum) führt zu einer Konsolidierung der Persönlichkeit (Mercurius vivus), während ein gestörtes Erinnerungsvermögen durchaus zu gesteigerter Verunsicherung, Ängstlichkeit, Schamhaftigkeit und Identitätskrisen führen kann.

Argentum, Mercurius vivus und Cuprum metallicum sind für Patienten angezeigt, die zu selbstbezogen sind und sich zu sehr mit sich selbst beschäftigen. Es fehlt ihnen oft ein wirkliches Interesse für ihre Umgebung (Mercurius vivus), und da sie oft von starken Gefühlen der Antipathie überwältigt werden, finden sie es sehr schwierig, sich durch Hingabe und Liebe mit ihrer Umwelt zu verbinden (Cuprum metallicum). Als Folge davon mangelt es ihnen häufig an Bedürfnislosigkeit, Einfühlungsvermögen, Takt, Empathie (Cuprum metallicum), Verständnis und sozialer Anpassungsfähigkeit (Mercurius vivus). Sie verhalten sich im Umgang mit anderen Menschen oft unangepaßt und seltsam, manchmal dabei aber auch originell, jedoch liegt ein Mangel an sozialer Wahrnehmungsfähigkeit vor. Sie können unter anderem zu enthusiastisch, hyperaktiv, zu überwältigend, chaotisch, rebellisch, widerspenstig sein, einen Mangel an Besonnenheit und Selbsterkenntnis aufweisen. All diese seelischen Symptome weisen auf ein ungestaltetes und chaotisches Willensleben hin (Cuprum metallicum).

Außerdem kann sich die Tendenz zu Lethargie, Mangel an Aktivität, Ängstlichkeit und Sorgen über die eigene Zukunft und die eigene Gesundheit entwickeln sowie eine Lähmung des Willens oder aber auch Symptome einer Dyspraxie oder Apraxie (Schwierigkeit oder Unfähigkeit, Intentionen und Bewegungsbilder in Handlungen umzusetzen), was auf ein Übergewicht der Nervenprozesse des menschlichen Organismus hinweist (Mercurius vivus, Argentum metallicum).

In beiden Fällen kann auch eine Tendenz zur Unordentlichkeit vorliegen. Oft besteht der Drang, Gegenstände zu sammeln und die Schwierigkeit, sich von ihnen wieder zu trennen, auch wenn es sich um alte und anscheinend nutzlos gewordene Objekte handelt (Mercurius vivus).

In Menschen mit einer Konstitution, die nach Mercurius vivus als Heilmittel verlangt, findet sich oft eine gewisse Rigidität, die Veränderungen jeder Art ablehnt und am Alten aus Sicherheitsgründen und zur Angstvermeidung festhält. Gleichzeitig können ein Mangel an Selbstvertrauen und eine große Ängstlichkeit und Schamhaftigkeit vorliegen.

Persönlichkeiten die auf eines oder mehrere dieser drei Hauptmetalle gut ansprechen, sind gewöhnlich dominant und neigen dazu, ihre Umgebung stark zu beeinflussen, das heißt, daß sie den Stempel ihrer eigenen Persönlichkeit ihrer Umgebung aufprägen, ohne jedoch von ihrer Umgebung selbst sonderlich beeinflußt zu werden. Rudolf Steiner hat diese Art von menschlichem Wesenszug als «positive Persönlichkeit» bezeichnet.[217]

Werden Argentum metallicum, Mercurius vivus und Cuprum als potenzierte Heilmittel angewendet, so können sie helfen, die bereits beschriebenen Einseitigkeiten des Charakters zu verwandeln und in diesem Prozeß ein verbessertes Erinnerungsvermögen, ein erhöhtes Selbstvertrauen und eine größere Liebesfähigkeit zu entwickeln.

Dies kann dann zur Entwicklung von liebevollem Handeln im Einklang mit den Bedürfnissen der Mitmenschen, zu Einsicht, Toleranz, Geduld und Selbsterkenntnis führen.

3. Plumbum metallicum, Stannum metallicum, Ferrum metallicum

Die «negative Persönlichkeit»

«Initiative und Selbstbestimmung»

Plumbum metallicum, Stannum metallicum, Ferrum metallicum regulieren die Physiologie des O_2-Prozesses im menschlichen Organismus. Auf diese Weise unterstützen sie die Entwicklung des von Rudolf Steiner sogenannten «roten [arteriellen] Blutbaum», den «Baum der Erkenntnis», dessen Qualitäten durch den Menschen in die Fähigkeit zur Freiheit verwandelt werden können.[218]

Ferrum reguliert die Aufnahme des Sauerstoffs (Einatmung) und die Intensität des Verbrennungsprozesses und trägt zur Bildung von Lebenskräften, Energie und Wärme bei.

Auf der seelischen Ebene unterstützen *Plumbum metallicum, Stannum metallicum, Ferrum metallicum* die Entwicklung von Mut (Ferrum), Wohlwollen (Stannum) und Enthusiasmus (Plumbum), die als Gefühle «sonnenhaft-mercuriell» zwischen Erkenntnis (Salz) und Willensaktivität (Sulfur) vermitteln. Dieses Vermitteln kann auf vierfache Weise erfolgen:

1. Der Wille wird vom menschlichen Ich in das Denken getragen und aktiviert das Denken. Das so entstehende willenhafte Denken kann die Realität der Zukunft wahrnehmend schaffen durch das Entwickeln «moralischer Intuitionen» (Plumbum, Stannum, Ferrum).
2. Der Wille wird durch das Ich im Prozeß des lauschenden Zuhörens

engagiert und erlaubt dadurch die Wahrnehmung des Seeleninhalts und Wesens der Individualität des anderen Menschen. Dies geschieht unter Vermittlung der sogenannten höheren Sinne (Plumbum). (Nach Rudolf Steiner sind dies der Hörsinn, der Wortsinn, der Gedankensinn und der Ich-Sinn.)

3. Moralische Intuitionen werden durch ihr Erleben in der Sphäre des Gefühls mit Hilfe von Enthusiasmus, Mut und Liebe in Ideale umgewandelt (Plumbum, Stannum, Ferrum).
4. Die so entwickelten Ideale werden durch das Ich aus der Sphäre des Gefühls in den Willen getragen und vom Willen in «moralische Imaginationen» verwandelt. Diese moralischen Imaginationen, Bilder von Tugenden und guten Taten, bilden die Substanz des durch das menschliche Ich verwandelten menschlichen Charakters und haben die Tendenz, Antriebe für neue Taten zu werden (Ferrum).

Die hier beschriebenen vier Vorgänge der Freiheitsentwicklung der menschlichen Individualität werden durch die therapeutische Anwendung von Plumbum, Stannum und Ferrum unterstützt. Ihre therapeutische Anwendung finden diese drei Metalle einzeln oder als Kompositionen. Sie helfen Patienten, die zu empfindlich gegenüber allen Sinneseindrücken sind (zum Beispiel Licht-, Tast- und Geräusch-Überempfindlichkeit).

Des weiteren besteht eine zu große Offenheit und Überempfindlichkeit gegenüber sozialen Wahrnehmungen, so zum Beispiel eine Überempfindlichkeit gegenüber starken Emotionsäußerungen und Handlungen anderer Menschen (Plumbum, Ferrum). Diese Patienten haben häufig große Schwierigkeiten, Grenzen zu setzen und aufrechtzuerhalten und neigen dazu, sich zu stark mit ihren Mitmenschen zu identifizieren. Als Folge fühlen sie sich oft überwältigt, plötzlich kraftlos und emotional erschöpft. Da sie sich oft zu sehr mit anderen Menschen identifizieren (Plumbum) und von Mitgefühl überwältigt werden können (Ferrum), kann es bei ihnen in weiterer Folge zu Verwirrungszuständen (Stannum) und zur Bedrohung oder zum Verlust der eigenen Identität kommen (Plumbum).

Ihre Gutherzigkeit und ihre Neigung, Konflikte zu vermeiden, macht sie oft überangepaßt, leicht beeinflußbar und abhängig von anderen Menschen (Plumbum).

Bei Verlust ihrer Geliebten kann es zu schweren und verlängerten Trauerreaktionen kommen; manchmal aber können Traumen dieser Art zu dauerhaften emotionalen Schäden führen (Plumbum). Werden Menschen mit dieser Konstitution angegriffen oder verletzt, finden sie es oft sehr schwierig, sich zu verteidigen (Ferrum).

Aus dem Beschriebenen wird deutlich, daß Patienten, die auf eine Behandlung mit Plumbum metallicum, Stannum metallicum, Ferrum metallicum gut ansprechen, in der Regel mehr oder weniger stark von ihrer Umgebung und ihren äußeren Lebensumständen beeinflußt werden.[219] Die hier beschriebene Persönlichkeitsstruktur wurde von Rudolf Steiner als «negative Persönlichkeit» bezeichnet.

Obwohl eine zu große Offenheit, Empfindlichkeit und Verletzlichkeit vorliegt, ist es dennoch möglich, daß eine solche Persönlichkeit Techniken des Selbstschutzes («Überlebensstrategien») entwickelt: Dabei können sich die beschriebenen Charakteristiken in ihr Gegenteil verkehren.

Eine solche Persönlichkeit wird sich zum Beispiel nur dann sicher fühlen, wenn sie sich emotional nicht zu sehr engagieren muß, und ihrer emotionalen Überempfindlichkeit mit scheinbarer Gefühlskälte (inneres Abstand wahren durch Abspaltung der Empfindungen von den Wahrnehmungen) begegnet. Zugleich kann sich eine solche Persönlichkeit durch das theatralische Ausagieren einer Rolle an ihrer seelischen Umgebung spiegeln, indem sie andere Menschen im Bann ihrer Persönlichkeit hält und sich dabei vor zu starker Einflußnahme anderer schützt. Dies kann dann aber mit der Zeit zu einer tiefgreifenden Identitätskrise führen. Dabei kann es zur Entwicklung einer hysterischen, schizoiden oder narzistischen Persönlichkeitsstörung kommen. Schwere traumatische Erfahrungen können auch eine psychotische Entwicklung auslösen (Plumbum, Stannum, Ferrum).

Oder es besteht die Notwendigkeit, alle Lebenssituationen und Mitmenschen beherrschen zu müssen, um die eigene Überempfindlichkeit und die eigenen Ängste zu bewältigen. Dabei kann es zu einem starken Schwanken zwischen einem pathologisch gesteigerten oder aber pathologisch verminderten Selbstwertgefühl kommen. Eine solche Persönlichkeit unterliegt starken Stimmungsschwankungen, jedoch sind diese in der Regel bei der Aurumkonstitution weniger durch eine zu große Offenheit gegenüber der Mitwelt als vielmehr durch Erfolg oder Mißerfolg bestimmt. So können Mißerfolge und Verletzungen der Ehre zu tiefen und langanhaltenden Depressionen führen (Aurum, Plumbum, Stannum, Ferrum).

Oder aber es besteht das Bedürfnis, die soziale und physische Umgebung konstant zu erhalten (Konservatismus), da man sich durch Veränderungen überwältigt und in seiner Identität bedroht fühlen kann. Diese «Verharrungstendenz» kann dann bis zum Starrsinn oder aber zu Zwangsgedanken und Zwangshandlungen führen (Plumbum).

Manche Patienten können von ihren Mitmenschen stark beeinflußt sein und werden durch ihre Leichtgläubigkeit leicht verführt (Plumbum); oder aber sie sind voller Zweifel und wagen es keinesfalls, neuen Erfahrungen zu trauen, verlassen sich ausschließlich auf in der Vergangenheit gebildete (Vor-)Urteile (Plumbum). Sie können im einen Moment übermäßig begeistert und überfreudig sein, im nächsten Moment traurig und enttäuscht (himmelhoch jauchzend, zu Tode betrübt) (Ferrum), oder aber sie sind generell nüchtern, melancholisch, traurig und ohne jede Begeisterung (Plumbum). Es kann eine zu starke Anpassungsneigung und die Tendenz zum Ja-Sagen und Folge leisten vorliegen (Stannum), oder aber der Patient kann stur, verstockt und starrsinnig sein (Stannum).

Manche Patienten sind in steter Erwartungshaltung, Anspannung und Unruhe, mit Überaktivität, Zappeligkeit und Zerstreutheit (Ferrum); oder aber sie zeigen Ängstlichkeit, Mangel an Selbstvertrauen, Versagensängste und Unentschlossenheit (Ferrum).

In allen Fällen handelt es sich jedoch um eine primäre Überempfindlichkeit und zu große Schutzlosigkeit gegenüber der Außenwelt, auch wenn diese bei manchen Patienten durch Disziplin, Selbsterkenntnis und Lebenserfahrung sowie durch die angeführten seelischen Schutzreaktionen verdeckt sein können.

Wendet man *Plumbum, Stannum, Ferrum als Heilmittel* an, so können sie dabei helfen, das innere Zentrum der Persönlichkeit zu verstärken sowie angemessene Grenzen der Persönlichkeit zu etablieren und aufrechtzuerhalten.

Dies wird einerseits dadurch erreicht, daß der Patient lernt, seinen Willen und damit sein Ich verstärkt im Wahrnehmungsprozeß der Außenwelt zu engagieren (Plumbum). Des weiteren erwirbt sich der Patient eine größere Selbstsicherheit und Abgeschlossenheit, indem er sich mit seinem Ich tiefer in seinen Leib inkarniert und damit in seine Leibessinne (Tastsinn, Lebenssinn, Eigenbewegungssinn und Gleichgewichtssinn) besser ergreift. Dadurch erlebt er sich stärker abgegrenzt von seiner Umgebung (Plumbum).

Indem das Ich seinen Willen in das Denken schickt und das Denken dadurch belebt und erkraftet wird, erfährt der Patient eine Unterstützung in der Entwicklung seiner Unabhängigkeit und Freiheit. (Aurum met, Plumbum, Stannum, Ferrum).[220]

Auf der anderen Seite kann die Behandlung des Patienten auch die Entwicklung einer stärkeren Initiativkraft, Beständigkeit, Mut und Treue bewirken, indem der Wille des Patienten gestärkt und mit moralischen Impulsen durchdrungen wird (Ferrum).

Das Freiheitspotential des Menschen kann durch die Entwicklung von moralischen Intuitionen, sittlicher Liebe, moralischer Imagination und moralischer Technik seine Substanz und Realität erhalten. Die Behandlung des Patienten mit *Plumbum, Stannum, Ferrum* kann diese Entwicklung zwar nicht bewirken, da sie Entwicklungsaufgabe des menschlichen Ich ist, jedoch kann sie diese Entwicklung unterstützen und anregen und dabei helfen, das Ich so zu stärken, daß es die Widerstände der Entwicklung zu verwandeln und überwinden lernt.

4. Aurum metallicum und Carbo vegetabilis

Das Gleichgewicht zwischen der positiven und negativen Persönlichkeit

Freiheit und Liebe

Die Entwicklung von Freiheit und Liebe kann meiner Ansicht nach durch die sechs beschriebenen Metalle vorbereitet und durch Aurum (Freiheit) und Carbo (Liebe) weitergeführt werden. Im Übergang von den sechs Planeten-Metallpräparaten zu Aurum und Carbo kann der Sonnenprozeß in Astralleib und Ätherleib sich in den physischen Leib hineinarbeiten. In ihrem Zusammenwirken unterstützen Aurum und Carbo die Entwicklung des «Sonnen-Mercurius» im Menschen.

Der Stein der Weisen, der durch einen wachsweichen Diamanten symbolisiert wird, trägt ein Zukunftsbild der Erdenentwicklung in sich, wenn sich die ätherisierte und vergeistigte Erde wieder mit dem Mond und der Sonne vereinigen wird.[221] Für uns Menschen ist diese Vereinigung von Erde, Mond und Sonne mit der Verwandlung der mondenhaften Sexualkräfte verbunden, die in geistig-schöpferische Kräfte umgewandelt werden. Dann aber wird der Mensch die Geschlechtertrennung überwinden und wieder androgyn (mercurial) werden, wenn er die mondenhafte Sexualität in die Herzregion gehoben haben wird, wo sie sich mit den Sonnenkräften des «ICH-BIN» vereinigen kann.[222]

Der Goldprozeß als Träger der Sonnenkräfte und der Kohlenstoffprozeß als Träger der Erden-Mondenkräfte werden sich in Zukunft in der Herzregion vereinigen, und durch das menschliche Ich wird der physische Leib in den Auferstehungsleib verwandelt. Eine Mineraltherapie, die ihr Zentrum in Gold und Kohlenstoff hat, stützt sich auf die Mysterien des «Geistesmenschen», die die Entwicklung von Ich, physischem Leib und Bewußtseinsseele umfassen.

Diese Studie ist ein Versuch, die «Mysterien des Geistesmenschen» aus der Geistesforschung Rudolf Steiners und Ita Wegmans für die konstitutionelle Behandlung chronisch physischer und psychiatrischer Erkrankungen fruchtbar zusammenzuführen.

Obgleich die geistige Entwicklung des Menschen vor allem durch Lebenserfahrungen und eine meditative Übungspraxis gefördert werden kann, tragen das Erleiden, die Behandlung und Heilung von Krankheiten doch zur Entwicklung von Freiheit und Liebe bei.

Einerseits ist das Gold als sonnenhafter Pol des Steins der Weisen dem mondenhaften Kohlenstoff gegenübergestellt, wie die Sonne dem Mond. Andererseits nimmt Gold aber innerhalb der sieben Hauptmetalle die zentrale Stellung ein, wie die Sonne in ihrem Verhältnis zu ihren Planeten.

Obgleich die sieben Planetenprozesse im Menschen, wie dargestellt, auch durch die Mineralien indirekt beeinflußt werden können, haben die

Metalle als besondere Heilmittel der Mineralwelt einen unmittelbaren Einfluß auf die sieben Seelenkräfte des Astralleibes und die sieben Lebensprozesse des Ätherleibes.

Während Gold (als Edelmetall) und Carbo (als Nichtmetall) eine unmittelbare Beziehung zur Stärkung des Ich und zur Verwandlung des physischen Leibes haben, wirken die Metalle unmittelbar vom Ich aus verwandelnd auf den Astralleib und Ätherleib ein und beeinflussen nur sekundär unter Vermittlung des Sonnenmetalles Gold den physischen Leib[223]. In ihrer besonderen Wirksamkeit auf die Seelenkräfte des Astralleibes und die Organfunktionskräfte des Ätherleibes erweisen die Metalle ihre Beziehung zum rhythmischen System des Menschen und wirken ausgleichend zwischen den «salzartigen» Kräften des Nerven-Sinnes-Systems und den «sulfurigen» Kräften des Stoffwechsel-Gliedmaßensystems. In diesem Sinne sind alle Metalle «Mercur»,[224] das heißt sie sind Repräsentanten des vermittelnden mercurialen Prinzips.

In der folgenden Tabelle wird der Zusammenhang der Planetenmetalle mit den fünf dargestellten Hauptmineralien noch einmal zusammengefaßt:

Saturn, Jupiter, Mars	**Sonne**	**Venus, Merkur, Mond**	
Silicea (SiO_2)		Conchae ($CaCO_3$)	‹SALZ›
Plumbum (Pb) *Stannum (St)* *Ferrum (Fe)* *[Ferrum sidreum]*	*Aurum (Au)* *Carbo veget. (Cv)*	*Argentum (Ag)* *Mercurius (Hg)* *Cuprum (Cu)* *[Stibium met (Sb)]*	‹MERCUR›
Phosphor (P)		Sulfur (S)	‹SULFUR›

Nach Alla Selawry (sowie Rudolf Steiner, Paracelsus und anderen) repräsentiert jedes Metall eine besondere seelische Qualität in Denken, Fühlen und Wollen innerhalb des menschlichen Charakters:[225]

Typus	Denken	Gemüt	Wille – Handeln
Naturverbundener **Fürsorglicher** Monden-Typ	Natursinn Phantasie Gedächtnis	Fürsorgliches Gemüt Mütterlichkeit Familiensinn	Gleichmäßige Wiederholung des Gleichen Hegen und Pflegen
Vermitteln **Regsamer** Merkur-Typ	Rege Interessen Intelligenz Kombinationsgabe	Weltoffen-geselliges heiter, anpassungsfähig wechselhaft	Vermittelndes Handeln regsam, geschickt sprunghaft, dynamisch
Gemütvoller **Künstlerischer** Venus-Typ	Bildhaft-farbiges Denken Romantik Träumerei	Empfindsames Gemüt Kunstsinn Hingabe, Liebe	Gefühlvolles Handeln Wunschwille Übereifer oder Lässigkeit
Positiver **Harmonischer** Sonnen-Typ	Wahrheitssinn Idealismus, Herzenserkenntnis, Begeisterung	Warmherzigkeit Starkmut, Freimut Positivität	Zuversichtliches Handeln Froher Einsatz Hilfsbereitschaft
Kämpferische **Willensnatur** Mars-Typ	Praktischer Verstand treffsicher, produktiv zielgerichtet	Kämpferisches Gemüt heißblütig, hitzig mutig, streitbar	Aktivität Freiheitsdrang Eigenständigkeit
Besonnene **Vernunftnatur** Jupiter-Typ	Umfassende Vernunft Umsicht Ordnendes Planen	Wohlwollendes Gemüt ausgewogen-gemäßigt souverän bestimmend	Umsichtiges Handeln Bedachtsam, geordnet Meisterleistungen
Grundsätzlicher **Verinnerlichter** Saturn-Typ	Prinzipielles abstraktes Denken, Kritik Erinnerung	Verschlossenes Gemüt verinnerlicht, beständig Gerechtigkeit	Beharrliches Handeln Gründlich, langsam, zäh gegen Widerstand

Die sieben Planeten-Metallprozesse sind als Seelenfähigkeiten Gleichgewichtsprozesse, deren Übermaß oder Mangel auf bestimmte Untugenden und Seelenpathologien hindeutet, ihr harmonischer Aspekt weist jedoch auf die Entwicklung von Tugenden hin:

	Unmaß, Laster	Grundkräfte	Mangel	Tugenden
Argentum (Mond)	Alles für's leibliche Wohl Völlerei Ausschweifungen	Natursinn Fürsorgliches Gemüt Hegen und pflegen Phantasie und Gedächtnis	Beachtet Natur nicht Mangel gesunder Instinkte Trägheit	Bedürfnislosigkeit Enthaltsamkeit
Plumbum (Saturn)	Kritiksucht Hochmut Prinzipienreiterei	Urteilsfähigkeit Verinnerlichung Prinzipientreue Sinnesfähigkeit	Unkritisches Verhalten – Unselbständigkeit Haltlosigkeit	Demut Reines Denken Moralische Intuitionen
Mercurius (Merkur)	Spähsucht, täuschen Wechselsucht Gewinnsucht	Intelligenz, Interesse Regsamkeit Vermittelndes Wesen Bewegungsfähigkeit	Interesselosigkeit Ungeschicklichkeit Kontaktarmut	Uneigennützigkeit Götterbotenkraft Vermittelndes Wesen
Stannum (Jupiter)	Größenwahn Ehrsucht, Ehrgeiz Überorganisation	Vernunft, Umsicht Strebsamkeit, Würde Ordnendes Planen Denkfähigkeit	Unvernunft Mangel an Streben Planlosigkeit	Besonnenheit Sittliche Liebe Sittliche Ideale
Cuprum (Venus)	Schwärmerei Gefühlsduselei Genußsucht	Kunstsinn Frohsinn Hingabe, Liebe Empfindungsfähigkeit	Kein Organ für Kunst Gefühlsverarmung Verkrampfung	Liebefähigkeit Caritas
Ferrum (Mars)	Aggression Tollkühnheit, Jähzorn Streitsucht	Praktischer Verstand Mut, Heißblütigkeit Aktivität, Entschlußkraft Sprachfähigkeit	Lebensfremdheit Angst, Feigheit Entschlußlosigkeit, Passivität	Geistiger Eifer Moralische Phantasie Moralische Imaginationen
Aurum (Sonne)	Verblendung Blindes Vertrauen Trunkene Sicherheit	Idealismus Starkmut, Zuversicht Positivität Harmonisierung	Idealblindheit Kleinmut, Verzagtheit Trübsinn	Zuversicht Güte Harmonie Freiheit und Liebe

Die sieben Metall-Planetenprozesse regulieren als Lebensprozesse die Funktionen folgender Organe und Organsysteme:

	Nerven-Sinnes-Organe	**Rhythmische Organe**	**Stoffwechsel-Gliedmaßensystem**
Silber	Gehirn, Haut Spiegelfunktion Körpergestalt	Kapilaren Anabolismus	Genitalorgane Reproduktion Regeneration
Blei	Sinnesorgane Kleinhirn	Knochenmark	Milz Knochensystem
Quecksilber	Lunge Schleimhäute Atembewegung	Lymphgefäße Lymphknoten	Drüsen Dickdarm Chemisches Zelleben
Zinn	Gehirn Nervensystem	Seröse Flüssigkeiten Ruhendes, bewahrendes Leben	Leber Gelensystem
Kupfer	Schilddrüse	Venensystem Vegetatives Nervensystem	Niere Nebenniere Proteinbildung
Eisen	Kehlkopf Lunge	Arteriensystem Atmendes, bildendes Leben	Galle Muskelsystem
Gold	Herz als Sinnesorgan	Blutzirkulation/ Herzrhythmik	Herz-Kreislauf Retikulo-endothel

Der Goldprozeß steht im Zentrum der sieben Metallprozesse und harmonisiert und steigert die Polarität der untersonnigen und obersonnigen Metall-Planetenkräfte. Dadurch kann der Gold-Sonnen-Prozeß zum Schlüsselprozeß für die Herrschaft des Ich über die Seelenfähigkeiten und Lebensvorgänge werden. Auf diesem Wege kann die Läuterung des Astralleibs unterstützt und der Lebensleib durchsonnt und gestärkt werden. Es sollte gezeigt werden, wie die Planetenmetalle sowie Gold und Kohlenstoff miteinander in Verbindung stehen und wie sie sich in der Anwendung als Heilmittel gegenseitig unterstützen.

In den nächsten Kapiteln wird auf die therapeutische Anwendung dieser Prinzipien hingewiesen werden.

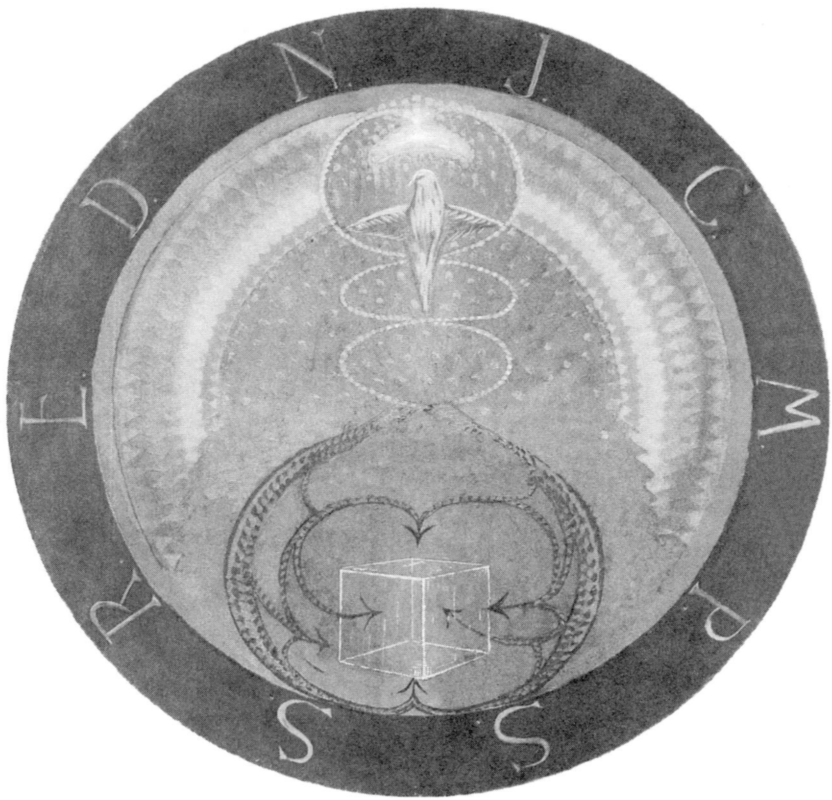

Das Siegel des Mysterium vom heiligen Gral, *gemalt von Clara Rettich (farbig)*

2. TEIL
THERAPEUTISCHE GESICHTS-PUNKTE

8. Zur therapeutischen Anwendung der sieben Metalle und des Kohlenstoffs

«Ex Deo nascimur.»	«Aus Gott sind wir geboren.»
«In Christo morimur.»	«In Christo sterben wir.»
«Per Spiritum Sanctum reviviscimus.»	«Im heiligen Geist werden wir auferstehen.»
Christian Rosenkreutz	Christian Rosenkreutz

Die Mineralien sind Geschöpfe des Fixsternhimmels; als solche haben sie in ihrer therapeutischen Wirkung auf den Menschen eine besondere Beziehung zur Ich-Organisation und zum physischen Leib als Kräftesystem und Geistleib.

Dagegen sind die Metalle licht- und klanggeborene Schöpfungen der Planetensphären, des Mondes und der Sonne; ihre therapeutische Wirksamkeit unterstützt besonders die ordnende und erkraftende Wirkung der Ich-Organisation im Sinne einer Stärkung und Harmonisierung der Seelenkräfte des Astralleibes und der Lebenskräfte des Ätherleibes.

Die Metalle wirken verwandelnd auf die innere Natur und das planetarische Gefüge des Astralleibes; dabei unterstützen sie die Entwicklung eines Gleichgewichtes der polaren planetarischen Prozesse der Seele.

Durch den Goldprozeß kann das Ich die volle Herrschaft über die Kräfte der Seele, und damit über alle planetarischen Prozesse erlangen und – durch die Harmonisierung von Denken, Fühlen und Wollen – Freiheit und Liebe entwickeln. Ein so vom Ich aus geläuteter und instrumentalisierter Astralleib kann nach Rudolf Steiner als Geistselbst oder Manas bezeichnet werden. Seine sonnengleiche Wirkung erstreckt sich aber auch lebenskräfteschaffend auf den Ätherleib, in den sich der geläuterte Astralleib abdrückt. Dieses Abdrücken des Astralleibes in den Ätherleib wurde in der christlichen Esoterik auch als die Befruchtung der Jungfrau Sophia (geläuterter Astralleib) durch den Heiligen Geist (Ätherleib) bezeichnet und aus dieser Befruchtung kommt es dann zur «Geburt des Sohnes» (des durchsonnten, zum Lebensgeist verwandelten Ätherleibes) innerhalb des Menschenwesens. Dieser Lebensgeist (durchchristeter und durchichter Lebensleib) arbeitet sich auf einer höheren Stufe der Einweihung belebend und verwandelnd in den physischen Leib hinein und wandelt den letzteren zum Geistesmenschen (Atma) um.

Das Gold repräsentiert die göttliche Dreifaltigkeit insofern, als es als Sonnenmetall die drei Prinzipien «Sal» (Salz) «Mercur» (Metall) und «Sulfur» («Sonnenträger») im völligen Gleichgewicht und in harmonischer Einheit in sich trägt.

Dabei ist der *verdichtende Salzprozeß* Träger des Naturkräfte bewahrenden väterlichen Schöpfungsprinzips. Die einst in ferner Vergangenheit lebendigen Schöpfungskräfte entstehen in unseren reinen Gedanken als Naturgesetze der Schöpfung. Die Schöpfung des Vatergottes ist die Natur, die einst Ausdruck der Taten göttlicher Hierarchien war, und die schon seit langem von den schöpferischen Engelwesen als Werkwelt dem Menschen überlassen wurde, damit dieser lernen kann, in ihr sich als potentiell freier Mensch betätigen zu können, ohne von den Kräften der Hierarchien in seinem Bewußtsein überwältigt zu werden. In dieser Welt des Vaters leben wir zunächst vor unserem Abstieg in die Materie im Schoße der Engel, bis wir durch das Tor der Geburt in die Erdenwelt entlassen werden. Dieser Abstieg in die Verdichtung und Finsternis der Materie findet bei jedem physischen Geburtsvorgang auf Erden statt. Im Naturgeschehen finden wir den Salzprozeß zum Beispiel bei der Verdichtung des Wassers zu Schnee- und Eiskristallen, bei der Bildung der festen Materie in der Erde aus dem erstorbenen Leben (Skelettbildung), beim Niederschlag des Salzes als Kristall in der wäßrigen Lösung und bei der Bildung von Wurzeln in der Pflanze.

Die leibbildenden Ätherkräfte des Vaters verdichten sich zunächst in der Materie unseres Leibes im Inkarnationsprozeß (Leibwerdung des Geistes), wachen aber wieder in uns als reine Gedankenkräfte unseres Bewußtseins auf, die Naturgesetze und Schicksalsnotwendigkeit im Erkennen des göttlichen Willens spiegeln können (Geistwerden des Leibes).

Im Rosenkreuzerspruch heißt es daher: «Ex Deo nascimur», «Aus Gott sind wir geboren.»

Innerhalb der sieben Metalle wird das Prinzip des Salzes am reinsten durch die beiden Metalle Silber (Argentum) und Blei (Plumbum) zum Ausdruck gebracht, die zwischen Leben (flüssig) und Tod (mineralisch-

fest) vermitteln und dem Menschen bei der Entwicklung moralischer Intuitionen (Plumbum) im reinen Denken oder durch die Hingabe an die Natur- und Sozialwelt (Argentum) helfen. Durch die Ausbildung eines «Intuitionsbewußtseins» arbeitet das Menschen-Ich an der Umwandlung des physischen Leibes zur Bewußtseinsseele. Durch die therapeutische Anwendung von Plumbum und / oder Argentum als Heilmittel in Hochpotenz kann das menschliche Ich angeregt werden, Pathologien, die bei der Entwicklung der Bewußtseinsseele auftreten können, wie zum Beispiel krankhafte Moralentwicklung, einseitigen Intellektualismus, Voreingenommenheit, Mangel an Geistesgegenwart, Mangel an Lebensorientierung, Sinnlosigkeitsempfinden, Hypochondrie, Angst vor dem Sterben, Mangel an Selbst- und Welterkenntnis im Sinne positiver Fähigkeitenbildung zu verwandeln.[226]

Der *lösende Merkurprozeß* ist Träger der Vorgänge in der Natur, die in der konstanten Metamorphose des Dasein neue Gestalten aus den ersterbenden, alten Formen schaffen. Diese Vorgänge drücken sich zum Beispiel in dem Kreislauf des Wassers, im rhythmischen Wechsel der Jahreszeiten der Erde und in den rhythmisch-wiederholten Übergängen der Gestaltung der Pflanzenformen zwischen Stengel und Blatt aus.

Im Tautropfen als mercurialem Prinzip findet sich darüber hinaus ein Gleichgewicht zentripetaler und zentrifugaler Kräfte; obwohl sich der Tautropfen durch seine Kugelform maximal verdichtet hat, vermag er an seiner Oberfläche die ganze Welt zu spiegeln und bildet ein harmonisches Gleichgewicht zwischen Punkt und Umkreis. Das Wasser zum Beispiel vermag verdichtete Salze in der Erde zu lösen und im Prozeß der Verdunstung zum Himmel in gelöster Form mitzunehmen; es vermag atmosphärische Kräfte von Licht und Wärme in sich zu lösen, bevor es aus den Wolken als Regen wieder auf die Erde zurückfällt. Dadurch erweist es sich als Vermittler zwischen den irdisch-verdichteten Salzkräften und den himmlischen, sulfurischen Kräften der Atmosphäre. In der Welt der Mineralien sind die Metalle, aber auch der Kohlenstoff, Träger des Merkurprinzips, wobei das Metall «Mercurius», das als einziges Metall auf der Erde bei Umgebungstemperatur flüssig ist, ein besonderer Repräsentant des *Merkurprozesses* innerhalb der sieben Metalle ist.

In der menschlichen Seele findet sich das Merkurprinzip im reinen, frommen Fühlen wieder, das zwischen Innenwelt und Außenwelt ebenso wie zwischen Denken und Wollen vermitteln kann.

In diesen Kräften der Vermittlung und Harmonisierung offenbart sich der Sohnes-Gott, der, indem er die alte Schöpfung des Vaters durch den Tod führt, dem Menschen das unsterbliche Leben, den zum Lebensgeist verwandelten Ätherleib bringen kann. Das Alte muß ersterben, damit das Neue geboren werden kann. Nur dann werden Geburt und Tod zu den Polen fortschreitender menschlicher Entwicklung.

Im Menschen offenbaren sich diese Kräfte physiologisch in Ausatmung und Einatmung, Einschlafen und Erwachen und in Tod und Wiedergeburt.

Daher heißt es im Rosenkreuzerspruch: «In Christo morimur», «In Christo sterben wir.»

Innerhalb der sieben Metalle repräsentieren Quecksilber (Mercurius vivus) und Zinn (Stannum met) den Merkurprozeß am reinsten und haben ihre Hauptwirkung im Organisieren des Flüssigen innerhalb des menschlichen Organismus. Sie helfen dem Ätherorganismus, das Wasserelement zu gestalten und zu organisieren. Des weiteren unterstützen sie das rhythmische System im Gleichgewicht-Schaffen und -Erhalten zwischen den polaren Funktionen des Nerven-Sinnes-Systems und des Stoffwechsel-Gliedmaßensystems durch die Atmung (Einatmung / Ausatmung) und die Zirkulation (Systole / Diastole). In der menschlichen Entwicklung unterstützen sie die Ausbildung der Verstandes- und Gemütsseele und helfen, deren Entwicklungspathologien zu heilen und zu verwandeln. Auf der seelischen Ebene helfen Mercurius und / oder Stannum dem menschlichen Ich bei der Verwandlung von Entwicklungspathologien der Verstandes- und Gemütsseele, wie zum Beispiel einseitiger Egoismus, seelische Kontaktarmut, zwangshafter Ordnungssinn, starre Normierungen im Sinne eines Dogmatismus, intellektuelle Vorurteile, Erkenntnisirrtümer, übersteigerte Sportbegeisterung, Einkaufssucht, Jugendsehnsucht und Angst vor dem Altern, Depression, aber auch paranoide Ideenbildungen.[227]

In der Überwindung der Pathologien bereitet sich die menschliche Seele für das Streben nach Wahrheit, für eine systematische Selbsterkenntnis und für das Erleben geistgetragener Inspirationen vor.

Der *flammende und verzehrende Sulfurprozeß* ist Träger der Vorgänge in der mineralischen Natur, in denen die in der Materiebildung gefesselten und «erstorbenen» Sonnenkräfte (Wärme, Licht und Leben) (Solfer: Sonnenträger) wieder befreit werden, indem sich die Materie bei der Freisetzung dieser Sonnenkräfte im Feuer selbst verzehrt. In der belebten Natur finden wir diese Vorgänge in der organischen Verbrennung der Pflanzenblüte, bei der der Same als Folge des Verbrennungsprozesses wie Asche aus der Flamme entsteht und das zukünftige Leben der Pflanze in kristallisierter Form als Keim enthält (Phönix-Motiv).

Im Menschen wird dieser Vorgang der Verbrennung organischer Substanz zur physiologischen Grundlage des menschlichen Willen, der in seiner gereinigten Form zum Opferwillen werden kann. Trägt das Menschen-Ich seine Gedanken durch Hingabe an die Sinneswelt (Cuprum) und durch den Impuls zum Handeln (Ferrum) in seinen Willen, so daß letzterer von seiner organischen Triebhaftigkeit und Gebundenheit befreit wird, so lernt der Mensch aus Impulsen der Liebe und der Freiheit zu handeln. Der Mensch erfährt dann die Begnadung durch den Heiligen Geist, der ihm die Zukunft als Prophetie offenbart und ihn am Zukunftswerk der Menschheitsentwicklung zunächst bewußtseinsmäßig, dann aber auch handelnd teilnehmen läßt, zugleich aber seine Freiheitsentwicklung unterstützt. («Ihr ... werdet die Wahrheit erkennen, und die Wahrheit wird euch frei machen.» – Joh. 8.32) Der Mensch wird so für das Erleben einer Auferstehung im Geiste vorbereitet.

Im Rosenkreuzerspruch heißt es daher: «Per Spiritum Sanctum reviviscimus», «Im heiligen Geist werden wir auferstehen».

Innerhalb der sieben Metalle wird der Sulfurprozeß am reinsten durch Eisen (Ferrum) und Kupfer (Cuprum) repräsentiert. Diese beiden Metalle unterstützen die Entwicklung der Empfindungsseele und helfen dem menschlichen Ich bei der Verwandlung und Heilung ihrer Pathologien wie zum Beispiel einer übermäßig starken Triebhaftigkeit und Leidenschaftlichkeit, die Ausdruck einer Animalität im Menschen ist und zu Drogensucht, Magersucht, Angst, Ambivalenz und innerer Leere führen kann. Ferrum und/oder Cuprum helfen bei der Verwandlung organischer Triebhaftigkeit und bereiten so die Seele für die Entwicklung geistgetragener Imagination («moralische Phantasie») vor.[228]

Gold hält nun alle drei Qualitäten (Salz, Mercur und Sulfur) sowie die sechs Planetenprozesse sonnenhaft in sich im Gleichgewicht vereinigt und ist so ein Ausdruck der göttlichen Dreifaltigkeit innerhalb der leblosen Materie. Dieser Kräftezusammenhang wird in der Esoterik durch das gleichseitige goldene Dreieck symbolisiert, dessen eine, mikrokosmische Bedeutung das vom Ich-Zentrum beherrschte Gleichgewicht von Denken, Fühlen und Wollen ist. Gold ist daher ein Ausdruck für das Ziel aller individuellen und menschheitlichen Entwicklung und zugleich ein Urbild für das zukünftige Sonnenwerden der Erde.

Dennoch ist Gold als universelles, über seine spezifische Wirkung als Sonnenmetall hinausgehendes Heilmittel schwer zu handhaben, da es seine alle sechs Planeten-Metallfunktionen umfassende heilende Wirkung erst nach einer entsprechenden Vorbereitung durch andere Heilmittel entfalten kann.

Es bedarf in einem gewissen Sinne der Katharsis der Seele, zum Beispiel angeregt durch eine spezifische Therapie mit den sechs Hauptmetallen (siehe das Folgende) als Vorbereitung. Des weiteren muß der physische Leib aus seiner Verhärtung und Verdichtung befreit werden, um den Ätherleib und Astralleib aus ihrer Überwältigung durch die materiellen Prozesse zu befreien. Letzteres wird durch eine Therapie mit Aurum metallicum und Carbo vegetabilis in Hochpotenz angeregt.

In den vorangegangenen Kapiteln wurde dargestellt, wie die Behandlung der menschlichen Konstitution mit potenzierten Mineralen (Nichtmetallen) eine spezifische Wirkung auf die Ich-Organisation in ihrem Verhältnis zu den unteren Wesensgliedern und besonders zum Astralleib und Ätherleib (Planetenmetalle) und zum physischen Leib als Geist- und Materieleib (Aurum, Carbo) hat. Dabei wird die Ich-Organisation durch eine Therapie mit potenzierten Mineralien im Inkarnationsprozeß so gestärkt, daß sie die Verwandlung des Astralleibes, Ätherleibes und physischen Leibes in Richtung auf die Entwicklung der Bewußtseinsseelenentwicklung zu unterstützen vermag.

Des weiteren aber bedarf es einer therapeutischen Anregung für die Katharsis des Astralleibes selbst als Vorbereitung für die universelle Wirksamkeit des Goldprozesses. Hier spielen einerseits die Metalle eine herausragende Rolle, da sie eine innere Wandlung der Seele und damit die Entwicklung von Empfindungsseele, Verstandesseele und Bewußtseinsseele (sechs Hauptmetalle) sowie die Vorbereitung des Geistselbst (Gold) *unmittelbar* anzuregen vermögen. Dabei ist weiter zu berücksichtigen, daß jeder Planetenprozeß der Seele als Gefühlsprozeß (Mercur) ein Gleichgewichtsprozeß ist, der zwischen Kopftätigkeit (Erkenntnis – Salz) und Stoffwechsel-Gliedmaßentätigkeit (Wille, Handeln – Sulfur) vermittelt.

Zum anderen aber stehen je zwei Planetenprozesse miteinander in polarer Beziehung, Argentum-Plumbum, Mercurius-Stannum und Cuprum-Ferrum. Ihre Polarität wird durch den Aurum-Prozeß erhöht und zur Harmonie und Einheit geführt. Indem eine Harmonisierung und ein Gleichgewicht aller Polaritäten der Prozesse erreicht wird, kann sich der Astralleib unter der Führung des Ich in das Geistselbst (Manas) umwandeln, wird also selbst golden und sonnenhaft. Dem geht die Entwicklung der «Lotusblumen» (seelische Wahrnehmungsorgane) und eine Verwandlung der Farben der Aura voraus. Der Astralleib wird auf diese Weise mehr und mehr ein perfektes Instrument des Ich und Träger höchster, geläuterter Weisheitskräfte (Jungfrau Sophia).

Diese Katharsis der Seele wird zwar vom Ich selbst geleistet, jedoch kann die angestrebte Gleichgewichtsbildung durch eine Anregung des Ich und Astralleibes mit Hilfe der Metalle als Heilmittel wesentlich unterstützt werden.

Wie ich gezeigt habe, werden diese Wandlungsvorgänge auch durch andere Heilmittel (nicht-metallische Mineralien) unterstützt, die aber im Gegensatz zu den Metallen nur *mittelbar* und *indirekt* die Verwandlung des Astralleibes unterstützen, während die Metalle auf das Konstitutionsgefüge der Planetenkräfte des Astralleibes unmittelbar und direkt einwirken.

Gerade aber durch den verschiedenartigen Ansatzpunkt ihrer Wirkung können Heilmittel verschiedener Substanzklassen (Nichtmetalle – Metalle) und aus verschiedenen Naturreichen (Mineralien, Pflanzen, Tiere, menschliche Produkte) sich in der Therapie wesentlich ergänzen.

Durch eine Katharsis der Seele wird aber auch, nach anfänglich Lebenskräfte reduzierender Wirkung, eine Kräftigung des Ätherleibes bewirkt, der dann gesundend und lebensspendend auf die Organe und den

Metalle	Cuprum Ferrum	Mercurius Stannum	Argentum Plumbum	Aurum Carbo
Seelen-wesen	Empfindungs-seele	Gemüts- und Verstandesseele	Bewußtseinsseele	Geistselbst
Pathologie	Triebhaftigkeit Leidenschaft-lichkeit Animalität Drogensucht Magersucht Scham Angst Ambivalenz Innere Spaltung Innere Leere	Dogmatismus Vorurteile, Er-kenntnisirrtümer Alkoholismus übersteigerte Sportbegeiste-rung, Einkaufs-sucht, Jugend-sehnsucht Angst vor dem Altern Depression paranoide Ideen	Pathologien der Mo-ralentwicklung, Intel-lektualismus, Vorein-genommenheit, Mangel an Geistes-gegenwart Mangel an Lebens-orientierung, Sinn-losigkeitsempfinden Hypochondrie Angst vor dem Sterben Mangel an Selbst- und Welterkenntnis	Pathologie der Gewissensbil-dung Schuldgefühle Psychopathie Atheismus Lieblosigkeit Hoffnungs-losigkeit
Tugenden	Gleichmut Innere Ruhe Erhabenheit über Lust und Leid	Positivität Devotion Objektives Mitleid	Unbefangenheit Vorurteilsfreiheit Geistesgegenwart	Harmonie Freiheit Liebe
Bewußtsein	Imagination	Inspiration	Intuition	
Natur-reiche	Tierreich	Pflanzenreich	Mineralreich	Mensch

physischen Organismus zurückzuwirken vermag. Da der ungeläuterte Astralleib der Verursacher aller durch das innere Leben (Bewußtsein) hervorgerufenen Krankheiten ist, kann sich die Läuterung des Astralleibes heilend auf seelische und körperliche Krankheiten auswirken.

Für die Anregung der den Astralleib verwandelnden kathartischen Ich-Wirkung hat sich für mich vor allem die Anwendung der sieben Hauptmetalle und des Kohlenstoffs in C200-Potenzen als Heilmittel bewährt.

Die C200-Potenzen werden hergestellt, indem zunächst eine Verreibung bis zur C3 mit Milchzucker hergestellt und anschließend mit reinem Alkohol weiter potenziert wird. Bei jedem Potenzierungsschritt wird eine Verdünnung von 1:99 (C=Centisimal) hergestellt, die anschließend hundertmal verschüttelt wird. Dieser Verdünnungs- und Potenzierungsprozeß wird insgesamt in zweihundert Schritten vollzogen. Die von der Weleda U.K. bezogenen Metalle in C200-Potenz sind handverschüttelt und nicht maschinell verschüttelt.

Bei den C200-Potenzen handelt es sich um Hochpotenzen im eigentlichen Sinne. Potenziert man eine mineralische Substanz, so vollzieht sich eine Umwandlung der Substanz in ihre Zukunftsprozesse, und je nach Höhe der Potenz werden dabei zunächst ätherische, astralische und ichhafte Eigenschaften der Substanz entwickelt, die dann auf die Wesensglieder des Menschen zu wirken vermögen. Dabei wird die Substanz in kosmische Kräfte umgewandelt, die zunächst vom Lösungsmittel getragen und dann auf den Menschen übertragen werden. Dabei wirken die niederen Potenzen (D1-D10) überwiegend auf das Stoffwechsel-Gliedmaßensystem, mittlere Potenzen (D12-15) auf das rhythmische System und höhere Potenzen (D20-30) auf das Nerven-Sinnes-System.

Bei den 200. Dezimal- oder Centisimal-Potenzen ist der Potenzierungsvorgang soweit fortgeschritten, daß die geistige Heimat dieser durch den Potenzierungsvorgang der Metalle freigesetzten Kräfte meiner Ansicht nach in einer Sphäre jenseits des Saturns in der sogenannten Urbilderwelt liegt («Buddhi-Plan»). In dieser Urbilderwelt, aus der die Metalle ihr geistiges Leben schöpfen, sind die drei Prinzipien «Salz», «Mercur» und «Sulfur» noch urbildhaft vereinigt und undifferenziert. Aus dieser Region erhält das potenzierte Metall die Möglichkeit, als Heilmittel die seelischen Kräfte des menschlichen dreigliedrigen Astralleibes durch eine Anregung des menschlichen Ich zu harmonisieren.

Indem das menschliche Ich sich mit den geistigen Urbildern der Planetenprozesse als Gleichgewichtsprozesse auseinandersetzen kann, helfen die Hauptmetalle in C200 dem menschlichen Ich durch eine Anregung seiner verwandelnden Arbeit im Heilungsprozeß die Seele zu läutern und zu entwickeln.

Heilmittel in C200-Potenz können auch gleichzeitig neben der Einnahme allopathischer Arzneimittel (wie zum Beispiel neuroleptische, antidepressive und antiepileptische Arzneimittel) verordnet werden, ohne unerwünschte Wechselwirkungen hervorzurufen.

Häufig habe ich bei der Anwendung der sieben Hauptmetalle und des Kohlenstoffs als Einzelmittel und/oder als Heilmittelkompositionen in der 200. Centesimalpotenz in relativ kurzer Zeit (Wochen) deutliche Verbesserungen chronischer psychischer Erkrankungen (wie zum Beispiel schwere endogene Depressionen) auch dann gesehen, wenn der Patient bereits seit vielen Jahren allopathische Dauermedikation eingenommen hat. Die Anwendung der sechs Hauptmetalle sowie des Kohlenstoffs und des Goldes als Heilmittel in C200-Potenz kann durch die Anwendung von pflanzlichen, tierischen oder metallischen Heilmitteln in D-Potenz oder als Urtinkturen ergänzt werden, ohne eine wechselseitige negative Beeinflussung befürchten zu müssen.

Eine höhere Potenz als die 200. C empfehle ich ausdrücklich nicht, da jede höhere Potenz eine unnötige Gefährdung des Organismus eines geschwächten Patienten darstellen kann und für die in dieser Konstitutionstherapie ausgearbeitete Zielsetzung (Katharsis des Astralleibes, Stärkung des Ätherleibes, Verwandlung des physischen Leibes) die 200. C-Potenz meiner Ansicht nach durchaus ausreichend ist. [Rudolf Steiners Empfehlung an Ärzte für die Behandlung von bestimmten Patienten ist nie über eine 200. D-Potenz hinausgegangen (empfohlen für einen psychiatrischen Einzelfall).]

Eine 200. D-Potenz ist mit einer 200. C-Potenz in ihrer Wirkung durchaus vergleichbar, da die Zahl der Potenzierungsschritte (200) für die Qualität der Heilmittelwirksamkeit und ihre Tiefenwirksamkeit von größerer Bedeutung ist als ihr Verdünnungsgrad.

L. Kolisko hat in ihren naturwissenschaftlichen Experimenten, die den Einfluß von verschiedenen Substanzen in steigenden Potenzreihen auf das Längenwachstum keimender Pflanzen erforschen, für die jeweilige Substanz charakteristische Wirkungskurven herausgearbeitet, die nach Rudolf Steiner auch Aussagen über die Qualität der Heilmittelwirkung einer bestimmten Potenz von einer bestimmten Substanz auf den Menschen zulassen. Dabei unterscheiden sich die Kurven der C-Potenzen (Verdünnungsfaktor 100) von den D-Potenzen (Verdünnungsfaktor 10) nicht etwa im Verlauf, das heißt es bestehen ähnliche Minima und Maxima der Kurven bei entsprechenden Potenzierungsschritten, jedoch finden sich Unterschiede im Niveau der Kurve. So faßt L. Kolisko zusammen: «Potenziert man im Centesimalrhythmus, gelangt man zu den gleichen Potenzen [für Minima und Maxima, der Autor]». Und Rudolf Steiner sagt bei einer Befragung über die Wirkungsverläufe der C-Potenzen im Vergleich zu den D-Potenzen 1921 richtig voraus: «Sie werden im Prinzip die gleiche Kurve bekommen, nur wird sie um ein Niveau höher liegen.»[229]

Beim Menschen scheinen die C-Potenzen der Metalle unmittelbarer vom Ich aus auf die Verwandlung des Seelenlebens zu wirken und von dort aus auf die Organfunktionen, während die D-Potenzen eine unmittelbarere Wirkung auf die Organfunktionen und sekundär eine Wirkung auf das Seelenleben zu entfalten scheinen.

Ich wende, wie bereits angedeutet, nur die sieben Hauptmetalle und den Kohlenstoff als Heilmittelkompositionen in C 200-Potenz an, da diese Substanzen als Angehörige des Mineralreiches eine unmittelbar anregende Wirkung auf die Ich-Organisation im Heilungsprozeß haben und da keine tiefgreifende Heilung stattfinden sollte, die nicht auch durch das menschliche Ich angeregt und vollzogen wird. Das menschliche Ich soll ja aus dem Heilungsprozeß gestärkt und gereift hervorgehen, denn nur dadurch wird die Entwicklung von Freiheit und Liebe im Patienten durch die Heilung unterstützt.

Auf die Anwendung nichtmetallischer Mineralien in C 200-Potenzen (mit Ausnahme von Carbo vegetabilis) verzichte ich, da diese Mineralien ihre starke Wirksamkeit zu unmittelbar auf den physischen und auch ätherischen Leib erstrecken und dadurch den Organismus geschwächter Patienten leicht überfordern können. Der Schwerpunkt der Wirkung der sechs Hauptmetalle dagegen erstreckt sich «nur» vom Ich bis in den Ätherleib unmittelbar. Durch das Gold und den Kohlenstoff kann dann die durch die vorbereitende Metalltherapie erreichte Stärkung und Harmonisierung der Ich-, Seelen- und Lebenskräfte bis in die Verwandlung des physischen Leibes geführt werden, ohne dabei die Kräfte des physischen Leibes und damit seine Gesundheit durch die Einseitigkeit nichtmetallischer, mineralischer Heilmittel (Salz, Sulfur) in hoher Potenz zu gefährden.

Leider war es mir bislang – trotz ermutigend positiver klinischer Erfahrungen – noch nicht möglich, quantitative Analysen über die klinischen Ergebnisse der Behandlung chronischer Erkrankungen mit der in dieser Schrift dargestellten Behandlungsmethode zu erstellen, jedoch ist eine Studienarbeit zur systematischen semi-quantitativen Analyse der Behandlungsresultate in naher Zukunft beabsichtigt.

Mitarbeiter therapeutischer Einrichtungen für die Rehabilitation psychiatrischer Patienten haben nach monatelanger Anwendung dieser Heilmittel in einer Reihe von Fällen eine signifikante Verbesserung sozialer Fähigkeiten festgestellt, wie zum Beispiel eine Verbesserung der Motivation im Arbeits- oder Lernprozeß und der Fähigkeit, neue persönliche Kontakte zu bilden und aufrecht zu erhalten. Des weiteren wurde eine Verbesserung und/oder Stabilisierung der Stimmungslage und eine Abnahme der Intensität und Häufigkeit von Angstzuständen bei vielen der langzeit-chronisch Kranken beschrieben. Auch in der Behandlung von Kindern, Jugendlichen und Erwachsenen mit sogenannten geistigen Behinderungen, emotionalen Problemen oder Verhaltensauffälligkeiten habe ich einige vielversprechende Ergebnisse gesehen.

Vergleiche ich den Effekt der C200-Potenzen mit den D-Potenzen zwischen D1–D 30, so haben sich mir bedeutend tiefgreifendere und langanhaltendere Wirksamkeiten bei der Behandlung chronischer Krankheiten ergeben.

Während der Behandlung von Patienten mit chronischen Erkrankungen mit mineralischen Heilmitteln war häufig eine deutliche Stärkung der Ich-Aktivität des Patienten feststellbar, die sich in einer Verbesserung des Gedächtnisses, in einer verbesserten Hingabefähigkeit (Interesse), in einer gesteigerten Selbsterkenntnis und einer größeren seelischen Unabhängigkeit von der sozialen Umgebung und gesteigerter Selbstbestimmungskraft manifestierte.

Auch hat sich häufig bei gelungener Therapie eine Unterstützung der «Katharsis» des Astralleibes eingestellt. So konnte ich beobachten, wie während der Behandlung mit den Konstitutionsheilmitteln häufig unbewußte Konflikte durch Träume und Erinnerungen ins Bewußtsein gehoben wurden und diese Motive den Patienten während mehrerer Tage begleitet haben. Extreme Empfindungen, wie zum Beispiel Furcht, Angst, Scham, Schuldgefühle, Ärger, Wut, Haß, Schmerz konnten ebenso in vielen Fällen gemindert und vom Patienten besser beherrscht werden. Einseitige Temperamentanlagen konnten zwar bislang nicht überwunden, jedoch besser beherrscht werden. Handelte es sich bei manchen Patienten um geschwächte Lebenskräfte, zum Beispiel ein post-virales Syndrom, so hat sich bei ihnen häufig eine Besserung der Befindlichkeit und Leistungsfähigkeit während einer solchen konstitutionellen Behandlung eingestellt.

Für die Behandlung chronischer psychiatrischer und/oder physischer Erkrankungen wende ich die folgenden Heilmittel als Einzelmittel und als Heilmittelkompositionen in C200-Potenz an, die durch andere anthroposophische Heilmittel und auch allopathische Arzneimittel ergänzt werden können:

1. Argentum metallicum C200
2. Mercurius vivus C200
3. Cuprum metallicum C200
4. Aurum metallicum C200
5. Ferrum metallicum C200
6. Stannum metallicum C200
7. Plumbum metallicum C200
8. Carbo vegetabilis C200

Indikationen für die Heilmittel als Einzelmittel und Kompositionen:
Konstitutionelle Behandlung psychosomatischer Erkrankungen, psychische Erkrankungen wie Neurosen, Persönlichkeitsstörungen, Phobien, Zwangskrankheiten, chronische Psychosen (Schizophrenie), manisch-depressive Erkrankung, Entwicklungsstörungen im Kindesalter und chronisch physische Erkrankungen.

Die konstitutionelle Behandlung chronischer Erkrankungen richtet sich dabei nicht direkt gegen eine spezifische Erkrankung und ihre Symptome, sondern behandelt die psychosomatische Grundstruktur des Patienten, indem seine Selbstregulations- und Selbstheilungskräfte zu größerer Aktivität angeregt werden und kann so indirekt zur Linderung der Symptome oder zu einer Heilung mit der Entwicklung neuer Fähigkeiten auf der organischen (zum Beispiel Immunität) und auf der seelischen Ebene führen. Dabei stimulieren die Heilmittel die Harmonisierung der drei Seelenkräfte Erkennen, Empfinden, Wollen und helfen, Selbstbestimmung, Unabhängigkeit und eine liebevolle Beziehung zur Umwelt zu entwickeln.

Extreme Empfindungen, wie zum Beispiel Angst, Furcht, Scham, Wut, Trauer und Verzweiflung können gemäßigt und allmählich unter die Kontrolle des Ich des Patienten gebracht werden. Dabei haben diese Heilmittel oft einen stabilisierenden Effekt auf die Emotionen und helfen, Mut, Liebefähigkeit und ein seelisches Gleichgewicht zu entwickeln.

Die Regenerationskraft des Organismus des Patienten kann angeregt und gesteigert werden. Patienten, die seit Jahren an einer chronischen Erkrankung leiden und deren Lebenskräfte geschwächt sind, beschreiben häufig einen Zuwachs an Energie und eine Verbesserung der Symptome der Müdigkeit, Schwäche und Lethargie. Das Immunsystem kann zu einer besseren Selbstregulierung angeregt werden und eine Tendenz zu wiederkehrenden Infekten, Allergien und Autoimmunerkrankungen kann verbessert werden.

Das Erreichen eines dynamischen Gleichgewicht zwischen entzündlichen, formauflösenden und sklerotischen, verhärtenden Tendenzen wird dabei als Grundprinzip der Gesundheit angestrebt. Aufbauende und auflösende sowie abbauende und verhärtende Kräfte innerhalb des Leibes müssen dabei ebenso im Gleichgewicht gehalten sein wie polare Seelenkräfte, wie Wahrnehmen, Vorstellen, Denken und Wollen, Tätigsein, Handeln.

Behandlungsdauer:
Es ist empfehlenswert, die Behandlung unter zwei- bis dreimonatlicher ärztlicher Kontrolle so lange fortzusetzen, wie der Heilungsprozeß fortschreitet oder bis andere Symptome verstärkt in den Vordergrund rücken. Wird eine Behandlung nach Besserung der Symptome zu früh beendet oder ein wirksames Heilmittel zu früh gewechselt oder wiederholt, so kann es zum Wiederauftreten einiger alter Symptome, wenn auch häufig in abgeschwächter Form kommen, und das legt eine Wiederaufnahme der ursprünglich wirksamen Therapie nahe. Die vollständige Heilung eines tiefliegenden Konstitutionsfaktors kann meiner Ansicht nach mehrere Monate bis zu zwei Jahre dauern. Ein Wechsel des Heilmittels ist im-

mer dann angezeigt, wenn der Heilungsprozeß nicht mehr fortschreitet, die ursprünglichen Symptome vom Beginn der Therapie trotz der kontinuierlichen Weiterführung der Therapie nach längerfristiger Latenz wiedererscheinen oder (signifikante) neue, vorher verdeckte Symptome an die Oberfläche treten.

Nebenwirkungen:

Erstverschlechterungsreaktion:
Am Anfang der Behandlung (zumeist innerhalb der ersten drei Wochen) kann es zu einer vorrübergehenden Verintensivierung einiger bekannter Symptome kommen. Diese Erstverschlechterungsreaktion klingt jedoch in der Regel innerhalb weniger Tage ab und mündet in weiterer Folge häufig in eine Heilreaktion ein. Dabei kommt es häufig schon während des Auftretens dieser Reaktion zu einer Verbesserung des Allgemeinbefindens trotz anfänglicher Verschlechterung einzelner Symptome. Es ist daher wichtig, den Patienten auf die mögliche vorübergehende Verschlechterung seiner/ihrer Symptome und die gewöhnlich gute Prognose für den weiteren Verlauf der Therapie, die häufig mit einer solchen Erstverschlechterung verbunden ist, aufzuklären.

Anamnesistische Reaktion:
Das Wiederauftreten oft Jahre alter Symptome ist bei der Behandlung keine Seltenheit. Eine solche anamnesistische Reaktion, die zu einem Durcharbeiten scheinbar überwundener Symptome vergangener Erkrankungen in leichter und stark beschleunigter Form führt, ist als Heilreaktion aufzufassen. Diese Reaktion des Organismus auf das gut gewählte Heilmittel führt zu einem Wiederauftreten der Symptome von oben nach unten, von innen nach außen und in umgekehrter Reihenfolge ihres Auftretens (Heringsche Regel). Sie weist darauf hin, daß die Symptome durch die Behandlung nicht etwa unterdrückt werden, sondern durch ein Durcharbeiten der konstitutionellen Pathologie eine Heilung angestrebt wird. Eine «Nebenwirkung» dieses aktiven Auseinandersetzens mit der Erkrankung im Heilungsprozeß ist eine Ich-Stärkung und Reifung der Persönlichkeit des Patienten.

Der Arzt muß dabei zwischen einer tatsächlichen Verschlechterung einer fortschreitenden Erkrankung, einer Erstverschlechterung oder einer anamnesistischen Reaktion unterscheiden, da auf diese drei möglichen Entwicklungen auf verschiedene Art reagiert werden sollte.
Wenn ein Heilmittel nicht oder gar ungünstig wirkt, dann sollte es nach einigen Wochen durch eine andere Verschreibung ersetzt werden.

Interaktion:
Die hier dargestellten Heilmittel in C 200-Potenz können durch allopathische Arzneimittel und/oder durch Heilmittel der anthroposophischen Therapie, wie zum Beispiel potenzierten Mineralien, Pflanzen und Organpräparaten ergänzt werden. Negative Wechselwirkungen konnte ich bisher in keinem Fall beobachten.

Interkurrente Erkrankungen:
Interkurrente Erkrankungen, wie zum Beispiel virale oder bakterielle Infektionen, können mit anderen Arznei-/Heilmitteln behandelt werden, ohne die Konstitutionsbehandlung unterbrechen zu müssen.

Insgesamt hat sich mir die Anwendung der dargestellten Heilmittel in C-Potenz als wertvolle Hilfsmittel und Ergänzung zu anderen anthroposophisch-therapeutischen Ansätzen in der Behandlung von Patienten mit chronischen Erkrankungen bewährt. Klinische Studien mit Publikation von Patientengeschichten und quantitative Analysen therapeutischer Erfahrungen sind jedoch vonnöten und werden in nächster Zeit aufgegriffen werden.

Einwände gegen die Anwendung von Hochpotenzen:
Die Anwendung potenzierter Heilmittel jenseits der D 30 gilt für manche anthroposophische Ärzte als umstritten. Da die sogenannten Hochpotenzen außerordentlich tiefgreifende Veränderungen der menschlichen Konstitution und Persönlichkeit anzuregen vermögen, ist eine gewisse Vorsicht und Zurückhaltung bei der Anwendung dieser Heilmittel durchaus angezeigt, zumal wirkungsvolle Behandlungsmethoden in den Händen unerfahrener Therapeuten durchaus Probleme schaffen können. Dabei beziehen sich die Einwände gegen eine Anwendung der sogenann-

ten Hochpotenzen jenseits D 30 einerseits auf einen Mangel an klinischen Erfahrungen, andererseits auf das Zitieren von Aussagen Rudolf Steiners, die letzterer gegenüber einer kleinen Zahl von Ärzten und Pharmazeuten in persönlichen Gesprächen gemacht hat; diese Angaben finden sich jedoch nicht im Vortragswerk oder Schriftwerk Rudolf Steiners. Dennoch soll hier in Kürze auf einige Einwände gegen die Anwendung der Hochpotenzen eingegangen werden, wie ich sie in verschiedenen Gesprächen mit Ärzten und Pharmazeuten aufgenommen habe. Diese Darstellung ist möglicherweise nicht vollständig und die Auseinandersetzung über das Für und Wider der Hochpotenzen innerhalb der anthroposophischen Medizin wird über die nächsten Jahre und Jahrzehnte hin sicher noch weitergeführt werden. Eine Liste mündlicher Aussagen Rudolf Steiners zu den Hochpotenzen wurde in der Weleda Arlesheim angelegt.

Hier sind einige Einwände:

Die Anwendung der Hochpotenzen in geschwächten Patienten kann eine Reaktion hervorbringen, die zu einer Überforderung des Organismus des Patienten und damit zu einer Gefährdung führen kann.

Diese Aussage wird von vielen im Umgang mit Heilmitteln in Hochpotenzen erfahrenen Ärzten bestätigt. Dies gilt vor allem für Patienten mit fortgeschrittenen pathologischen Veränderungen lebenswichtiger Organe, bei denen tiefgreifende «einseitige» mineralische Heilmittel (wie zum Beispiel Sulfur, Phosphor, Silicea in Potenzen jenseits D oder C 30) angewendet werden. Diese greifen zu tief in die geschwächte physische Organisation des Patienten ein und können dadurch zu einer massiven Verschlechterung des Krankheitszustandes mit fatalen Folgen führen, ein Problem, daß allerdings auch bei der Anwendung allopathischer Medikamente auftreten kann. Aus diesem Grunde sollte man vor jeder Anwendung der Hochpotenzen den Krankheitszustand der lebenswichtigen Organe (wie zum Beispiel Herz, Leber, Nieren, Lunge) gut kennen und im Zweifel auf die Anwendung dieser Heilmittel verzichten.

Auf Grund der dargestellten Probleme hat der Autor Heilmittelkompositionen aus Metallen in der C 200 entwickelt, da diese, mit Ausnahme des den physischen Leib stärkenden Goldes und des Kohlenstoffes, weniger tief als die «einseitigen» nicht-metallischen Mineralien auf den physischen Leib einwirken (siehe oben). Sie wirken als Metalle daher trotz ihrer Anregung der Aktivität der Ich-Organisation im Heilprozeß wesentlich schonender.

Durch die gleichzeitige Anwendung der die Lebenskräfte und den physischen Leib stärkenden Heilmittelsubstanzen Gold und Kohlenstoff wird eine Überforderung und nachhaltige Schwächung des Organismus unwahrscheinlicher. Dennoch muß man auch bei ihrer Anwendung Sorgfalt und Vorsicht walten lassen.

Die Anwendung der Heilmittel in Hochpotenzen kann zum Auftreten neuer, noch nicht vorher beobachteter Symptome führen.

Diese Aussage ist richtig. Sie wird jedoch verständlich, wenn man bedenkt, daß die individuelle Konstitution des Menschen aus einer Reihe verschiedenartiger, gleichsinniger und polarer Krankheitstendenzen besteht, die sich gegenseitig ausbalanzieren und in einem labilen, wenn auch oft pathologisch-fixierten Gleichgewicht halten können. So kann zum Beispiel eine Tendenz zu Entzündung und Degeneration eines bestimmten Organs vorliegen oder aber eine Tendenz zu Epilepsie und Hysterie im selben Patienten. Findet nun eine substantielle Besserung oder Heilung des einen pathologischen Prozesses statt, so wird der entgegengesetzte pathologische, manchmal mehr verborgene Prozeß verstärkt in den Vordergrund treten.

Dies bedeutet aber meiner Ansicht nach nicht etwa, daß eine neue Pathologie geschaffen wurde, sondern daß eine latente und weniger offenbare Pathologie aktualisiert und für die Weiterbehandlung zugänglich gemacht worden ist. Dies ist um so mehr der Fall, als der Patient an einer komplexen chronischen Pathologie leidet. Der Patient sollte daher über die Möglichkeit der Aktualisierung latenter pathologischer Prozesse als Teil des Heilungsgeschehens im voraus aufgeklärt werden, und die Behandlung sollte dann entsprechend, mit den aktualisierten Symptomen im Auge, fortgesetzt, daß heißt das Heilmittel gewechselt werden. Auch hier erweisen sich die mercurialen Metalle und der mercuriale Kohlenstoff in Hochpotenzen als häufig weniger problematisch als ihre nichtmetallischen Geschwister, da sie dem Organismus das Urbild eines Gleichgewichtsprozesses vermitteln, statt ihm die Auseinandersetzung mit einer einseitigen Pathologie zuzumuten. Darüber hinaus bietet ein geschlossenes System polarer Heilmittel immer auch die Möglichkeit einer Antidotierung, daß heißt die Anwendung eines entgegengesetzten Heilmittels, wenn die Wirkung des vorangegangenen Heilmittels zu stark gewesen ist.

Durch eine zu baldige Wiederholung des gleichen Heilmittels in Hochpotenz kann es zu einer Störung eines bereits eingesetzten Heilungsvorganges und zum Auftreten von Prüfungssymptomen kommen.

Diese Aussage ist richtig für die Anwendung hochpotenzierter Heilmittel in seltenen Einzelgaben. So lange ein Heilmittel wirkt und sich die Symptome beim Patienten verbessern, sollte das Heilmittel in Hochpotenz auf keinen Fall wiederholt und nur dann von einem anderen Heilmittel abgelöst werden, wenn neue gravierende Symptome in den Vordergrund treten. Interkurrente Erkrankungen, wie zum Beispiel grippale Infekte können durch anthroposophische Heilmittel in tiefen Potenzen oder pflanzliche Präparate behandelt werden, ohne die Wirkung des Konstitutionsheilmittels zu stören. Auch Symptome einer Erstverschlechterung können zum Beispiel durch die Behandlung mit Heilmitteln in tiefen Potenzen gemildert werden. In der Regel wirkt eine Dosis eines der sechs Hauptmetalle als seltene Einzelgabe in C200 etwa sechs Wochen, Carbo und Aurum dagegen *zwischen sechs Wochen und drei Monaten* und sollte in der Regel nicht früher wiederholt oder gewechselt werden.

Eine Ausnahme machen zum Beispiel die von mir entwickelten Heilmittelkompositionen (siehe unten), die ich dagegen häufiger, in der Regel einmal wöchentlich, anwende.

Die häufige Anwendung hochpotenzierter Heilmittel ist nicht neu. Sie wird zum Beispiel vielfach bei der Anwendung homöopathischer Komplexpräparate (zum Beispiel Präparate nach Dr. Reckeweg), bei der Palliation terminaler Erkrankungen, bei der Behandlung hartnäckiger Ekzeme und von einer Reihe indischer Homöopathen angewendet.

Die häufige, oft mehrmals tägliche Verabreichung hat meiner Ansicht nach nur deshalb relativ wenig Verbreitung unter klassischen Homöopathen in Europa und Nord- und Südamerika, weil die Heilmittel gemäß dem Hahnemannschen Ähnlichkeitsprinzip überwiegend auf der Basis ihrer Zweitwirkung angewendet werden. Letztere stellt eine entgegengesetzte Antwort des Ätherleibes auf die ursprüngliche Reizwirkung des Heilmittels dar. Diese Zweitwirkung ist vergleichbar der Tätigkeit des Ätherleibes bei der Bildung der Komplementärfarbe als Antwort auf die Primärfarbe oder der reflektorischen Erwärmung des Organismus nach Stimulierung durch einen Kältereiz. Eine solche Heilreaktion des Ätherleibes braucht jedoch Zeit und jede vorzeitige Wiederholung des Heilmittels könnte die Heilwirkung unterbrechen und/oder zum Auftreten von reversiblen Prüfungssymptomen führen. Obgleich eine Heilung durch die Zweitwirkung (entgegengesetzte Reaktion des Organismus) oft bei guter Wahl von Heilmittel und Potenz überzeugende Heilerfolge bringen kann, kann sie doch gerade bei mineralischen Heilmitteln in hohen Potenzen mit einer erheblichen Belastung des menschlichen Organismus einhergehen und bei schwachen und schwerkranken Patienten zu einer Überforderung des Organismus führen. In diesem Falle würde die Anregung einer Zweitwirkung des Ätherleibes möglicherweise den physischen und Ätherleib zu sehr überfordern, zumal der Ätherleib vieler Patienten im fortgeschrittenen Stadium ihrer Erkrankung auch nicht mehr in der Lage ist, eine Komplementärfarbe zu bilden.

Nach meiner Erfahrung kann eine solche Überforderung durch die häufigere, zum Beispiel einmal wöchentliche Anwendung der Heilmittelkomposition vermieden werden. Des weiteren wird ihr durch die Anwendung des Kohlenstoffes und des Goldes entgegengewirkt. Letztere zwei Heilmittel haben ja eine Lebenskräfte anregende und den physischen Leib stärkende Wirkung (siehe oben).

Bei der Anwendung dieser Heilmittel in *einmal wöchentlicher Gabe* arbeitet man meiner Ansicht nach sowohl mit der Primärwirkung als auch mit der Sekundärwirkung des Heilmittels. Es wird dem Organismus auf diese Weise durch das Heilmittel sowohl ein Spiegelbild seiner Pathologie als auch das Urbild eines Gesundungsprozesses (Gleichgewichtsprozeß) als Anregung der eigenen Heilungskräfte zur Verfügung gestellt.

Die Anwendung der Hochpotenzen greift tief in die karmischen Verhältnisse des Patienten ein und verändert diese mit Konsequenzen für das Leben in der geistigen Welt nach dem Tod und für das nächste Erdenleben.

Auch wenn diese Aussage nur vom eingeweihten Geistesforscher bestätigt werden kann, so kann sie meiner Ansicht nach durch die Beobachtung der persönlichkeitswandelnden Wirkungen einer solchen Therapie abgeleitet und bestätigt werden. Die tiefgreifende Wandlung von Konstitution und Charakter, die vom menschlichen Ich des Patienten nach Anregung durch das Heilmittel in Hochpotenz bewirkt wird, ist ein klarer Hinweis auf das Eingreifen des Heilungsprozesses in das Karma. Häufig ändern sich die Verhaltensweisen des Patienten, wenn er seine Charakterpathologie erkannt, durchschaut und verwandelt hat.

Rudolf Steiner hat den Vorgang des Eingreifens und Veränderns des Karmas des seelenpflege-bedürftigen Kindes und Jugendlichen durch den Heilpädagogen im «Heilpädagogischen Kurs» als «weiße Magie» bezeichnet, der eine «intuitive Impulsierung des Willens» des Therapeuten vorangehen muß. Er weist darauf hin, daß der Heilpädagoge dabei das «Werk der Götter im Nachtodlichen» am seelenpflege-bedürftigen Kind oder Jugendlichen schon während des Lebens durch die therapeutische Aktivität vollziehen kann. Das verantwortliche Entscheiden über ein solches Eingreifen in das Schicksal des Patienten bedarf des «inneren Mutes», in diesem Falle des Arztes. Ob ein Arzt sich bewogen fühlt, eine solche tiefgreifende Schicksalstherapie anzuwenden, ist von der eigenen verantwortlichen Entscheidung abhängig.[230]

Eine Therapie mit Heilmitteln in Hochpotenzen wirkt auf höhere geistige Wesensglieder, die der Patient noch nicht entwickelt hat.

Auch diese Aussage kann nur vom eingeweihten Geistesforscher bestätigt werden, ist aber meiner Ansicht nach wahr. Metalle in C200-Potenz unterstützen und bereiten meiner Ansicht nach die Entwicklung der Bewußtseinsseele und des Geistselbst (Manas) durch die Arbeit des menschlichen Ich vor, ein Vorgang, der sonst durch eine okkulte, meditative Entwicklung, oder aber durch die Erfahrung vieler Inkarnationen bewirkt wird. Es handelt sich dabei um die kathartische Arbeit des menschlichen Ich am Astralleib, Ätherleib und physischen Leib. Rudolf Steiner beschreibt jedoch auch eine Einweihung durch Schicksalsprüfungen, die eine ähnliche Wirkung zu haben vermag.

Die Entwicklung eines übersinnlichen Bewußtseins von der geistigen Welt ist aber in der Regel Folge eines disziplinierten Studiums der Geisteswissenschaft und einer regelmäßigen Meditationspraxis.

Die Behandlung mit metallischen Heilmitteln in Hochpotenzen dagegen kann diesen Prozeß jedoch indirekt unterstützen, indem sie dem Patienten hilft, die moralischen Entwicklungsvoraussetzungen der Einweihung durch eine Überwindung der konstitutionellen Widerstände zu entwickeln.

In die Freiheit des Patienten wird dabei meiner Ansicht nach nicht eingegriffen, da die Metalle in Hochpotenzen das menschliche Ich nur zur Selbstheilung anregen, die therapeutische Praxis aber erkennen läßt, daß das menschliche Ich jedoch in der geistigen Welt eine Entscheidung über den Grad seiner Aktivität im Heilprozeß trifft und auch jede Aktivität ganz verweigern kann, in welchem Falle eine Verwandlung der Konstitution oder eine Heilung der Krankheit nicht eintreten wird.

Die Anwendung der Hochpotenzen kann zu einem vorzeitigen Aufbrauchen von Lebenskräften führen, die erst für die nächste Inkarnation zur Verfügung stehen sollten.

Diese Aussage ist auf ihren Wahrheitsgehalt nur schwer zu prüfen, und es ist durchaus nicht sicher, ob diese Aussage, falls sie von Rudolf Steiner stammt, richtig verstanden wurde.

Rudolf Steiner hat jedoch darauf hingewiesen, daß Heilungsprozesse, die zu einer Katharsis des Astralleibes führen, zunächst auch Lebenskräfte verbrauchen können. Deshalb muß ein großer Wert darauf gelegt werden, während des Behandlungsprozesses eine Anregung und Stärkung der Lebenskräfte des Ätherleibes zu bewirken. Dies geschieht gemäß klinischer Erfahrungen vor allem durch die folgenden Heilmittel: Argentum met., Carbo vegetabilis und Aurum met. Diese Heilmittel können für diese Indikation auch in einer C200-Potenz verabreicht werden. Häufig konnte ich die außerordentlich vitalisierende und kräftigende Wirkung von Argentum met., Carbo vegetabilis und Aurum met.

in C 200-Potenz bei lebensschwachen, erschöpften und manchmal auch terminalen Patienten wiederholt beobachten. (Diese wird ja auch zum Beispiel für Carbo vegetabilis in der Literatur der klassischen Homöopathie häufig beschrieben.) Daher bin ich zu der Einsicht gelangt, daß die Vitalitätsverhältnisse im therapeutischen Prozeß (neben der Potenzhöhe) vor allem stark von der Wahl des Heilmittels abhängig sind.

Des weiteren können Erkrankungen mit entgegengesetzten Inkarnationsverhältnissen, wie zum Beispiel einerseits die kindliche Hysterie oder auch die Schizophrenie, bei denen zu starke Exkarnationstendenzen von Ich, Astralleib und Ätherleib vorliegen, ebenso mit metallischen Heilmitteln in C 200 positiv beeinflußt und gebessert werden, wie andererseits Erkrankungen wie die Epilepsie, bei der Ich, Astralleib und Ätherleib zu tief in den physischen Leib inkarniert und dort gestaut und wie gefangen sind.

Hat Rudolf Steiner Ärzten die Anwendung von Potenzen jenseits der D 30 für ihre Patienten empfohlen?

Ja, jedoch nur in wenigen Einzelfällen und für wenige allgemeine Indikationen.

Folgende Empfehlungen Rudolf Steiners für Heilmittel in Potenzen jenseits D 30 sind bekannt:

Belladonna D 60 gegen visionäre Anlage

Belladonna D 15–D 60 zum Ausgleich organischer Deformitäten im Kopftrakt. Wirkungen erstrecken sich auf die Gehirnnerven und den Willensorganismus beziehungsweise auf das organische System des Wollens

Viscum mali D 50

Succus citri D 200! für einen psychiatrischen Fall

Aesculinum D 50–D 100 im Beginn von Zahnkaries, beziehungsweise als Prophylaxe

Aesculin D 50–D 100 bei Lupus

Zum Abschluß dieses Kapitels sei noch einmal darauf hingewiesen, daß der in den ersten Kapiteln bereits dargestellte kulturbedingte Wandel der menschlichen Konstitution, der zum Beispiel durch einseitige Ernährung, Impfungen, Lebensstil und so weiter verursacht ist, zu einer Verhärtung und Verdichtung des physischen Leibes führt. In diesem Zusammenhang kann die Aussage vieler anthroposophischer Ärzte verstanden werden, daß viele vormals sehr effektive anthroposophische Heilmittel in der heutigen Zeit an Wirkung eingebüßt haben. Dies ist einer der Gründe, warum es mir sinnvoll erscheint, sich in der anthroposophischen Medizin auch für die Anwendung von metallisch-mineralischen Heilmitteln in der C200-Potenz zu interessieren, die meiner Erfahrung nach auch heute noch sehr wirksam sind.

Bei den chronischen physischen und psychischen Erkrankungen und besonders bei zu starken Erbeinflüssen und pathologischen Umweltwirkungen kann das Verhältnis zwischen dem physischen und ätherischen Leib in einem oder mehreren Organen besonders gestört sein.

Dabei kann es entweder zu einer pathologischen Lösung des ätherischen, astralischen und Ich-Organisation aus dem physischen Organismus kommen, wie zum Beispiel bei den halluzinatorischen oder manischen Zuständen der Psychose (Entfesselung), oder aber es kommt zu einer zu tiefen Bindung der höheren Wesensglieder in der physischen Organisation (Fesselung), die zu einer Zerstörung der physischen Organe und seelische zu Zwangszuständen (Lunge), Depressionen (Leber, Herz) oder aber zu einer Animalisierung des Verhaltens (Niere) führen können.

In beiden Fällen konnte der physische Leib als Träger der Vererbungskräfte nicht genügend vom Ich aus verwandelt werden.

Hier unterstützen die sieben Metalle und der Kohlenstoff in der C200-Potenz die Überwindung des Widerstandes des sich verhärtenden physischen Leibes und bereiten der Wirksamkeit der Metalle in C200-Potenz so den Weg.

Eine solche Unterstützung für die Verwandlung der physischen Organisation und als Vorbereitung der Wirkung der Metalle ist heute um so wichtiger, als das durch Kultur- und Zivilisationseinflüsse der physische Leib der Menschen sich zunehmend verdichtet und damit sich zunehmend den heilenden, verlebendigenden und vergeistigenden Einwirkungen der vom menschlichen Ich durchdrungenen Ätherorganisation entzieht. Diese Verdichtung und Vermaterialisierung des physischen Leibes sowie die Schwächung des Ätherleibes sind wie ein Schattenwurf der zivilisatorischen Bewußtseinsseelenentwicklung, die sich, wie wir gesehen haben, auf die Verwandlung der Vererbungskräfte und die Vergeistigung des physischen Leibes stützt.

Verhinderungen von Kinderkrankheiten (durch Impfungen), Anwendung allopathischer Arzneimittel, Multivitamin- und Multimineralpräparate, degenerierte Nahrungsmittel, Hochleistungssport, Unterkühlungen der frühkindlichen Organisation und so weiter, sind möglicherweise ebenso Ursachen einer solchen Konstitutionsverschiebung, wie zum Beispiel seelische Schockzustände, einseitige Intellektualisierung und seelische Animalisierung. Wir beobachten die Verhärtung und Vermaterialisierung der physischen Organisation zunehmend in unserer Zeit in den verschiedensten Manifestationen: Frühkindliche Entwicklungsstörungen mit schweren Verhaltensauffälligkeiten (zu tiefes Fesseln und Überwältigen des Astralleibes in die materiellen Prozesse der physischen Organisation hinein), postvirale chronische Erkrankungen, mangelhafte Reaktion auf anthroposophische Heilmittel, da der zu dichte physische Leib den zu schwachen Ätherleib überwältigt.

Hier erweisen sich die sieben Metalle und der Kohlenstoff in der C200-Potenz als besonders hilfreich, da sie die höheren Wesensglieder aus der Gefangenschaft des physischen Leibes befreien und den letzteren für das verwandelnde Eingreifen der höheren Wesensglieder öffnen und zugänglich machen können. Durch einen solchen Heilungsprozeß kann der ätherische Leib des Patienten gestärkt und sein physischer Leib verlebendigt werden.

Die folgenden Heilmittelkompositionen haben sich mir bei der Behandlung chronischer physischer und psychischer Erkrankungen bewährt:

1. Cuprum metallicum C200 / Ferrum metallicum C200 / Aurum metallicum C200 / Carbo vegetabilis C200
2. Mercurius vivus C200 / Stannum metallicum C200 / Aurum metallicum C200 / Carbo vegetabilis C200
3. Argentum metallicum C200 / Plumbum metallicum C200 / Aurum metallicum C200 / Carbo vegetabilis C200

9. Alla Selawry: Klinische Indikationen der sieben Metalle

1. Argentum metallicum

Hauptwirkungsorte der Silberprozesse:

Säfteorganismus, Einscheidung und Ausscheidung, Ernährung, Regeneration, Erholsamkeit des Schlafes, Wundheilung, Schleimhäute, Darmtrakt, Niere-Blase, Genitalsystem, Menses, Schwangerschaft, Laktation, Wechseljahre, Haut, Alter, Blutkreislauf, Kapilardurchblutung, Fieberreaktion, Gehirn, Nervensystem, Regeneration, vegetatives Nervensystem.

<u>Zu schwacher Silberprozeß:</u>
Geringe Flüssigkeitsaufnahme in die Gewebe, gesteigerte Ausscheidung.
Appetitmangel, schwacher Aufbau, Magersucht.
Verkürzter, gestörter Schlaf.
Verzögerte Wundheilung.
Blasse, trockene Schleimhäute mit Wundgefühl.
Nervöse Diarrhö oder Obstipation.
Chronische Reizblase.
Verlängerter Zyklus. Schwache Menstruation. Dysmenorrhö.
Erschwerte Empfängnis.
Verwelken während Schwangerschaft, Störungen in der Schwangerschaft.
Mangelnde Milchbildung, chronische Mastitis.
Verfrühte und zehrende Wechseljahre.
Genitalptose, Dystonie.
Haut welk, gealtert, Verhornung.

Hypotonie, Kreislaufkollaps, schwache Durchblutung.
Untertemperatur, zehrende Fieber.
Krämpfe, Migräne, degenerative Nervenprozesse, Übersensibilität.
Vegetative Dystonie.

Zu starker Silberprozeß:
Labiler Wasserhaushalt, vermehrte Wasseretention.
Vielesser, gesteigerter Aufbau, Fettsucht.
Zu langer ermüdender Schlaf.
Überschießende Wundheilung.
Entzündete Schleimhäute mit blutig-eitrigem Sekret.
Reichlicher Stuhlgang.
Eitrige Zysto-Pyelitis.
Verkürzter Zyklus (Menses), starke Menstruation.
Leukorrhö.
Aufquellen in der Schwangerschaft.
Überschüssige Laktation.
Akute Mastitis.
Wechseljahre spät mit heftigen Wallungen.
Haut prall und pastös mit Neigungen zu Entzündung und Eiterung.
Wallungen, Nasenbluten, Blutfülle.
Subfebrile Temperaturen, okkulte Fieber.
Mondsucht.
Entzündung von Gehirn und Nerven.
Neuralgien, Neuritiden.
Lockerungszustände.
Vergrößerungsgefühl (Gehirn, Bauch, li. Ovar).

Persönlichkeit:
Sinn für Natur,
Hegen und Pflegen, gesunde Instinkte.
Fürsorgliches Gemüt, natürliche Fürsorge.
Gemütlichkeit, gesunder Familiensinn.
Warme Mütterlichkeit.
Nahsicht, rege Phantasie, gutes Gedächtnis.

Persönlichkeit mit schwachem Silberprozeß:
Achtet Natur nicht.
Phantasielosigkeit, Gedächtnisschwäche.
Mangelnde Fürsorge und Häuslichkeit.
Kein Familiensinn, «Rabenmutter».
Nachlässigkeit oder kopflose Betriebsamkeit.
Instinktmangel.
Neurotische Erregung.

Persönlichkeit mit zu starkem Silberprozeß:
Geht im Naturhaften auf, geht in der öffentlichen Meinung auf, geht im Alltag auf.
Phantastik, ausgeschmücktes Gedächtnis.
Übertriebene Fürsorge, starke Familienbindung, «Affenliebe».
Alles für das leibliche Wohl.
Vorherrschende Instinkte.
Visionäre Veranlagung.

Pathologie:

Schleimhauterkrankungen:
Konjunktivitis. Entzündungen der Lippen und der Mundhöhle, Speichelfluß (Stomatitis), Aphten, Ulzera der Zunge und des Magens. Laryngitis, Aphonie. Sinusitis. Bronchialkatarrh mit blutig-eitrigem Sekret. Spastische Colitis ulcerosa, entzündete Hämorrhoiden. Urethritis, Zystitis und Pyelitis mit brennenden Schmerzen beim Wasserlassen.

Genitalorgane:
Uterus-Hypoplasie, Descendus uteri. Oligomenorrhö, Amenorrhö. Konzeptionsschwäche. Schwangerschaftserbrechen, Toxicose, Lochialstauungen, schwache Milchbildung. Eitrige Vaginitis und Metritis, septischer Abortus, Sepsis, nervöser Ausfluß und Genitalerregung. Lockerungszustände nach Uterus- oder Ovar-Operationen mit neurotischen oder psychotischen Erscheinungen.

Blut-Gefäßsystem:
Anregung der Blutbildung nach erschöpfenden Erkrankungen.
Tachykardie und Herzneurose.
Kollaps und Ohnmacht, Blutandrang zum Kopf, Kongestionen, Pulsationen, Hitzewallungen im Klimakterium, Blutfülle der Kapillaren, Nasenbluten. Blutende Hämorrhoiden. Hämaturie.

Haut:
Unreine Haut, akute Pyodermien, Phlegmone, Lymphangitis.
Chronische Entzündungen, Neurodermitis, Herpes Zoster.
Welkwerden und Alterungsprozeß. Ernährungsstörungen. Alopezie.
Prurigo. Schlecht heilende Ulzera.
Vegetative Dystonie und Neurose:
Allgemeine vegetative Erregbarkeit. Unruhiges, hastiges Wesen.
Asthma bei Erregung. Anfälle von Herzklopfen, Herzneurose.
Magenneurose, Erbrechen, nervöse Durchfälle. Reizblase, Inkontinenz.
Genitalspasmen. Dysmennorrhö nach Schock.

Neurologie:
Geistige Überforderung, Gedächtnisschwund, Erschöpfung mit Schlaflosigkeit. Kongestive Kopfschmerzen. Kopfgrippe, Meningitis, Enzephalitis. Neuralgien, elektrische Sensationen, Ischias, Wurzelneuritis. Degenerative Gehirn-Nervenprozesse, wie zum Beispiel MS, Nervenlähmungen. Epilepsie, die mit unregelmäßiger Gehirndurchblutung, mit Verdauungsstörungen, den Menses oder den Mondphasen einhergeht. Gefäßpulsationen, Schwindel, Ohnmacht.

Psychiatrie:
Neurotische Erregung mit hastigem Wesen. Gedankenjagd, Gedächtnisschwund. Angst und Zwangsvorstellungen. Psychische Verstimmungen und depressive Zustände vor Menses, Schwangerschaft, Wochenbett und Klimakterium. Hysterie. Visionäre Veranlagung, Somnambulismus. Endogene Psychosen, Schizophrenie.

2. Plumbum metallicum

Hauptwirkungsorte der Bleiprozesse:

Ersterbende Lebensprozesse, gesteuerte Kälteprozesse, Reifung, Alterung, Austrocknung, Nerven-Bildeprozeß, Nervensystem, Gehirn, Kleinhirn, Raumorientierung, Sinnesorgane, Sinnesfunktion, Haut, Tonisierung (Kontraktion), Mineralisierung (Knochenbildung), Grenzfunktion, Milzfunktion, trockene Schleimhäute, Verdauungssystem, Leber, Nierensystem, Schweiße, Genitalsystem, Herz-Kreislauf, Bewegungssystem.

<u>Zu schwacher Bleiprozeß:</u>
Verminderter Abbau bei mangelnder Mineralisierung, gestörte Ossifikation, verzögerte Kalzifikation, Rachitis und Osteomalazie, schwaches Skelett, Bänderschwäche.
Vorherrschender Aufbau.
Mangelhafter Kälteprozeß.
Verzögerte Reifung.
Organismus zu jugendlich für sein Alter.
Hypotonie.
Sensibilitätsstörungen. Dumpfheit der Sinne, Schwache Sinnesorgane, Unempfindlichkeit des Nervensystems mit Sensibilitätsstörungen, Benommenheit.
Verminderter Blutabbau, gesteigerte Produktion, Leukosen.
Schleimhautkatarrhe.
Gesteigerte Eßlust, Freßsucht.
Atonie, Dystonie der Muskulatur.
Bettnässen, gesteigerte Schweiße, feuchte Haut.
Späte Wechseljahre.
Hypotonie.

<u>Zu starker Bleiprozeß:</u>
Gesteigerter Abbau.

Verminderte Regeneration.
Vorzeitige Reifung und Alterung.
Untertemperatur.
Hypertonie.
Krämpfe.
Degeneration und gesteigerte Mineralisierung (Steine, Sklerose).
Bleianämie, gesteigerte Hämolyse.
Trockene Schleimhäute mit Ulzera und Wundheitsgefühl.
Hypoplasie der Schleimhäute.
Schwacher Esser, schlechter Verwerter, Magersucht.
Magenulkus, Obstipation.
Stauungsleber (Zirrhose), Gallensteine.
Oligurie. Anurie (Nephrosklerose).
Schwache, zehrende Schweiße.
Mangel an Libido, Impotenz, Sterilität, Hypoplasie oder Atrophie des Genitalsystems. Dysmenorrhö, Amenorrhö, Oligomenorrhö.
Infertilität.
Abortneigung, Frühgeburt, Schwangerschaftstoxikose.
Frühe und zehrende Wechseljahre.
Osteoporose.
Aphonie, Stimmritzenkrampf.
Hypertonus, Spasmen, Infarkt (Sklerose).
Schwindel.
Ungeschicklichkeit.
Hypersensibilität, Berührungsschmerz, Neuritis.
Lähmungen, Erblinden, Ertauben, Verlust der Sinnesfähigkeit.
Alterung der Haut, Fettgewebsschwund.
Reißen und Krämpfe in Muskeln, Beugerekontrakturen.
Versteifung der Gelenke, Gewebsatrophie, Arthrosen.

Persönlichkeit:
Theoretiker, Fernsicht, scharf konturierte Begriffe.
Rechtwinkligkeit, Prinzipientreue, Urteilsfähigkeit, Selbstkritik, Bedachtsamkeit.
«Langsame und gründliche Wahrnehmungsverarbeitung», Erinnerung.

Verinnerlichtes Gemüt, Verschlossenheit, Kontaktarmut.
Beständigkeit, Geduld, Ernst, Leidensbereitschaft, Innigkeit, Einkehr.
Beharrliches Handeln, Tragfähigkeit, Verläßlichkeit, Durchhaltekraft, Treue, Belastbarkeit, Bedürfnislosigkeit, Verantwortung, Enthusiasmus.

Persönlichkeit mit gesteigertem Bleiprozeß:
Weltfremder Theoretiker und Abstraktling, Vogelperspektive.
Starrsinn, Hochmut, Prinzipienreiterei.
Kritiksucht, Selbstzerknirschung, Überbedachtsamkeit.
Verzögerte Auffassung, Leben im Vergangenen.
Egozentrik, Abkapselung.
Hemmungen, Unbeweglichkeit.
Erdrückender Ernst, Weltschmerz.
Süchte, perverse Instinkte.
Schwerfälligkeit, Überbelastung, Pedanterie, Sturheit.
Sparsamkeit, Geiz.
Erdrückende Pflichterfüllung, Einsatz bis zur Selbstzerstörung.

Persönlichkeit mit schwachem Bleiprozeß:
Ideenblindheit, Nahsicht, verschwommene Gedanken.
Mangel an Prinzipien, Gewissenlosigkeit.
Urteilslosigkeit, Unbedachtsamkeit.
Gegenwärtiges vergessen.
Geschwätzigkeit, Anlehnungsbedürfnis, Unbeständigkeit.
Ungeduld, kein Lebensernst, meidet Leiden, Veräußerlichung, nicht tragfähig, keine Ausdauer, Unexaktheit, Leichtfertigkeit, Unverantwortlichkeit, Lauheit. Sinnestäuschungen.
Hypochondrie.
Zerstörerische Tendenzen.

Pathologie:

Mangelnder Abbau:
Rachitis, Osteomalazie. Großköpfige, verträumte Schulkinder.
Adipositas, Aufschwemmung. Benommenheit.

Gesteigerter Abbau:
Arteriosklerose, Hypertonie (blaß). Angina pectoris, Claudicatio intermittens, Raynauld Syndrom. Schlaflosigkeit.

Magen-Darm:
Übermäßige Schleimsekretion. Krämpfe der Schlund- und Magenmuskulatur. Meteorismus. Koliken, Subileus, chronisch-spastische Obstipation, Krampf des Sphinkter ani, Überformung des Stuhls.

Niere:
Chronische Nephritis, Nephrosklerose.

Leber:
Leberzirrhose

Blut-, Milz-, Knochenmark- und Lymph-Erkrankungen:
Leukämie, Lymphogranulomatose, Anämie.

Allergie:
Heuschnupfen, Asthma.

Stimmbänder:
Lähmung und Stimmritzenkrampf.

Nervensystem:
Hinterkopfschmerz, Migräne der Adipösen mit Wasserretention, Hydrozephalus (Stannum). Epilepsie (Grand mal und Absenzen bei bleichen, gedunsenen, sehr langsamen, dumpfen Menschen mit paralytischer Schwäche vor dem Anfall). Enzephalopathie, Zerebralsklerose, Paralyse. Progressive Muskelatrophie. Amaurose, Doppeltsehen, Glaukom. Übersensibilität gegen Berührung. Comotio cerebri.

Haut:
Alterserscheinungen, chronische Dermatitis mit indurierenden Hautrissen (besonders der Fußsohlen), rezidivierende Erysipele, Allergien, exsudative Diathese, Psoriasis, Pruritis senilis, Pigmentflecke, Alopezie, Hyperkeratosen, Sklerodermie, Ichthyosis, Geschwüre.

Stützgewebe:
Rachitis, Osteomalazie, Osteoporose, schlecht heilende Knochenbrüche. Scheuermannsche Erkrankung. Osteomyelitis. Knochenmetastasen. Bänderschwäche, Haltungsanomalien, Bandscheibenschäden. Sudecksche Erkrankung. Chronische Polyarthritis, Arthrosen, Gicht.

Psychische Störungen:
Entwicklungshemmung, mangelnde Reifung. Denkschwäche, Unvermögen zum Rechnen bei großköpfigen, infantilen Kindern. Pavor nocturnus. Krankhafte Abhängigkeit von Personen. Visionäre Veranlagung und Mondsucht. Zerebralsklerose. Altersdemenz. Süchte. Perverse Instinkte. Freßsucht. Vorliebe für Gestank und Unreinlichkeiten. Autismus. Grausamkeit. Sadismus. Alkoholismus, Opioidsucht. Erregungszustände. Unmotivierte Zornausbrüche besonders vor der Menses, Manie. Hypochondrie. Melancholie. Depression.

3. Mercurius vivus

Hauptwirkungsorte der Quecksilberprozesse:

Zellenleben, Säftezirkulation, Sekretion, zwanghafte Ausscheidungen. Flüssigkeitsstauungen, Lymphatiker. Zellwucherungen und Tumoren. Bewegungsdynamik, Peristaltik. Gliedmaßenbeweglichkeit, Gelenkigkeit. Schwellenfunktion bei Übergängen. Sprunghafte Erkrankungen, die zwischen Extremen pendeln. Temperaturausgleich,

Anpassungsfähigkeit an Wetter und Umwelt.
Unverträglichkeit gegen Wärme und Kälte, Wetterwechsel, Zugluft, naßkaltes Wetter. Infektabwehr. Schleimhäute, Lymphsystem, Drüsen. Verdauungssystem, Kolon, Leber. Nieren-System, Diurese. Genital-System. Atmungs-System. Herz-Kreislauf. Sinnes-Nervensystem, Nerven, Augen, Haut. Sanguinisches Temperament, Neurastheniker.

Zu schwacher Merkurprozeß (Nerven-Sinnes-Dynamik)
Hypertrophes Zellenleben mit Tumorbildung, Zellwucherungen, Polypose, Adenoide. Hypertrophie der Lymphknoten.
Stauung und Stagnation des Säfteorganismus (Wasserretention, Ödeme).
Hyposekretion.
Bewegungsstagnation, Verlangsamung, Steifheit, Schmerz.
Spasmen, Tenesmen.
Frieren auch am Ofen, Wetterfühligkeit, Erschöpfung, Anergie.
Trockene, wunde Schleimhäute, trockener Mund, trockene Kehle.
Heiserkeit.
Asthma, Emphysem.
Zahnschmerzen.
Hyposensibilität.
Degeneration des Nervensystems.
Paralysis agitans.
Lider- und Augenmuskelkrämpfe.
Nystagmus.
Tremor.
Atonische, arthrotische Geschwüre.

Zu starker Merkurprozeß (Stoffwechsel-Gliedmaßen-Dynamik):
Fieberhafte, entzündliche Erkrankungen mit stechendem Schmerz, Pusteln und Eiterungen.
Hypersekretion der Schleimhäute, scharfe ätzende, blutig-eitrige Sekrete. Schleimhautgeschwüre.
Sinusitis, Nasenbluten.
Laryngitis.

Belpharitis, Ophthalmie.
Akute Lymphangitis, akute Tonsilitis.
Nässende Ekzeme, Pyodermien, Impetigo, Phlegmone, Abszesse.
Stomatitis, Gingivitis.
Dysentrie. Colitis ulcerosa.
Hepatitis, Ikterus, Cholezystitis.
Eitrige Zysto-Pyelitis.
Vermehrte Diurese.
Eitrige Entzündungen des Genitalsystems (Lues, Gonorrhö).
Schweißausbrüche, gelblich-fötid.
Rascher Pulswechsel.
Hypersensibilität der Sinne.
Reißen der Nerven, Neuralgien, Kopfkongestionen.
Hyperaktivität, Hyperkinetik, Zappeligkeit, Muskelzucken, Tremor.
Hitze- und Kälteempfindlichkeit, Wetterfühligkeit, Erkältungsneigung.
Hyperergie bei Infekten.

Labile Merkurprozesse (rhythmische Dynamik)
Sprunghaftigkeit der Erkrankungen.
Pendeln zwischen den Extremen.
Wechsel von Hitze und Kälte.
Wetterfühligkeit.
Infektanfälligkeit.
Speichelfluß und Trockenheit im Rachen.
Zusammenpressen und Auseinanderbrechen des Kopfes.
Katarrhalische Entzündungen und Wucherungen.
Neurotische Erregungen und depressive Erschöpfung.

Persönlichkeit:
Intelligenz, kombinierender Verstand, Interesse, Wißbegier,
Aufmerksamkeit. Kombinationsgabe, Erfindergabe.
Gesprächigkeit, treffender Witz.
Extrovertiertes Gemüt, Weltoffenheit, Quecksilbrigkeit.
Freundlichkeit, Entgegenkommen.
Anpassung, Beeindruckbarkeit.

Wandelbarkeit, vermittelndes Handeln, Regsamkeit.
Spontane Betriebsamkeit, Spieltrieb.
Handfertigkeit, Geschicklichkeit.

Persönlichkeit mit gesteigertem Merkurprozeß:
Neugier, Sensationslust, wertblinde Vielwisserei.
Gedankenflucht.
Intrigen, Verleumdungen.
Illusionäres Erfinden.
Schwatzsucht, Redezwang, Spott, Ironie.
Beeindruckbarkeit, Wechselsucht.
Heucheln, Schmeichelei, Dienstbeflissenheit, charakterlose Anpassung.
Beeinflußbarkeit, Unbeständigkeit.
Launen.
Übererregsamer Unruhegeist, Übergeschäftigkeit, Hast.
Spielsucht, Spekulation, Tausendkünstler.
Dieberei, Betrug, Gewinnsucht, Eigennutz.

Persönlichkeit mit schwachem Merkurprozeß:
Interesselosigkeit, Stumpfheit, Unaufmerksamkeit.
Mangelnde Intelligenz, Begriffsstutzigkeit, Denkfaulheit.
Weiß nichts zu sagen, Humorlosigkeit, Teilnahmslosigkeit.
Mißtrauen, Argwohn.
Unfreundlichkeit, mangelnde Anpassung, Unbeweglichkeit.
Klagsamkeit.
Schwerfälligkeit, Trägheit, «tierischer Ernst», mangelnde Handfertigkeit, Ungeschicklichkeit. Beachtet Bedürfnisse anderer nicht.

Pathologie:

Lymph- und Drüsensystem:
Scharfe, ätzende, blutig-eitrige Absonderungen. Penetranter Foetor ex ore; seifenartig-klebriger Speichel bei blutendem, geschwollenen Zahnfleisch mit Zahnschmerzen. Anhaltende, gelbliche Schweiße,

besonders nachts, ohne Erleichterung; Drüsenschwellungen mit Neigung zu Eiterungen. Haut- und Schleimhautgeschwüre. Kopfkongestionen. Heftige Tenesmen und Durchfälle. Behandlung der initialen Phase der Entzündungen mit beginnender Eiterung. Neigung zu Geschwüren und Beteiligung der Lymphknoten. Katarrhalische Entzündungen der Schleimhäute aller Körperöffnungen und lymphatischen Gewebe (Tonsillen, Appendix und anderes). Lymphstauungen, Lymphangitis, Lymphadenitis, Entzündung und Eiterung aller Drüsen und drüsiger Organe. Toxische Angina, Diphterie. Hypertrophie und Tumorbildung bevorzugt drüsiger Organe, wie zum Beispiel Adenoide, Polypen, Mastopathie, Adenom, Fibrom, Myom, Prostata-Hypertrophie, Lymphogranulomatose, Papilom, Karzinom drüsiger Organe.

Verdauungssystem und Leber:
Stomatitis, Gingivitis, Glossitis, Zahneiterungen. Granuloma. Schlundkrampf. Regurgitation. Tenesmen, Darmkoliken. Akute und chronische Darmkatarrhe, morgendliche Diarrhoe, Dysentrie, Enterokolitis, Kolitis, Darmdrüsen-Tbc. Aszites. Obstipation. Verdauungsstörungen. Oxyuren. Hepatitis, Gallenstauung, Cholezystitis, akuter Ikterus, Gallenkolik. Pankreasschmerz.

Uro-Genitalsystem und Schweiße:
Eitrige Zystopyelitis, Nephritis, Nephrose. Wasseretention. Nierensteine. Genitalentzündungen, Syphilis, Gonorrhö. Enuresis nocturna. Profuse, fötide, gelbliche Schweiße.

Atemwege:
Erkältungen, besonders im Frühjahr und Herbst. Obere Luftwegsinfekte. Blutig-schleimige, ätzende Katarrhe. Heuschnupfen, Fließschnupfen. Rachen- und Tubenkatarrh. Laryngitis, Heiserkeit (Redner). Chronische Bronchitis, Asthma. Emphysem, Bronchiektasie.

Säftezirkulation und Kreislauf:
Erregte Zirkulation, Tachykardie. Hitzekollaps. Herzinsuffizienz,

Asthma cardiale. Statische Ödeme, hypostatische Pneumonie, Lungenödem.

Bewegungssystem:
Wirkt auf Bindegewebe, Skelettmuskulatur und Gelenke. Steifheit, Reißen, Zucken und Zittern in der Muskulatur. Wandernder akuter Muskelrheumatismus. Gelenkrheumatismus. Akute Arthritis mit hohem Fieber, Periarthritis, Bursitis, Tendo-vaginitis. Periostitis, Osteomyelitis.

Nervensystem:
Wirkt auf das vegetative Nervensystem und die glatte Muskulatur. Tenesmen und Krämpfe (Schlund- und Stimmritzenkrampf, Gallenkolik, Blasentenesmen, Darmtenesmen). Kongestive Kopfschmerzen. Gesichtsneuralgien, reißende Zahnschmerzen, Nervenentzündungen. Entzündungen der Sinnesorgane (Augen, Ohren), Blepharospasmen. Rheumatische und skrofulöse Ophthalmie. Übersensibilität der Sinnesorgane und des Nervensystems.

Haut:
Dyshidrose. Urticaria, Erythem, nässendes Ekzem. Erysipel, Pyodermie, Impetigo, Dermatitis, Abszeß, Furunkel, Panaritien. Pemphigus. Atonische, herpetische und arthritische Geschwüre.

Psychische Störungen:
Überempfindlichkeit, seelische Unausgeglichenheit, schneller Stimmungswechsel, Stimmungslabilität. Sensitivität, Schwanken zwischen Sympathie und Antipathie, grundloses Lachen und Weinen. Erregung, Hysterie. Manie und Depression. Kontaktstörungen. Illusionäres Denken, Zwangsneurose, Depressionen mit zwangshaften Selbstvorwürfen.

4. Stannum metallicum

Hauptwirkungsorte der Zinnprozesse:

Plastik und Dysplastik, Körperplastik und Proportionen, großköpfig und kleinköpfig. Hydrose und Austrocknungstendenz, Wasserbindungsvermögen der Gewebe und Organe, seröse Häute. Schleimhäute. Tonus und Dystonie der glatten Muskulatur, muskuläre Hohlorgane. Binde- und Stützgewebe (Sehnen und Bänder), Gelenke (Synovia, Knorpel). Wärmeminderung (Gehirn) und Wärmesteigerung (Leber). Gehirn, Nerven, Leber-Gallen-System, Leberfunktion, Leberstoffwechsel.

Zu schwacher Zinnprozeß:
Dysplastik.
Deformitäten (Skoliose, Hühnerbrust, Gelenkanomalien, flacher Brustkorb; schmale, schwächliche Gestalt).
Degeneration, Fibrose.
Asthenie.
Kleiner Kopf.
Austrocknungstendenzen, gesteigerte Wasserausscheidung, unstillbare Diarrhö, heiße Nachtschweiße.
Polyserositis sicca, Pleuritis sicca, Perikarditis mit Schwartenbildung.
Trockenheit der Schleimhäute, trockene Katarrhe der Luftwege.
Ptose und Atonie einzelner Organe, Darmdivertikulose, Enteroptose, atonische Konstipation, Rektum- Prolaps, Vaginal-Prolaps.
Bindegewebs- und Bänderschwäche, Bandscheibenschäden, Schlottergelenke.
Gelosen, chronische Bursitis, Tendovaginitis.
Arthrosis deformans.
Kopfgrippe, Meningitis, Enzephalitis.
Poliomyelitis, Enzephalopathie, Parkinson.
Hepatose (Fibrose, Zirrhose).
Leberstoffwechselstörungen.
Hautschrunden.

Zu starker Zinnprozeß:
Schwache Plastik, Körperfülle, pyknischer Habitus.
Quellungstendenzen, Wasseretention (Hirnödem, Lungenstauung, Stauungsleber, Hydronephrose, Hydrozephalie).
Polyserositis exsudativa (Pleuritis, Perikarditis, Aszites, Hydrozele unter andere).
Zähschleimiger Katarrh (chronischer Schnupfen, Sinusitis, schleimige Bronchitis, schleimige Enterokolitis. Fluor vaginalis).
Koliken und Schmerzen, die langsam an- und abschwellen (Darm, Gallenblase, Harnblase, Urethra, Uterus).
Gelenkrheumatismus, Gelenkerguß, Bursitis, Arthritis, Periarthritis, Tendovaginitis. Körperlich-seelische Erschöpfung, Kopfschmerzen, Leeregefühl im Kopf, Hemicrania dextra. Neuralgien (langsam an- und abschwellend).
Dysfunktion und Stauung der Leber, Hepatitis, Aszites, Hydrops der Gallenblase.
Allergie und Entzündungsneigung.
Ekzem, Erysipel, Neurodermitis.

Wechselnde Zinnprozeßstörungen:
Labiles Gleichgewicht mit hydrotischen und austrocknend-degenerativen Erscheinungen im Wechsel.

Persönlichkeit:
Grandseigneur.
Vernunft, Besonnenheit, Überschau.
Weitblick, Erkenntnis, Einsicht, Urteilsfähigkeit.
Gelassenes Gemüt, Heiterkeit, Wohlwollen, edler Anstand, Zurückhaltung.
Sinn für Feierlichkeit, Großmut, Würde, Fördern, Beglücken, Lebenskunst.
Umsichtiges Handeln.
Ehrgeiz, Selbstzucht.
Ordnende Planung, Organisationsgabe, Repräsentation, Meisterschaft, Dirigieren, Anleiten, Herrschertum.

Persönlichkeit mit gesteigertem Zinnprozeß:
Emporkömmling, Berechnung, Diplomatie.
Selbstüberzeugung, Überheblichkeit, Herablassung.
Formalismus, künstlicher Abstand, Pathos.
Schwadronieren, Großtuerei.
Verschwendung, Genießertum.
Ehrsucht.
Überorganisation.
Prunksucht, Hochstapelei, Anmaßung.
Herrschsucht.
Ideenflut.
Verletzbarkeit, Ärger, überstarker (Un-)Gerechtigkeitssinn.

Persönlichkeit mit schwachem Zinnprozeß:
Unansehnlichkeit, Höfling.
Unbesonnenheit, Beschränktheit, Uneinsichtigkeit, Urteilslosigkeit.
Mißgunst, Mangel an Manieren, Distanzlosigkeit,
kunstlose Alltäglichkeit, kleinliche Gesinnung, Kriechertum,
mangelnde Lebenskunst. Sichgehenlassen, unbedachte Planlosigkeit,
Formlosigkeit, Stümperei.
Mangel an Führungsqualitäten.
Intelligenzstörungen.

Pathologie:

Dysplastik und Deformation:
Rachitis mit deformierender Stirn-, Thorax- und Beinformung.
Kyphosis, Skoliosis, Trichterbrust, Gelenkanomalien.

Hydrose und Serositis:
Seröse Ergüsse, Pleuritis (auch karzinomatös), Perikarditis, Aszites, Hydrozele, Polyserositis exsudativa. Organstauungen, wie zum Beispiel Hirnödem, Lungenstauung, Herzwassersucht, Stauungsleber, Hydronephrose. Hydrokephalie. Glaukom. Schleimhautkatarrhe mit zähem Schleim. Chronische Sinusitis, Bronchitis, Bronchiektasie, Hydrops der Gallenblase, Fuor vaginalis. Gesteigerte Sekretion und

Flüssigkeitsausscheidung. Heuschnupfen. Enterokolitis, unstillbare Diarrhö. Warme Schweiße. Bettnässen. Menorrhagien.

Dystonie und Bindegewebsschwäche:
Spannungszustände der glatten Muskulatur und des Bindegewebes. Langsam an- und abschwellende Koliken des Darmes, der Gallenblase, Harnblase, Ureteren und des Uterus.
Atonie und Ptose, wie zum Beispiel Enteroptose, Uteroptose, Rektumprolaps, Vaginalprolaps. Ektasie, wie zum Beispiel Bronchiektasen, Aneurysma, Darm-Divertikulose.

Exsikkose und degenerative Prozesse:
Binde- und Stützgewebe. Myodegeneratio cordis, Lungenfibrose, Leberzirrhose.

Gehirn und Nervensystem:
Kopfleere. (Stirn-) Kopfschmerz. Orbitalneuralgie. Migräne. Hydrozephalus, Gehirnödem. Postenzephalie. Trigeminusneuralgie.

Leber:
Nahrungsmittelüberempfindlichkeit, allergische Reaktion. Funktionsschwäche nach Infekten, Antibiotika und Chemotherapie. Leberdysfunktion. Manche Formen von Hepatitis, chronische Hepathopathie, beginnende Leberzirrhose.

Haut:
(Hepatogenes) Ekzem, Erysipel, Furunkel. Schrunden, Risse, Neurodermitis, Lichen ruber planus.

Schwäche der Gliedmaßen:
Funktionelle Störungen, Zittern, Versagen der Beine.

Entzündung der Gelenke und Stützgewebe:
Arthritis, Periarthritis, Spondylarthritis, Bursitis, Tendovaginitis, Hydrops genu.

Muskel-, Bindegewebs- und Bänderschwäche:
Myasthenie (Muskelschwäche). Schlottergelenke. Rundrücken. Bandscheibendislokation.

Muskel- und Gelenkdegeneration:
Myodystrophie. Arthrosis deformans, Spondylarthrose, Knorpeldegeneration.

Psychische Störungen:
Denkschwäche der verträumten Großköpfigen. Konzentrationsmangel. Asthenie, Denkunfähigkeit und Kopfleere der Kleinköpfigen. Hepatogene psychische Verstimmungen. Hypochondrie. Willenshemmung. Hepatogene Depression (bei Älteren). Verletzbarkeit, Ärger. Maniakalische Erregung. Epilepsie. Schizophrenie.

5. Cuprum metallicum

Hauptwirkungsorte der Kupferprozesse:

Aufbaustoffwechsel, Eiweißstoffwechsel. Blutbildung. Venenkreislauf, Venensystem. Thyreoideafunktion, Parathyreoideafunktion. Nieren-System, Nieren-Strahlung, Nebennierenfunktion. Stoffwechselwärme. Verdauungsprozesse, Salzsäurebildung, Darmfunktion. Leberstoffwechsel, Gallenfunktion. Oberer Respirationstrakt. Vegetative Nerven, Zentralnervensystem, Nervenstoffwechsel, Erregbarkeit des Nervensystems. Gliedmaßensystem. Kalkstoffwechsel. Haut, Pigmentbildung, Haarwuchs.

Zu schwacher Kupferprozeß:
Stoffwechselstörungen.
Magerkeit, Asthenie, trophische Störungen.
Anämie, Varikosis, Thrombose.
Hypothyreose, Spasmophilie, Tetanie.

Hypotonie, Atonie.
Pigmentmangel, Vitiligo, Mykosen, trophische Störungen der Haut, Haarausfall.
Zyanose, Kälte, Frieren, Kollaps.
Völle nach wenig Essen.
Sub-Azidität.
Spastisch-atonische Obstipation.
Koliken.
Leberzirrhose.
Nierensteine, Asthma bronchiale, Krampfhusten, Keuchhusten, innere Spannungen.
Krämpfe.
Arthrose, Gicht, Osteoporose.

Zu starker Kupferprozeß:
Körperfülle.
Allergie, Entzündung.
Polyzythämie.
Phlebitis, venöse Blutfülle.
Hyperthyreose.
Hypertonie.
Krämpfe.
Gesteigerte Pigmentierung.
Venöses Ekzem.
Hitze, Fieber, Seelenfieber.
Heißhunger, Hyperazidität, Fäulnisdyspepsie, Diarrhö.
Zysto-Pyelitis, Nephritis, Harndrang.
Venöse, trockene Entzündung der Bronchien.
Leberstoffwechselstörungen.
Übererregbarkeit, Zittern, Pulsieren Vibrieren.
Migräne.
Polyneuritis.
Muskelzucken, Sehnenhüpfen.
Myalgie, Arthritis.
Osteomalazie.

Persönlichkeit:
Gefühlswarmes Denken, farbige Vorstellungen, Bildhaftigkeit, Träumerei.
Mitfühlendes Urteil, Seelenwärme, Mitgefühl, Andacht, Verehrung.
Frohsinn, Lebensfreude, Schönheitssinn.
Gefühlsbestimmtes Handeln, Wunschwille, frohes Genießen.
Takt, Rücksicht, Freigebigkeit.
Hingabe, Aufopferung, Barmherzigkeit.

Persönlichkeit mit gesteigertem Kupferprozeß:
Emotionales Denken, Romantik, Wunschträume.
Gefühlsüberschwang, heftige Sympathie und Antipathie, Schwärmerei, Emotionalität.
Übereifer, Nachgiebigkeit, Selbstaufgabe.
Schenksucht, Verschwendung, Genußsucht, Vergnügungssucht.
Erregung, innere Spannungen.
Halluzinationen.

Persönlichkeit mit schwachem Kupferprozeß:
Gefühlskälte, Gefühlsverarmung, Freudlosigkeit.
Dumpfheit, Grauheit, Nüchternheit, Stumpfheit.
Lebensangst, Erstarren, Angstzustände, Stupor.
Geschmacklosigkeit.
Gleichgültigkeit, Seelenkälte, Nachlässigkeit, Überdruß.
Trägheit.
Taktlosigkeit, Kärglichkeit.
Hemmungen, Reserven.

Pathologie:

Verdauungs- und Stoffwechselstörung, Unterernährung:
Appetitlosigkeit, Verdauungs- und Resorptionsstörung, Magersucht, Unterernährung. Gastritis,Gastralgie, Meteorismus, Krämpfe. Dysenterie, Diarrhö, Fäulnis, Dyspepsie. Ulzera. Gastroenteroptose, Atonie, Divertikel. Spastisch-atonische Zustände des Darmtraktes

(Zusammenschnürung der Kehle, Schlund- und Speiseröhrenkrampf, Magen- und Pförtnerkrampf, Darmkoliken). Morgendliche nervöse Durchfälle, Enddarmtenesmen mit zwangshaften Entleerungen. Darmparasiten. Eiweiß-Stoffwechselstörung, Allergie. Gelenkrheumatismus. Migräne. Diabetes. Trophische Störungen der Haut, Indurationen der Haut, Haarausfall, Pigment-Anomalien, Vitiligo, Mykose. Leberzirrhose. Steinleiden. Malaria.

Thyreose-Therapie:
Hyperthyreose, Thyreotoxikose, Struma.

Blut:
Anämie, hyperchrome Anämie, perniziöse Anämie.

Kreislauf:
Hypotonie, Hypertonie, Kreislauflabilität. Tachykardie, Herzangst. Gefäßpulsationen. Gefäßspasmen, Koronarspasmen, Endarteriitis obliterans. Varikose, Stauung, Venektasien, Thrombose. Phlebitis.

Respirationssystem:
Pertussis. Asthma bronchiale, spastische Bronchitis. Stottern. Tuberkulose (zirrhotisch bei Unterernährung).

Uro-Genitalsystem:
Albuminurie, Nephrose, Stauungsniere, Nephritis (beginnend), Schrumpfniere, Nephrosklerose, Nierenkoliken, Nierensteine.
Zu schwache Nierenstrahlung (Atonie, Varizen, Hämorrhoiden, Menorrhagien, Unterernährung, Stoffwechselschwäche, okkultes Fieber).
Zu starke Nierenstrahlung (Meteorismus, gesteigerter Stoffwechsel, Plethora, Hypertonus, Krämpfe).
Förderung der Genitaldurchblutung und Funktion. Frigidität. Schwache Menses. Klimakterische Ausfallerscheinungen. Dysmenorrhö mit Migräne. Hypogenitalismus. Kryptorchismus.

Dystonie und Krämpfe:
Vegetative Erregung, Zittern, Vibrieren, Pulsieren. Spasmophilie, Tetanie, Koliken (Magen, Darm, Galle), Ureter- und Blasenkrämpfe, Dysmenorrhö, Koronarspasmen, Angiospasmen. Endarteriitis obliterans. Krämpfe der gesamten Muskulatur. Zuckungen, Sehnenhüpfen, schmerzhafte Wadenkrämpfe, Krämpfe der Schenkel, Bauchmuskulatur, des Rumpfes. Koordinationsstörungen, taumelnder Gang, bleischwere, lahme Glieder, Epilepsie. Eklampsie. Chorea major und minor. Asthma bronchiale, spastische Bronchitis. Gastroenteroptose, Atonie, Divertikel. Schwindel, Ohrendröhnen. Grimassieren. Kopfwackeln. Muskelzuckungen. Tics.

Zentralnervensystem:
Migräne. Neuritis, Neuralgie. Postenzephalie. Paralysis, Paralysis agitans. Multiple Sklerose.

Haut:
Urticaria, Allergien. Erytheme. Venöse Ekzeme. Nässende Ekzeme. Hepatogene Dermatitis. Nephrogenes Ekzem mit venöser Stauung. Mykosen. Schlecht heilende, venöse Ulzera. Vitiligo, Pigmentanomalien. Alopecia areata, Haarausfall. Haare wie elektrisch. Teleangioektasie. Hautindurationen. Ichtyosis. Störungen des Nagelwachstums.

Psychische Störungen:
Vegetative Dystonie nach Schreck und Schock. Unruhe, Erregungszustände. Gefühlsarmut, Abstumpfung, Apathie. Phobien. Depressionen. Schizophrenie.

6. Ferrum metallicum

Hauptwirkungsorte der Eisenprozesse:

Atmungsprozeß, Gewebsatmung. Atmungssystem, Nase,

Nasennebenhöhlen, Kehlkopf und Stimme, Bronchien, Lunge. Blutkreislauf, Reger Kreislauf, Durchblutung. Blutgerinnungsfähigkeit. Blutabbau, Gallenbildung, Leber-Galle-System. Wärmebildung. Blutbildung. Eiweiß-Stoffwechsel. Muskelaktion. Farbstoffbildung, Lichtschutz. Darm-Schleimhäute. Nieren-Blasen-System. Drüsen. Thyreoidea. Pankreas. Nebenniere. Sinnes-Nerven-System, Gehirn, Nerven. Gliedmaßen, Muskulatur. Haut.

Zu schwacher Eisenprozeß:

Hypoxämie (Gehirn), Geschwächte Gewebsatmung.
Frösteln, Frieren.
Anämie, Acholie.
Anergie, Stoffwechselstörungen.
Muskelschwäche, Kraftlosigkeit, Trägheit.
Schwache Muskulatur, Muskelschwund, Lähmungen, Polio.
Schwache Pigmentbildung, Albinismus, blasse Haut.
Fließschnupfen, Erkältungstendenz, schwache Stimme, Aphonie.
Sprachstörung, Stottern.
Schleimige Bronchitis, Infektanfälligkeit, Tbc.
Kreislauflabilität, Kollaps, Hypotonie.
Hämorrhoiden, Varizen.
Blutungstendenz, atonische Blutung.
Schwache Gallenproduktion.
Schleimig-wässeriger Darmkatarrh, Schleimfluß.
Harnträufeln, atonische Blasenfunktion.
Amenorrhö.
Potenzverlust.
Hypothyreose.
Pankreasinsuffizienz.
Diabetes.
Mykose.

Zu starker Eisenprozeß:

Gesteigerte Gewebsatmung, Fieber, Entzündung.

Polyzytämie.
Gesteigerte Gallenproduktion, Ikterus.
Hyperergie, Allergie, Ekzem.
Gesteigertes Muskelgefühl, Bewegungsdrang.
Überpigmentation.
Trockene Entzündung.
Nasenbluten.
Laute (schrille) Stimme, Heiserkeit, Laryngitis, trockener Reizhusten.
Pleuritis, Pneumonie.
Blutfülle, Pulsationen, hyperämische Blutungen.
Gerinnungstendenz (Thrombose, Embolie).
Hämosiderose (Leber, Lunge, Milz).
Trockene Schleimhautentzündung.
Sexuelle Übererregbarkeit.
Hyperthyreose.
Pankreasfibrose.
Hypertonie.
Kopfschmerzen mit Blutfülle.
Gehirn-Entzündung.
Neuralgien (Trigeminus, Ischias).
Akuter Muskel- und Gelenk- Rheumatismus.
Gerötete Haut, Blutandrang.
Akne, Furunkel.

Persönlichkeit:
Maskuliner Choleriker, Tatmensch, Kämpfer.
Praktischer Verstand, nüchtern, realistisch, zielgerichtet, stoßkräftig, entschieden. Rednergabe, scharfsinnig, treffsicher, pionierhaft, reformerisch, konstruktiv.
Heißblütiges Gemüt, leidenschaftlich, heftig, spontan, Selbstgefühl, Eigenständigkeit. Freiheitlich, mutig, streitbar, gewappnet, Ehrgeiz.
Eiserner Wille, Tatkraft, Dynamik, impulsive (blitzartige) Reaktionen, Entschlußkraft, voller Einsatz, zielgerichtete Energie, Selbstbeherrschung, Schützen und Schirmen.

Persönlichkeit mit zu schwachem Eisenprozeß:
Furchtsamer Schwächling.
Weltfremd, denkfaul, unentschieden, unbestimmt, träge, haftet am Alten.
Sprachhemmung.
Lauwarmes Gemüt, selbst unsicher, unselbständig, ängstlich, wagt nichts, gleichgültig. Antriebsschwäche, Kraftlosigkeit, träge Reaktion, unentschlossen, kein Einsatz, ohne Richtung und Ziel, wehrlos, schutzbedürftig.
Erschlaffung, Verbitterung.

Persönlichkeit mit zu starkem Eisenprozeß:
Unlogisch, instinktiv, primitiv,
aggressiv, parteiisch, Agitationsredner, beißende Kritik, rebellisch, destruktiv.
Überreizung, Zeitnot, jähzornig, ohne Selbstkontrolle.
Selbstberauscht, Ehrsucht, Eigensinn, Willkür.
Tollkühn, streitsüchtig.
Überaktivität, explosiv, eruptiv, gewalttätig, grob, voreilige Entschlüsse, kopfloser Einsatz. Draufgänger, Rücksichtslosigkeit.

Pathologie:

Galle- und Darm:
Wäßrige Katarrhe des Darmes, Durchfälle unverdauter wäßriger Massen, Gärungsdyspepsie, Durchfälle bei Hyperthyreose, Colitis gravis. Träger Gallefluß, Leberschwellung, Ikterus, Hepatitis, Cholezystitis. Schleimhautblutungen und Zahnschmerzen. Hypazide beziehungsweise anazide Gastritis (Erbrechen). Pankreopathie.

Uro-Genitalsystem:
Blasenschwäche, Bettnässen. Harnträufeln. Albuminurie, Hämaturie, Pyurie, Nephrose.
Gesteigerte Nierenstrahlung (Hypertonus), Schwache Nierenstrahlung (Hypotonie).

Verspätete, unterbrochene Menses, Erschöpfung bei Menses, kongestive Dysmenorrhö, atonische Menorrhagie, lange, verfrühte Menses. Scharfer Fluor. Myom-Blutungen. Uterus-Prolaps. Wundgefühl.

Blut-Kreislaufsystem:
Eisenmangelanämie. Hypotonie, Hypertonie, Kreislauflabilität. Varizen. Hämorrhoiden. Hämorrhagien. Embolien. Apoplexie. Akute Ateriitis. Akute Karditis.

Kehlkopf-Lungensystem:
Sprachstörungen, Stottern. Erkältungstendenzen, Fließschnupfen, mangelnde Infektabwehr. Glottisödem. Heiserkeit, Aphonie, Reizhusten, Laryngitis. Bronchitis, Pneumonie, Lungentuberkulose, Lungenblutungen. Asthma, Emphysem.

Sinnes-Nerven-System:
Blutandrang zum Kopf, klopfende Kopfschmerzen, Schwindel, Taumeln, Migräne. Zerebrale Durchblutungsstörungen, Zerebralsklerose. Degenerative Erkrankungen. Poliomyelitis. Muskeldystrophie. Grippe, Virusinfektion, Fieber, Enzephalitis, Meningismus. Muskelatrophie. Blepharitis, Konjunctivitis. Otitis media (links), Mastoiditis. Meniere.

Haut:
Pigmentschwäche, Albinismus, Lichtempfindlichkeit, Lichtallergie. Pruritis, Urtikaria, Ekzem. Akne vulgaris in Blonden, Impetigo, Furunkulose. Erythema nodosum. Pemphigus. Mykose. Lupus. Ichtyosis.

Entwicklungsverzögerung:
Bewegungsträgheit. Verzögerte Aufrichtekraft. Rachitisprophylaxe.

Muskelschwäche:
Muskelschwäche, Schlaffheit. Muskellähmung, Muskelatrophie. Myalgie (Schultergürtel).

Rheumatismus:
Muskelentzündung, Muskelrheumatismus, Gelenksrheumatismus.

Poliomyelitis:
Akut und chronisch.

Psychische Störungen:
Selbstunsicherheit, Angst, Entschlußunfähigkeit, Energieschwäche, seelische Erschöpfung, Apathie, Willensschwäche, Willenslähmung, Depression, angstvolle Depression. Magersucht, schwach Inkarnierter. Zwangsneurose. Illusionärer Wahn. Hysterie. Übererregbarkeit, Magerkrankheit, Zeitnot. Überaktivität, Jähzorn, maniakalische Verstimmung.

7. Aurum metallicum

Hauptwirkungsorte der Goldprozesse:

Lebenskraft. Blutzirkulation. Rhythmus, Pulsschlag, Blutdruck, Zirkulation, Herz- Gefäßsystem, Schleimhaut-Durchblutung. Wärmeregulation. Blutbildung. Gerinnungstendenz. RES-Funktion, Infektabwehr. Verdauungssystem. Leber. Nierensystem. Lymphdrüsen. Mamma. Thyreoidea. Pankreas. Genitalsystem. Muskulatur, Gelenke, Knochen. Nerven, Gehirn, Sinne (Augen, Ohren, Nase). Haut.

Zu schwacher Goldprozeß:
Lebensschwäche.
Kreislauflabilität, schwache Blutzirkulation, Ödeme, Kollaps.
Rhythmusstörungen, Bradykardie.
Untertemperatur, Frieren.
Anergie, Degeneration, Fibrose, Sklerose.
Anämie, Leukopenie, Blutungsneigung,
Hypotonie, Blutleere,
Herzkrämpfe, Herzinfarkt, Angina pectoris.

Infektbereitschaft.
Trockene Schleimhautschwellungen, Schleimhautatrophie.
Windkoliken (Ileus),
Leberdystrophie, Fettleber, Zirrhose, Aszites.
Nephrose, Nephrosklerose.
Harte Schwellung der Lymphdrüsen,
Fibrose und Zysten in Pankreas und Thyreoidea.
Hypoplasie des Genitasystems.
Abortus,
Myom, Fibrom.
Myodystrophie.
Bewegungsarmut (Gelenke).
Knochennekrose.
Migräne (alle drei bis vier Tage), schwere Benommenheit,
Drehschwindel, Nervenzittern.
Ausfall des oberen Gesichtsfelds.
Ablatio retinae.
Geräusch-Überempfindlichkeit.
Geruch-Überempfindlichkeit, Rhinitis atrophicans, Ozaena.
Schuppende Keratosen.
Psoriasis.
Lichen.
Lupus.
Erythema nodosum.

Zu starker Goldprozeß:
Strotzende Lebenskraft.
Hyperämie, Wallungen, Überwärmung, Hitze.
Rhythmusstörungen, Tachykardie.
Hypertonie.
Entzündung der Gefäße und des Herzens: Karditis, Arteriitis, Phlebitis.
Polyzytämia, Plethora, Thrombose, Embolie.
Hyperergie, Allergie, Ekzem, Entzündung, übersteigerte Abwehr.
Trockene Schleimhautentzündungen.
Blutfülle und Hitzegefühl von Haut und Schleimhäuten.

Stomatitis.
Kolitis.
Blutende Hämorrhoiden.
Leberschwellung, Ikterus.
Blutfülle im Nierensystem, Albuminurie.
Chronische Lymphdadenitisis.
Pankreatitis.
Trockene Metritis.
Myalgie.
Gelenkrheumatismus.
Osteomyelitis.
Periostitis.
Blutfülle im Gehirn, Toben und Klopfen im Kopf, Schädelschmerzen,
Trigeminusneuralgie,
Interkostalneuralgie.
Lichtempfindlichkeit.
Augenentzündungen.
Otitis, Mastoiditis,
Ohrenrauschen.
Rote, knollige Kupfernase.
Vaskularisation,
Erythema,
Eiterpusteln,
Acne rosacea.

Persönlichkeit:
Herzensmensch, Herzenserkenntnis, Wahrheitssinn, Klarheit.
Positivität, Idealismus, Begeisterung, positive Selbsterkenntnis.
Sonniges Gemüt, Lebensfreude, Starkmut, Zuversicht, Vertrauen,
Freimut, Herzenswärme, Großmut.
Beherztes Handeln, maßvolle Tatkraft, schöpferisches Handeln,
Freigebigkeit.

Persönlichkeit mit zu schwachem Sonnenprozeß:
Sonnenlosigkeit, Angst nachzudenken, Denkschwäche, Negativismus,

Idealblindheit.
Gleichgültigkeit, Trübsinn, Selbstzerknirschung, Freudlosigkeit, Mangel an Selbstvertrauen, Verzagtheit.
Mißtrauen, Furcht, Engherzigkeit, Geiz, Kälte.
Freudloses Hinschleppen, sich schonen, unproduktives, laues Ausführen, Berechnung, Melancholie, Lebensüberdruß, Depression.

Persönlichkeit mit zu starkem Sonnenprozeß:
Expansivität, Sonnenberauschtheit, Illusionen, Verblendung, Urteilslosigkeit, trunkenes Idealisieren, Lebensrausch, Selbstverblendung.
Blindes Selbstvertrauen, blinde Zuversicht, Vertrauensseeligkeit.
Überaktivität, Verpulvern von Kräften; eigenwillige, maßlose Tätigkeit, Verschwendung. Euphorie, Erregungszustände, Expansionsdrang, Manie.

Pathologie:
Blut-Kreislaufsystem:
Gestörte Blutbildung im Knochenmark, Anämien, Leukopenie.
Kreislauflabilität, Extrasystolie, Herzrhythmusstörungen, Wetterfühligkeit, anfallsweise Tachy- oder Bradykardie bei unregelmäßigem Pulsschlag, Blutwallungen zu Herz und Kopf, heftiges Herzklopfen mit Angst, Kollaps und Ohnmacht, Herzsensationen, Krämpfe und Schmerz bei psychischer und physischer Belastung, Kreislaufstörungen bei Prüfungsangst, Kreislauflabilität in der Rekonvaleszenz und nach Infekten. Organische Herzkrankheiten, entzündliche Herz-Gefäßkrankheiten wie Pankarditis, Arteriitis. Degenerative Herzleiden, Myodegeneratio cordis, Angina pectoris, Koronar- und Arteriosklerose. Aneurysma und Ektasie.

Genitalsystem:
Infantilismus. Genitalhypoplasie. Abortus habitualis, Abortus imminens. Chronische Entzündung der Genitale (manche Metritis, Pruritis, Adnexitis). Tumoren (Uterusfibrom, Myom, Ovarialzyste, Prostatahypertrophie).

Haut:
Blutfülle, Vaskularisation, Hitze und Juckreiz. Erythem. Dermatitis. Ekzem. Eiterpusteln. Acne rosacea. Psoriasis. Verlust der Frische der Haut, Trockenheit. Schuppende Keratosen. Neurodermatitis. Flechten. Lupus vulgariis. Erythema nodosum.

Schleimhäute und drüsige Organe:
Ödeme und Lymphstauungen. Chronische Entzündungen der Schleimhäute und Drüsen, besonders der Augen, des Nasen-Rachenraumes, des Darmtraktes und der Genitale (Parotitis, Ovariitis, Orchitis). Tuberkulose (Haut, Augen, Kehlkopf, Drüsen, Ovar, Hoden). Infektionskrankheiten wie Aktinomykose, Lepra. Benigne Tumoren drüsiger Organe, Zysten und Fibrome der Thyreoidea, der Mamma und des Genitales.

Nieren-Nebennierensystem:
Atonie, Hypotonie, venöse Stauung. Stauungsniere, chronische Nephritis.

Respirationssystem:
Bronchitis. Asthma. Tuberkulose der Lunge und des Kehlkopfes.

Muskelsystem:
Muskeldystrophie, Muskelatrophie.

Leber:
Hepatitis, Leberzirrhose.

Gelenke und seröse Häute:
Primäre und sekundäre chronische Polyarthritis, Spondylitis, Arthrose, Hydrops der Gelenke. Seröse Ergüsse (Perikarditis, Pleuritis).

Sinnes-Nerven-System:
Zephalgie bei Blutandrang zum Kopf, Gedächtnisschwäche und periodische Schlaflosigkeit. Entzündliche und degenerative

Nervenerkrankungen (Interkostal- und Trigeminusneuralgie, Postenzephalie, Paralysis agitans unter anderem). Hypersensibilität gegen Licht, Gerüche, Geräusche und Berührung. Entzündung der Sinnesorgane, chronische Ophtalmie (Blepharitis, Keratitis, Konjunktivitis, Iritis), Ablatio retinae. Chronische Otitis, Mastoiditis, chronische Nasenentzündung, Acne rosacea, Rhinitis atrophicans, Ozaena.

Knochen:
Erlahmende Knochenmarksfunktion. Osteomyelitis, Osteonekrose. Knochenmetastasen.

Psychische Störungen:
Überaktivität, Unruhe, Reizbarkeit, Zorn. Übermäßige Extrovertiertheit, Expansionsdrang, Verströmen in die Umwelt, haltloses Idealisieren, Verlust der irdischen Realität, Erdenflucht, Manie, Tobsucht. Krankhaftes Haften am Materiell-Irdischen. Phobien, Existenzangst, Selbstunsicherheit. Zwangsneurosen mit Selbstvorwürfen. Depressive Verstimmungen, Suizidgefahr, endogene Depression, Autismus.

«Weltentsprossenes Wesen, du in Lichtgestalt,
Von der Sonne erkraftet in der Mondgewalt,

Dich beschenket des Mars erschaffendes Klingen
Und Merkurs gliedbewegende Schwingen,

Dich erleuchtete Jupiters erstrahlende Weisheit
Und der Venus liebetragende Schönheit –

Daß Saturns weltenalte Geist-Innigkeit
Dich dem Raumessein und Zeitenwerden weihe!»

Rudolf Steiner, aus: Mysterieenstätten des Mittelalters, Vortrag vom 22. April 1924 (Ephesos-Mysterien).

3. TEIL
ZUM STEIN DER WEISEN UND ZUM MERKURSTAB

10. Rudolf Steiner zum Stein der Weisen (Originalzitate)

Ursprungsimpulse der Geisteswissenschaft. Berlin. Vortrag vom 22. Oktober 1906, vormittags, GA 96, Dornach 1989.

«Man soll nicht ein Knecht der Natur sein. Zwar soll der Arzt durch der Natur Examen gehen, aber er muß ein Künstler sein, er muß die Natur fortsetzen. – Und die wirklichen Heilmittel sieht Paracelsus nicht in dem, was man der Natur unmittelbar entnimmt, sondern in Neuprodukten, die aus dem Geiste der Natur heraus geschaffen werden. So erwartet Paracelsus eine Epoche der Medizin, welche derartige Neuprodukte als eigentlich wirksame Heilmittel verwendet. Um eine Fortsetzung der Natur auf diesem Gebiete handelt es sich einzig und allein ... Aber die Zeit wird kommen, da Schüler der Geisteswissenschaft chemisch arbeiten werden im Einklang mit der werdenden Natur, nicht mit der gewordenen Natur.»

Geisteswissenschaft und Medizin, siehe Anm. 44, Vortrag vom 30. März 1920.

«Dasjenige, was wir verhältnismäßig am letzten herausgesetzt haben, das müssen wir auch wiederum am frühesten im Heilungsprozeß in uns zurücknehmen ... so haben wir, später ... als das Pflanzenreich, das eigentliche Mineralreich aus uns herausgesetzt, und wir müssen uns klar sein darüber, daß daher ein bloßes Beziehungssuchen des Menschen zum Pflanzenreich eben eine Einseitigkeit darstellt. Aber lehrreich bleibt das Pflanzenreich aus dem Grunde doch noch, weil ja schließlich auch die Pflanze, wenn sie heilt, eben nicht nur durch ihr Pflanzensein, sondern durch die in ihr befindliche Angehörigkeit des Mineralreiches heilt ...

Nur muß man sich darüber klar sein, daß die Pflanze ja schon wiederum einen Teil desjenigen neu verarbeitet, was im Mineralreich vorliegt, und daß das nun von ihr schon wiederum Verarbeitete nicht im selben hohen Grade ein Heilmittel ist wie dasjenige, was noch nicht verarbeitet ist.»

Ita Wegman, Rudolf Steiner: Grundlegendes für eine Erweiterung der Heilkunst, siehe Anm. 38, Kapitel XVII.

«Man wird mit Heilmitteln aus dem Pflanzenreiche das zwischen der ätherischen und der astralischen Tätigkeit gestörte Verhältnis herstellen können. Man wird aber mit solchen Mitteln nicht zustande kommen, wenn irgend etwas in der physischen, ätherischen und astralischen menschlichen Organisation in bezug auf ihr Wechselverhältnis zu der Ich-Organisation gestört ist. Die Ich-Organisation muß ihre Tätigkeit auf Vorgänge lenken, die nach dem Mineralischwerden hinzielen.

Deshalb ist bei den entsprechenden krankhaften Zuständen auch nur Mineralisches als Heilmittel notwendig. Um die Heilwirkung eines Mineralischen kennenzulernen, ist notwendig, eine Substanz daraufhin zu untersuchen, inwiefern sie abgebaut werden kann. Denn im Organismus muß das von außen zugeführte Mineralische abgebaut und aus den organischen Eigenkräften in neuer Form wieder aufgebaut werden. In einem solchen Ab- und Aufbauen muß die Heilwirkung bestehen. Und was sich da ergibt, muß in der Linie liegen, daß eine mangelhafte Eigentätigkeit des Organismus von der Tätigkeit der zugeführten Heilmittel übernommen wird.»

Zur Geschichte und aus den Inhalten der erkenntniskultischen Abteilung der Esoterischen Schule von 1904 bis 1914, siehe Anm. 192, Stuttgart, Vortrag vom 14. Juni 1921.

«Sehen Sie, der Mensch ist in seinem zeitlichen Leben zwischen Geburt und Tod so konstituiert, daß er die Kräfte in sich hat, die ihn fortwährend töten. Das sind die Kräfte, die ihn verfestigen, die wirksam sind, indem das Knochensystem entsteht, die in ihrem krankhaften Sichausbilden zur Sklerose, zur Gicht, zur Diabetes und so weiter führen. Diese Kräfte hat der Mensch in sich, ich möchte sagen, als die Verfestigungskräfte. Das ist das eine; das andere Kräftesystem, das der Mensch in sich hat, ist dasjenige, was ihn fortwährend verjüngt. Es ist das Kräftesystem, das besonders zum Ausdruck kommt, wenn man in Pleuritis verfällt, in Fieberkrankheit, in alles dasjenige, was den Menschen verbrennt. Ich habe in der anthroposophischen Weltanschauung die Verfestigungskräfte ahrimanische Kräfte, und die Kräfte, die ins Fieber führen, die also

Wärmekräfte sind, die luziferischen Kräfte genannt. Beide Kräfte müssen im Menschen in fortwährendem Gleichgewicht gehalten werden. Werden sie nicht im Gleichgewicht gehalten, dann führen sie den Menschen leiblich, seelisch und geistig zu irgendeinem verderblichen Extrem. Werden die Fieberkräfte nicht fortwährend durch die Verfestigungs-(Versalzungs-)Kräfte physiologisch im Gleichgewicht gehalten, wird der Mensch notwendig zur Sklerose oder zum Fieber kommen.

Wenn der Mensch nur ausbildet die Verstandeskräfte, wenn er zum Intellektualismus hinneigt, verfällt er dem Ahrimanischen; bildet er nur die feurigen Elemente aus, die Leidenschaft, das Emotionelle, dann verfällt er dem Luziferischen. Und so ist immer der Mensch zwischen zwei Polaritäten drinnen und muß das Gleichgewicht halten.

Denken Sie aber, wie schwierig es ist, das Gleichgewicht zu halten. Das Pendel, das im Gleichgewicht sein soll, tendiert immer nach einem Ausschlag hin. Es sind diese drei Tendenzen: die Gleichgewichtstendenz, die Wärmetendenz und die Verfestigungstendenz im Menschen. Er muß sich aufrecht erhalten; so daß man den Menschen symbolisch wie ein Wesen erblicken kann, das fortwährend sich aufrecht zu erhalten sucht gegen die drei Kräfte, die fortwährend sein Leben gefährden.»

Zu Asche, Salz und Wasser, ebenda, S. 161. Aus:
Instruktionsstunde München, 12. Dezember 1906.

«Durch den Verbrennungsprozeß, dadurch, daß sich Asche niederschlug, kam der Geist auf die Erde. Dadurch, daß sich Salz niederschlug, kam die Weisheit auf die Erde. Beides muß wieder von den Lebenswassern umspült werden.»

Instruktionsstunde Berlin, Februar 1908 ohne Tagesdatum.

«... Die Asche, das Salz und das Wasser haben eine tiefe Bedeutung. In der frühen atlantischen Periode war die Luft mit Wasser erfüllt und die Sonnenstrahlen konnten nur undeutlich gesehen werden durch den dichten Nebel. In diesem Nebel außerhalb der physischen Leiber lebten wir, die Geister, die seitdem in den menschlichen Körper eingezogen sind. Doch damals waren wir außerhalb und lenkten diese Körper [von außen].

Alles Harte und Feste auf der Erde hat sich aus dieser Wasseratmosphäre herauskristallisiert. Damals war das Wasser nicht so dicht wie es jetzt ist, und die Luft war dagegen dichter. Doch allmählich senkte sich das Wasser auf die Oberfläche der Erde herab und ließ die Atmosphäre als Luft hinter sich zurück, während das Wasser in einen dichteren Zustand überging. Das wird symbolisiert durch das Salz in dem aufgelösten Zustande.

Salz ist Weisheit; daraus ging hervor Ruach Hochmael.

Damals waren keine Knochen im menschlichen Körper. Aber als sich nach und nach die Atmosphäre kristallisierte, bildete das herausgesonderte Salz die Knochen da, wo vorher nur magnetische Strömungen gewesen waren.

Der Tod wird ganz richtig durch ein Skelett dargestellt mit einer Sense. Denn die Knochen stellen den verhältnismäßig bleibenden Teil des menschlichen Körpers dar, den Teil, nach dem der Körper der nächsten Inkarnation geformt werden wird. Sie stellen die Zukunft dar, während die weichen Teile die Vergangenheit darstellen, das, was von dem Leben abflutet. Die Knochen mit ihrem Blut und der Lymphe stellen die Zukunft dar, da das Ich da festen Fuß gewinnt, wo die Blutkörperchen gebildet werden.

Am Beginn der Erdenperiode war die Erde von nichts anderem angefüllt als von menschlichen Wesen. Damals erschien der Mensch zuerst. Während er sich weiter entwickelte, blieben einige zurück, die das Tierreich bildeten. Unter diesen waren einige nicht fähig, sich weiter zu entwickeln, und die bildeten das Pflanzenreich. Und zuletzt blieben einige aus dem Pflanzenreich zurück, um die Mineralien zu bilden, wie man es bei der Entstehung der Kohle sieht. Diese Zurückgebliebenen werden hervorgebracht durch Kristallisation. Um sich weiter zu entwickeln, muß man seine Werkzeuge flüssig (beweglich) erhalten, so daß die dichten, sich stauenden Substanzen (die gerinnenden Stoffe) ausgeschieden werden können.»

Ebenda, Leipzig 13. Oktober 1906

«... Auch für die tote Steinwelt kann man eine feine Empfindung ausbilden. Das Gestein hat eine Gruppenseele auf dem Devachanplan, so wie das Tier eine Gruppenseele auf dem astralen Plan besitzt. Im Devachan leben die Seelen der Minerale. Deshalb sind sie für den Menschen nicht erreichbar. Wie die Fliege, wenn sie über unsere Hand läuft, nicht ahnt, daß dahinter eine Seele liegt, so wissen die Menschen nicht, daß Steine Seele haben.

Wenn nun Steine Seelen haben, dann werden Sie auch verstehen, wie ein moralisches Verhältnis zu ihnen entstehen kann. Ein menschlicher, ein tierischer Leib hat Begierden, Leidenschaften und Triebe. Der Pflanzenleib hat keine Begierden mehr, aber er hat noch Triebe. Der Steinleib hat weder Begierde noch Trieb, deshalb stellt er uns Menschen ein Ideal vor, dahingehend, daß unsere Triebe vergeistigt werden sollen. Und in ferner Menschenzukunft wird das erreicht werden: Leiber ohne Begierde und Triebe werden die Menschen haben. Einst wird der Mensch diamantgleich sein, er wird nicht mehr innerliche Triebe haben, sondern solche sind dann äußerlich beherrscht.

Der Stein stellt schon heute diese Keuschheit dar, er ist begierdelose Materie. Dieses Begierdenlose muß der okkulte Schüler bereits jetzt in sich ausbilden. In diesem Sinn steht der Stein über Tier, Pflanze und Mensch. Eine alte Rosenkreuzerformel beginnt damit, daß es heißt: Ich habe das ewige Schöpferwort in den Stein gelegt. – Keusch und jungfräulich bewahrt der Stein dieses Schöpferwort in den Tiefen des physischen Daseins.

Wenn man solches Empfinden gegenüber dem Stein zur spirituellen Erfahrung steigern kann, wird man hellsichtig in den höchsten Partien des Devachan.»

ÜBER DEN VERLORENEN UND WIEDERZUERRICHTENDEN TEMPEL

Im Zusammenhang mit der Kreuzesholz- oder Goldenen Legende. Dritter Vortrag, Berlin, 29. Mai 1905, siehe Anm. 25.

«... Wir haben es also in zweifacher Beziehung mit dem Leib des Menschen auf der Stufe des mineralischen Reiches zu tun: der Mensch ist seinem physischen Leib nach in dem Mineralreich verwirklicht und er begreift mit dem bloßen Verstande auch nur das Mineralreich. Das ist eine notwendige Durchgangsstufe für den Menschen. Wenn er aber nicht bloß auf den Verstand, sondern auf die Intuition, die spirituelle Kraft sich verläßt, dann werden wir uns klar sein, daß wir einer Zukunft entgegengehen, in der unser toter, mineralischer Leib entgegenarbeitet einem Lebendigen. Und unsere Wissenschaft muß da vorangehen, muß vorbereiten, was mit dem leiblichen Wesen in Zukunft geschehen soll. Sie muß in der nächsten Zukunft selbst etwas werden, was das Lebendige in sich enthält, sie muß das, was auf der Erde lebt, als etwas Lebendiges begreifen. Denn in einem tieferen Sinne ist es wahr, daß die Gedanken der Menschen es sind, die das Künftige vorbereiten. Mit Recht sagt daher ein alter indischer Spruch: Was du heute denkst, das wirst du morgen sein.

Das ganze Weltensein entspringt nicht aus dem toten Stofflichen, es entspringt aus dem lebendig Gedanklichen. Was äußerer Stoff ist, ist ein Ergebnis des lebendig Gedanklichen, so wie das Eis ein Ergebnis des Wassers ist. Die stoffliche Welt ist gleichsam gefrorene Gedanken. Wir müssen sie wiederum auflösen in ihre höheren Elemente, indem wir das Leben in den Gedanken ergreifen. Wenn wir das Mineralische in das Lebendige hinaufleiten können, wenn wir den Gedanken der ganzen Menschennatur umgestalten, dann erreichen wir, daß unsere Wissenschaft eine Wissenschaft des Lebens und nicht des toten Stoffes wird. Wir rücken damit das unterste Prinzip – zunächst in unserem Verständnis und später auch in Wirklichkeit – hinauf in das nächste Reich. Und so rücken wir ein jedes Glied der menschlichen Natur – das ätherische und das astralische ebenfalls – um eine Stufe höher hinauf.

Was der Mensch einstmals gewesen ist, das nennen wir in der theosophischen Sprache die drei Elementarreiche. Diese gehen unserem mineralischen Reich, in dem wir heute leben, voran, das heißt, dem Reich, in dem unsere Wissenschaft sich erschöpft und in dem unser physischer Körper lebt. Die drei Elementarreiche sind verflossene Stadien. Erst in ihren Anfängen sind aber die drei höheren Reiche, die sich auf dem Mineralreich aufbauen: das Pflanzenreich, das Tierreich und das Menschenreich.

Diese drei Reiche muß das unterste Prinzip des Menschen ... ebenso durchlaufen, wie es heute das mineralische Reich durchläuft. So wie der Mensch heute seiner physischen Natur nach im Mineralreich wohnt, so wird er später im Pflanzenreich wohnen und dann zu noch höheren Reichen aufsteigen. Heute stehen wir unserer physischen Natur nach im Übergangsstadium vom Mineral- zum Pflanzenreich, unserer äthischen Natur nach im Übergang vom Pflanzen- zum Tierreich und unserer astralischen Natur nach im Übergang vom Tierreich- zum Menschenreich. Und erst mit dem, was wir als Ansatz haben aus der Weisheitsregion, wo wir mit unserer eigenen Natur hinausragen aus dem, was astralische Natur ist, da ragen wir über die drei Reiche hinaus in das göttliche Reich hinein.

So ist also der Mensch in einem Aufstieg begriffen ...

Und hier kommen wir zu jener tiefen Bedeutung, die das Kreuz hat und die bewirkte, daß es als Symbol jene grundsätzliche und tatsächliche Bedeutung im Christentum gefunden hat. Was ist das Kreuz? Drei Reiche sind es, zu denen die Menschennatur hinaufstrebt: das Pflanzenreich, das Tierreich und das Menschenreich. Heute ist der Mensch im Mineralreich verwirklicht, dazu gehört Pflanze, Tier, Mensch. Fassen Sie das so auf, wie es in allen Weisheitsbekenntnissen heißt, daß der Mensch als seelisch-geistiges Wesen ein Teil der Allseele ist, dessen, was zum Beispiel *Giordano Bruno* die Weltseele genannt hat. Vielleicht wie ein Tropfen der Weltseele, die wir als großes Meer uns denken, ist die einzelne Seele. Nun hat schon *Plato* davon gesprochen, daß die Weltenseele an den Weltenleib gekreuzigt worden ist.

Die Weltenseele, wie sie sich im Menschen ausprägt, ist heute ausgespannt im mineralischen Reich. Sie soll sich darüber erheben, sich hinaufgestalten zu den drei höheren Reichen. Dazu muß sie in den nächsten drei Runden noch verkörpert werden im Pflanzen-, Tier- und Menschenreich. Die vierte Runde ist nichts anderes als die Verkörperung der Menschenseele im Mineralreich, die fünfte Runde diejenige im Pflanzenreich, die sechste diejenige im Tierreich, und erst die siebente Runde ist die Verkörperung im eigentlichen Menschenreich, wo der Mensch ganz ein Ebenbild der Gottheit sein wird. Bis dahin hat er noch dreimal den Weltenleib zu seiner Hülle zu nehmen.

Blicken wir auf diese Menschenzukunft hin, so stellt sie sich uns als eine dreifache Stofflichkeit oder Materialität dar: als pflanzliche, tierische und menschliche. Diese menschliche ist aber nicht diejenige Stofflichkeit, die wir heute haben, denn das ist die mineralische, denn der Mensch ist ja heute erst in dem mineralischen Zyklus angelangt. Erst wenn das unterste Reich das Menschenreich sein wird, wenn es keine niederen Wesen mehr geben wird, wenn der Mensch alle Wesen erlöst haben wird durch die Kraft seines eigenen Lebens, dann wird er in derer siebten Runde angelangt sein, wo Gott ruht, weil der Mensch selbst schafft. Dann ist der siebente Schöpfungstag da, wo der Mensch ein Ebenbild Gottes geworden sein wird. Das sind die Stufen in der Schöpfungsgeschichte.

Nun sind heute Pflanze, Tier und Mensch, wie sie vor uns dastehen, erst die Keime zu dem, was sie werden sollen. Die Pflanze ist heute erst eine sinnbildliche Hindeutung auf etwas, was in höherer Glorie und Klarheit erst im nächsten menschlichen Entwickelungszyklus erscheinen soll. Und wenn der Mensch die Tierheit überwunden, abgestreift haben wird, dann wird er etwas sein, wovon er heute auch erst nur eine Andeutung ist. So sind Pflanzen-, Tier- und Menschenreich die drei stofflichen Reiche, die der Mensch noch zu durchlaufen hat; sie sind sein Weltenleib und die Seele hat an diesen Weltenleib gekreuzigt zu sein.

Nun machen Sie sich einmal den Gegensatz zwischen Pflanze, Tier und Mensch klar. Die Pflanze ist das genaue Gegenbild des Menschen. Es hat dies eine sehr tiefe, sinnvolle Bedeutung, wenn wir die Pflanze als das genaue Gegenbild des Menschen und den Menschen als die umgekehrte Pflanzennatur auffassen. Die äußere Wissenschaft beschäftigt sich mit solchen Dingen nicht, sie nimmt die Dinge, wie sie sich den äußeren Sinnen darbieten. Die Wissenschaft aber, welche mit Theosophie etwas zu tun hat, betrachtet die Bedeutung der Dinge in ihrem Zusammenhang mit der ganzen übrigen Entwickelung. Denn jedes Ding ist, wie *Goethe* sagt, nur als ein Gleichnis aufzufassen.

Die Pflanze hat ihre Wurzel im Boden und entfaltet die Blätter und Blütenorgane der Sonne zu. Die Sonne hat heute in sich die Kraft, die mit der Erde einmal verbunden war. Die Sonne hat sich ja von unserer Erde getrennt. Die ganze Sonnenkraft also ist etwas, womit unsere Erde einst durchsetzt war. Da lebte die Kraft der Sonne in der Erde. Die Pflanze sucht heute noch, indem sie ihre Blütenorgane der Sonnenkraft entgegenhält, jene Zeiten auf, in denen die Sonnenkraft mit der Erde verbunden war. Sonnenkraft heißt Ätherkraft der Pflanze. Indem die Pflanze ihre Fortpflanzungsorgane der Sonne entgegenhält, zeigt sie ihre tiefe Verwandtschaft mit der Sonne; ihr Fortpflanzungsprinzip ist okkult verknüpft mit der Sonnenkraft. Das Haupt der Pflanze dagegen, das in dem Dunkel der Erde steckt, ist zugleich verwandt mit der Erde. Erde und Sonne sind zwei Gegenpole in der Entwickelung.

Der Mensch ist die umgekehrte Pflanze; sie hat die Geschlechtswerkzeuge der Sonne zugekehrt, den Kopf nach unten. Beim Menschen ist es genau umgekehrt: er trägt den Kopf nach oben, den höheren Welten zugewandt, um den Geist aufzunehmen, die Geschlechtsorgane hat er nach unten. Das Tier steht mitten darinnen, steht zwischen Pflanze und Mensch. Es hat die halbe Wendung erst gemacht und bildet so gewissermaßen einen Querriegel zu der Richtungslinie von Pflanze und Mensch. Es trägt sein Rückgrat in horizontaler Richtung, dadurch die Linie, die durch Pflanze und Mensch gebildet wird, in Kreuzform durchschneidend. Denken Sie sich das Pflanzenreich nach unten wachsend, das Menschenreich nach oben und das Tierreich so waagerecht wachsend, dann haben Sie aus Pflanzen-, Tier- und Menschenreich das Kreuz gebildet ...

Das ist das Kreuzsymbol.

Es stellt die drei Lebensreiche dar, in die der Mensch einzutreten hat. Pflanzen-, Tier- und Menschenreich sind die drei nächsten stofflichen Reiche. Aus dem Mineralreich wächst das ganze heraus; es ist heute die Grundlage. Das Tierreich steht wie eine Art von Stauung zwischen dem Pflanzen- und dem Menschenreich und die Pflanze ist eine Art Gegenbild des Menschen. Damit hängt es zusammen, daß des Menschen Leben, dasjenige, was im Menschen physisch lebt, seine beste Verwandtschaft findet mit dem, was in der Pflanze lebt. Das könnte in vielen Vorträgen tief begründet werden, heute kann ich das nur andeuten. Wenn der Mensch seine physische Lebenstätigkeit erhalten will, so kann er es am besten durch die Pflanzennahrung, weil er dann aufnimmt, was ursprünglich mit der physischen Lebenstätigkeit der Erde eine Verwandtschaft hat. Die Sonne ist die Trägerin der Lebenskraft und die Pflanze ist das, was der Sonnenkräfte entgegenwächst. Und der Mensch muß dieses, was in der Pflanze lebt, mit seiner Lebenskraft vereinigen. So sind seine Ernährungsstoffe okkult mit der Pflanze gleich. Das Tierreich stellt eine Stauung, eine Zurückstauung dar. Es unterbricht daher in Kreuzesform den Fortgang der Entwickelung, um einen neuen Ansatz zu beginnen.

Mensch und Pflanze sind einander entgegengesetzt, aber miteinander verwandt. Das Tierische aber – und was im Astralleib zunächst zum Ausdruck kommt, ist das Tierische – ist eine Durchkreuzung der zwei Prinzipien des Lebens. Der menschliche Ätherleib wird auf einer höheren Stufe die Grundlage abgeben für den unsterblichen Menschen, der nicht mehr dem Tode unterworfen sein wird. Der Ätherkörper löst sich heute noch mit dem Tode des Menschen auf. Je mehr der Mensch sich aber vervollkommnet und läutert von innen heraus, desto mehr erhält er an Beständigkeit, desto weniger geht er zugrunde. Alles, was in bezug auf diesen Ätherkörper gearbeitet wird, trägt zu seiner Unsterblichkeit bei. In diesem Sinne ist es richtig: je natürlicher die Entwickelung und je mehr sie auf die Kräfte des Lebens hingeleitet wird – es ist damit nicht hingedeutet auf das Genitalische und das Leidenschaftliche des Tieres –, desto mehr bemächtigt sich des Menschen die Unsterblichkeit.

Das Tierische ist ein Strom, der das menschliche Leben unterbricht, es war jene Verzögerung, die notwendig war zur Umkehr des Lebensstromes. Der Mensch mußte sich eine Zeitlang mit dem Tierischen verbinden, weil die Umkehr stattfinden mußte. Aber er muß sich davon wieder freimachen und wieder in den Strom des Lebens einlenken.

... Nun wird dasselbe Holz verwendet, um das Kreuz, an dem der Erlöser hängt, daraus zu zimmern. Derjenige, der die beiden früheren Strömungen vereinigt, der die weltliche und die spirituelle Strömung ineinanderlaufen läßt, der Christus ist selbst vereint mit dem lebendigen Kreuz. Daher kann er das Holz des Kreuzes tragen als etwas, was er auf seinen Rücken nimmt, als etwas, was außer ihm lebt. Er ist selbst vereint mit dem Holz der Brücke, daher kann er das tote Holz auf sich nehmen.

Der Mensch ist jetzt einbezogen in die höhere Natur. Früher lebte er in der niederen Natur. Im Sinne des Christentums lebt er jetzt in der höheren Natur und das Kreuz – die niedere Natur – trägt er wie ein Fremdes weiter durch seine innere lebendige Kraft. Jetzt wird die Religion lebendige Kraft in der Welt, jetzt hört das Leben in der äußeren Natur auf, das Kreuz wird völlig Holz. Der äußere Leib wird nun zum Vehikel der inneren lebendigen Kraft. Da vollzieht sich das große Geheimnis: das Kreuz wird auf den Rücken genommen.

... Ohne das, was wir heute durchgenommen haben, kann man die Schriften des Apostel Paulus nicht verstehen. Ihm war es klar, daß jener alte Bund zu Ende gehen muß, welcher einen Gegensatz zwischen dem Menschen und dem Gesetz errichtet. Erst wenn der Mensch das Gesetz mit sich vereinigt, es auf seinen Rücken nimmt, es trägt, dann wird es keinen Widerspruch mehr geben zwischen der inneren Menschennatur und dem äußeren Gesetz. Dann ist das erreicht, was das Christentum erreichen will.

‹Die Sünde ist durch das Gesetz in die Welt gekommen.› Das ist ein tiefer Ausspruch des Paulus. Wann ist die Sünde in der Welt? Wenn eben ein Gesetz da ist, das übertreten werden kann. Wenn aber das Gesetz so mit der menschlichen Natur vereinigt ist, daß das, was der Mensch tut, das Gute ist, dann kann es keine Sünde geben. Nur so lange widerspricht der Mensch dem Kreuzgesetz, als es nicht in ihm lebt, solange es äußerlich ist. Daher sieht Paulus den Christus am Kreuz als die Überwindung des Gesetzes und die Überwindung der Sünde an. Ein Fluch ist es, am Holze des Kreuzes zu hangen, das heißt, dem Gesetze zu verfallen. Sünde und Gesetz gehören zusammen nach dem alten Bund, Gesetz und Liebe gehören zusammen nach dem neuen Bund. Es ist ein negatives Gesetz, welches verbunden ist mit dem alten Bund; ein positives Gesetz, das lebt, ist aber das Gesetz des neuen Bundes. Der hat das Gesetz des alten Bundes überwunden, der es mit seinem eigenen Leben vereinigt hat. Der hat es aber auch geheiligt.

Das ist gemeint mit jenen paulinischen Worten, die im Galater-Brief (3. Kapitel, 11-13) zu lesen sind: ‹Daß aber durch das Gesetz niemand gerecht wird vor Gott, ist offenbar, denn der Gerechte wird seines Glaubens leben. Das Gesetz aber gründet sich nicht auf den Glauben, sondern der Mensch, der es tut, wird dadurch leben. Christus aber hat uns losgekauft von dem Fluch des Gesetzes, da er ward ein Fluch für uns, denn es steht geschrieben: Verflucht ist jedermann, der am Holze hänget.›

Mit dem Wort ‹Holze› verbindet Paulus die Begriffe, die wir heute behandelt haben. So müssen wir immer tiefer eindringen in dasjenige, was die großen Eingeweihten gesagt haben. Nicht dadurch nähern wir uns dem Christentum, daß wir es sozusagen unseren Anforderungen anpassen, anpassen dem Höheren abgeneigten materialistischen Verstande von heute, sondern dadurch, daß wir uns immer mehr und mehr in die Höhen des Geistigen erheben. Denn das Christentum ist aus der Einweihung heraus geboren, und erst dann werden wir es verstehen und daran glauben können, daß unendliche Tiefen in dem Christentum enthalten sind, wenn wir nicht mehr der Meinung sind, wir müßten dem heutigen Verstand das Christentum annähern, sondern wenn der dem Höheren abgeneigte materialistische Verstand sich wieder zum Christentum erhebt. Der heutige Verstand muß sich vom Mineralisch-Toten zum Lebendig-Geistigen erheben, wenn er das Christentum verstehen will.

Ich habe diese Anschauungen vorgetragen, um zum Begriffe des neuen Jerusalem zu kommen.»

Erläuterungen zur Goldenen Legende.
Vortrag, München, 21. Mai 1907, siehe Anm. 192.

«Was bedeuten nun die zwei Säulen den Rosenkreuzern? Wenn man diese zwei Säulen, die hier vor uns stehen, erklären will, muß man ausgehen von der sogenannten Goldenen Legende. Diese sagt:

Als Seth, der Sohn Adams – der an die Stelle des Abel getreten war –, dazu reif war, durfte er einen Einblick gewinnen ins Paradies, durfte er an dem Engel mit dem im Feuer wirbelnden Schwerte vorbeigehen, hinein in die Stätte, aus welcher der Mensch vertrieben worden war. Da sah Seth etwas ganz Besonderes. Er sah, wie die zwei Bäume, der des Lebens und der Erkenntnis, sich ineinanderschlingen. Von diesen beiden ineinandergeschlungenen Bäumen bekam Seth drei Samenkörner, nahm sie mit sich und legte sie seinem Vater Adam, als dieser gestorben war, in den Mund. Aus dem Grabe Adams wuchs dann ein mächtiger Baum heraus. Dieser Baum zeigte sich manchem, der psychische Sinne hatte, wie in Feuersglut erstrahlend, und diese Feuersglut windet sich zusammen für den, der sehen konnte, zu den Buchstaben J B den Anfangsbuchstaben von zwei Worten, die ich hier auszusprechen nicht befugt bin, deren Sinn aber ist: ‹Ich bin, der da war; Ich bin, der da ist; Ich bin, der da sein wird.› In drei Glieder teilte sich dieser Baum. Seth nahm Holz von ihm, und es wurde in der Weltenevolution mannigfaltig verwendet. Ein Stab wurde daraus gemacht; der Zauberstab des Moses, sagt die Legende. Es war dasselbe Holz, aus dem die Balken am Salomonischen Tempel geformt wurden. Da blieben sie so lange, als die Menschen die alten Geheimnisse verstanden. Dann wurde das Holz in einen Teich geworfen, in dem zu bestimmten Zeiten Lahme und Blinde geheilt wurden. Nachdem es wieder herausgenommen worden war, bildete es die Brücke, über die der Erlöser ging, als er seinen Weg zum Kreuz antrat. Und endlich bildete man, so sagt die Legende, das Kreuz selbst, an dem der Erlöser hing, aus dem Holz dieses Baumes, der herausgewachsen war aus Adams Mund, nachdem ihm die Samenkörner der ineinandergeschlungenen Bäume des Lebens und der Erkenntnis in den Mund gelegt worden waren.

Tiefen symbolischen Sinn hat diese Legende. Erinnern Sie sich einmal desjenigen Prozesses, an jene Umwandlung, an die der Schüler denken muß, wenn er die vierte Stufe der Rosenkreuzerschulung durchmacht: an die Erzeugung des Steines der Weisen. Wir erinnern uns, daß es sich dabei um eine gewisse Behandlung unseres roten Blutes handelt. Denken wir an die Bedeutung dieses roten Blutes nicht nur, weil uns ja der Goethesche Ausspruch ‹Blut ist ein ganz besonderer Saft› darauf hinweist; sondern weil es der Okkultismus zu aller Zeit gelehrt hat. So wie dieses rote Blut auftritt, ist es ein Ergebnis der Sauerstoffatmung. Nur kurz können wir darauf hinweisen. Wenn wir nun in der Legende und in der Bibel auf einen so wichtigen Moment hingewiesen werden, auf das Wiedereindringen des Seth in das Paradies, so müssen wir uns daran erinnern, wodurch der Mensch aus dem Paradies gebracht worden ist. Herausgebracht worden ist er aus dem Paradies, dem alten Zustand des Menschen im Schoße der höheren Geisteswelt, durch folgendes, das in der Bibel schon angedeutet wird als der physische Vorgang, der parallel geht mit dem Herabstieg. Diejenigen, welche die Bibel verstehen wollen, müssen lernen, sie wörtlich zu nehmen. Es wird gesagt: ‹Gott blies dem Menschen den Odem ein, und er ward eine lebendige Seele.› Dieses Einblasen des Odems war ein Prozeß, der hier bildhaft ausgedrückt wird, der sich über Jahrmillionen ausgedehnt hat. Was bedeutet er?

Es hat in der Menschheitsentwickelung, in der Gestaltung des physischen Leibes Zeiten gegeben, wo im menschlichen Leibe noch keine

Lunge war, so daß noch nicht Sauerstoff eingeatmet werden konnte. Zeiten gab es, wo der Mensch mehr oder weniger in flüssigen Elementen schwebte, wo er ein Organ hatte, eine Art Schwimmblase, aus dem sich später die Lunge entwickelte. Diese Schwimmblase von damals hat sich zu der Lunge umgebildet, und wir können den Prozeß der Umbildung verfolgen. Wenn wir das tun, dann zeigt er sich als jener Vorgang, den die Bibel ausdrückt mit dem Bilde: Und Gott hauchte dem Menschen ein den lebendigen Odem, und der Mensch ward eine lebendige Seele. – Mit dieser Einhauchung des Atems ist erst die Erzeugung des roten Blutes möglich gewesen. So hängt das Heruntersteigen des Menschen mit der Erzeugung des roten Blutbaumes in seinem Inneren zusammen.

Denken Sie sich, der Mensch stünde vor Ihnen, und Sie könnten nur das Rieseln des roten Blutes verfolgen: Sie würden vor sich haben einen lebendigen roten Baum. Von diesem sagt der christliche Esoteriker: Er ist der Baum der Erkenntnis. Der Mensch hat ihn an sich gerissen, er hat genossen von dem roten Blutbaum. Die Errichtung des roten Blutbaumes, der der wahre Baum der Erkenntnis ist: das ist die Sünde. Und Gott vertrieb den Menschen aus dem Paradies, auf daß er nicht auch von dem Baum des Lebens genieße. Wir haben noch einen anderen Baum in uns, den Sie sich ebenso vorstellen können wie jenen. Aber er hat rotblaues Blut. Dieses Blut ist Todesstoff. Der rotblaue Baum war dem Menschen in derselben Zeit eingepflanzt worden wie der andere. Als der Mensch im Schoße der Gottheit ruhte, da war die Gottheit in ihm fähig, das, was sein Leben und seine Erkenntnis bedeutet, ineinander zu verschlingen – und in der Zukunft liegt der Zeitpunkt, wo der Mensch durch sein erweitertes Bewußtsein in sich selbst fähig sein wird, das blaue Blut umzuwandeln in das rote; dann wird in ihm selbst der Quell sein dafür, daß der blaue Blutbaum ein Baum des Lebens ist. Heute ist er ein Baum des Todes. – So lebt in diesem Bilde ein Rückblick und ein Vorausblick!

Sie sehen, daß im Menschen ein roter und ein rotblauer Blutbaum verschlungen sind. Das rote Blut ist der Ausdruck des Ich, ist das Untere der Ich-Erkenntnis, das blaue Blut ist der Ausdruck des Todes. Als Strafe wurde zu dem roten Erkenntnisbaum der blaue Blutbaum als der Baum des Todes hinzugefügt. In ferner Zukunft wird dieser Baum des Todes in den Baum des Lebens verwandelt werden, so wie er ursprünglich ein

Baum des Lebens war. – Wenn Sie sich den Menschen vorstellen, wie er vor Ihnen steht, beruht sein ganzes Leben gegenwärtig auf der Wechselwirkung dieser zwei Bäume.

Daß Seth das Paradies wieder betreten durfte, bedeutet, daß er ein Eingeweihter war und zurückblicken durfte auf den göttlich-geistigen Zustand, wo die beiden Bäume ineinanderverschlungen waren. – Und drei Samenkörner der verschlungenen Bäume legte er in den Mund Adams, daraus entstand ein dreigeteilter Baum. Das heißt: der Baum, der aus dem Menschen herauswächst, Manas, Buddhi, Atma, diese drei Teile, die das Obere des Menschen ausmachen, finden sich der Anlage nach in ihm. In der Legende ist also angedeutet, wie in der menschlichen Anlage, also schon in Adam die Dreiheit des Göttlichen ist, wie sie herauswächst und wie sie zunächst nur der Eingeweihte sieht. Der Mensch muß seinen Entwickelungsgang gehen. Alle Dinge, die sich vollzogen haben in der Menschheitsentwickelung und die zur Einweihung führen, drückt uns die Legende weiterhin aus.

Aus der Erkenntnis heraus, daß der dreifache Baum in uns ruht, der Baum des Ewigen, der sich ausdrückt in dem Worte: ‹Ich bin, der da war – Ich bin, der da ist. – Ich bin, der da sein wird!› gewinnen wir die Kraft, die uns vorwärtsbringt und uns den Zauberstab in die Hand gibt. Daher Moses' Zauberstab; daher wird das Holz des aus dem Samen herauswachsenden Baumes zum Weisheitstempel genommen; daher wird das Kreuz aus ihm gezimmert, jenes Zeichen der Initiation, das die Überwindung der niederen Glieder im Menschen durch die drei höheren bedeutet.

So zeigt diese Legende, wie der Eingeweihte hinschaut auf einen zukünftigen Zustand, wo verschlungen sein werden der Baum der Erkenntnis – der rote Blutbaum – und der Baum des Lebens – der blaurote Blutbaum –, wo sie sich verschlingen werden im Menschen selbst. Jetzt schreibt sich derjenige, der sich entwickeln will, in das Herz ein, was die beiden Säulen – die rote Säule einerseits, andeutend die rote Blutsäule; die blaurote, andeutend die blaue Blutsäule – uns sagen wollen. Heute sind beide getrennt. Deshalb steht im Saale links die rote und rechts die blaurote Säule. Sie wollen uns auffordern, den gegenwärtigen Zustand der Menschheit zu überwinden, hinzulenken unseren Weg zu dem

Punkte, wo sie sich durch unser erweitertes Bewußtsein verschlingen werden in einer Weise, die man nennt: J-B. Die rote Säule bezeichnet man mit J, die blaurote mit B.

Die Sprüche auf den Säulen werden Ihnen vergegenwärtigen, was mit diesen einzelnen Säulen zusammenhängt. Auf der roten Säule stehen die Worte:

Im reinen Gedanken findest du
Das Selbst, das sich halten kann.

Wandelst zum Bilde du den Gedanken,
Erlebst du die schaffende Weisheit.

Wer darüber meditiert, impft durch die Kraft seines Gedankens seiner roten Blutsäule jene Kraft ein, welche zum Ziele führt: zur Weisheitssäule. Der Lebenssäule impft man die Kraft ein, die sie braucht, wenn man sich hingibt dem Gedanken, der auf der anderen, der blauen Säule steht:

Verdichtest du das Gefühl zum Licht,
Offenbarst du die formende Kraft.

Verdinglichst du den Willen zum Wesen,
So schaffest du im Weltensein.

Die einen Worte gehen auf das Erkennen, die anderen auf das Leben. Die formende Kraft ‹offenbart› sich zuerst, im Sinne des ersten Spruches; «magisch» wird sie erst im Sinne des zweiten Spruches. Aufsteigen von der bloßen Erkenntniskraft zum magischen Wirken liegt im Übergang von der Kraft des Spruches der ersten Säule zu der des Spruches auf der zweiten.

So sehen Sie, wie mit den Idealen und Zielen des Rosenkreuzerschülers gerade das zusammenhängt, was diese Symbole, die zwei Säulen bedeuten. In manchen esoterischen Gesellschaften stellt man auch diese zwei Säulen auf. Der Esoteriker wird immer den Sinn damit verbinden, der ihnen eben beigelegt worden ist.»

Aus Instruktionsstunde München, 12. Dezember 1906.

«Die zweite Meister-Legende [die erste ist die Tempellegende] erzählt uns von Seth, dem Sohne Adams, der zum Priesterweisen eingeweiht wird, das Paradies wiederum betreten darf, von dort drei Samenkörner nimmt, sie seinem Vater Adam, als er gestorben war, in den Mund legt und aus denen der frische Busch dann herauswächst. Von dessen Holz ist der Stab genommen, mit dem Moses seine Wunder tut; es ist der brennende Busch, in dem der Herr dem Moses erscheint. Von dessen Holz ist die Pforte am Salomonischen Tempel gemacht: zwei Säulen mit dem Balken darüber, der in den Teich Bethesda geworfen wurde, dessen Heilkraft erzeugend. Dieses Holz wurde über den Bach Kidron gelegt, den Christus überschritten hat nach dem Verrat am Ölberg. Und aus diesem Balken ist dann Christi Kreuz gefertigt worden.

Das rote Blut und das blaue Blut bedeutet die Säule der Weisheit und die Säule der Stärke. Auf diesen zwei Säulen muß der Mensch stehen können. Der Baum des Lebens und der Baum der Erkenntnis standen im Paradies verschlungen zu *einem* Baum. Und der Baum des Lebens und der Baum der Erkenntnis werden für den Weisen, für den Eingeweihten wieder zu *einem* Baume; er mußte für den Menschen in zwei Bäume getrennt werden.

Die Schrift, die dem Moses erschien im brennenden Dornbusch: Ejeh asher ejeh! lautet in der Übersetzung: Ich bin der Ich bin; Ich war, der Ich sein werde!

Mit Geburt und Tod hat der Mensch seine Erkenntnis erkauft. Der Engel Gabriel ist derjenige, der mit dem feurigen Schwert, als Hüter der Schwelle des Paradieses, diese bewacht.»

Mensch und Welt. Das Wirken des Geistes in der Natur, Vortrag vom 10. Oktober 1923 in Dornach, siehe Anm. 91.

«... Einmal ist der Mond aus der Erde herausgegangen, hat der Luft den Sauerstoff geschenkt und dem Erdboden die Kohle.»

Die Weltgeschichte in anthroposophischer Beleuchtung, GA 233, Dornach 1991. Vortrag vom 30. Dezember 1923 in Dornach:

«Wir haben Stoffe, die dem irdischen Wesen unterworfen sind.

... schwarze Kohle. Was ist das in Wirklichkeit? Es ist dies schwarze Kohle nur in der Nähe der Erde, denn in dem Augenblicke, wo man diese Kohle auch nur eine verhältnismäßig kurze Strecke von der Erde weg hätte, wäre sie nicht mehr so. Alles, was an ihr die Kohle zur Kohle macht, sind die Kräfte der Erde.»

Meditative Betrachtungen und Anleitungen zur Vertiefung der Heilkunst, siehe Anm. 184, Vortrag vom 4. Januar 1924 in Dornach:
«Sehen Sie, man hat ja Diamant, Graphit, Anthrazit und Steinkohle: alles ist Kohle, aber doch so verschieden. Warum ist das so? Würden die Menschen wirklich eingehen können auf dasjenige, was nicht bloß die chemische Beschaffenheit, sondern was im alten Sinne die Signatur ist, so würden Sie anfangen zu verstehen, was für ein Unterschied ist zwischen Steinkohle und Graphit. Steinkohle ist während des Erdprozesses entstanden. Graphit während des Mondprozesses, des der Erde vorangehenden planetarischen Prozesses, und Diamant während des Sonnenprozesses.»

Das christliche Mysterium. Alte Esoterik und Rosenkreuzertum, siehe Anm. 162, Vortrag vom 16. Februar 1907 in Leipzig:
«Viertens: Die Auffindung des Steines der Weisen ... Der Stein der Weisen ist zugleich das Edelste, was der Mensch sich erringen kann, was der Mensch aus seinem Organismus machen kann, um zu höherer Entwickelung zu kommen.

... Der Mensch hat in sich den Kohlenstoff, er atmet Sauerstoff ein und Kohlensäure wird erzeugt, die sich entfernt ... Nun lehrt die Rosenkreuzerschule eine besondere Gestaltung des Atmungsprozesses, und hierdurch lernt der Mensch den Vorgang, den die Pflanze in sich vornimmt. Dann wird der Mensch imstande sein, den Kohlenstoff in sich selber zu verwandeln; er wird selber das blaue zurückfließende Blut in rotes umwandeln. Er nimmt die Pflanzennatur in sich auf und wird einst tun, was die Pflanze heute tut ...

Diesem Ideal geht der Mensch entgegen, seinen Leib aufzubauen aus Kohlenstoff – die gewöhnliche Kohle, das ist der Stein der Weisen. Nicht schwarze Kohle wird es sein, sondern durchsichtig wasserheller Kohlenstoff, wenn des Menschen Leib sternhaft geworden ist. Es sind das nicht nur chemische Vorgänge, sondern es sind hohe Ideale.»

Menschheitsentwickelung und Christus-Erkenntnis, GA 100, Dornach 1981, Vortrag vom 29. Juni 1907 in Kassel:

«... Verhältnis zwischen dem Menschen und der Pflanzenwelt ...

... Der Mensch nimmt fortwährend Sauerstoff auf und erhält dadurch seinen Leib, und er atmet die Kohlensäure aus: er schafft also fortwährend selbst ein Gift, an dem er zugrunde gehen würde ... Was tut die Pflanze? Sie nimmt die Kohlensäure auf, behält den Kohlenstoff zurück und gibt den für sie unbrauchbaren Sauerstoff wieder ab ... Was tut nun die Pflanze mit dem Kohlenstoff, den sie zurückbehält? Daraus baut sich zu einem gewissen Teil die Pflanze ihren eigenen Leib auf. So geben Sie gewissermaßen der Pflanze die Gelegenheit, in der ihr entsprechenden Weise aus dem Kohlenstoff ihren Leib sich aufzubauen. Wenn Sie nach Jahrtausenden die Pflanze als Steinkohle herausgraben aus der Erde, haben Sie darin denselben Stoff.

... Das ist ein wunderbarer Wechselprozeß, der da stattfindet. So ist es heute ... in der Zukunft wird der Mensch einen begierdefreien Leib höherer Ordnung tragen, den Sie auf niederer Stufe bei der Pflanze haben: er wird sich einen Leib aufbauen können, der auf höherer Stufe pflanzenartig sein wird ... so daß, was heute außerhalb von uns die Pflanze macht, später in uns selbst geschieht; dann behalten wir auch den Kohlenstoff, den wir heute abgeben, in uns zurück und bauen uns unseren eigenen Leib daraus auf.

... Der ‹Stein der Weisen› ist die gewöhnliche schwarze Kohle; aber Sie müssen den Prozeß lernen, der Sie durch innere Kraft den Kohlenstoff verarbeiten lehrt: so ist der Fortschritt der Menschheit. In der heutigen Kohle haben Sie ein Vorbild dessen, was einst der wichtigste Stoff für den Menschen sein wird, wenn sie auch ganz anders ausschauen wird. Erinnern Sie sich an den hellen Diamant: der ist ja auch nur Kohlenstoff!»

Bilder okkulter Siegel und Säulen, siehe Anm. 163, Vortrag vom 19. Mai 1907 in München:

«Wir brauchen nämlich nichts anderes zu betrachten als den Prozeß, der den Menschen in dieser gegenwärtigen Epoche kosmisch erhält: den Atmungsprozeß. Wir atmen ein und aus: Atmen ein den Sauerstoff der Luft, geben zurück an die umgebende Welt die Kohlensäure, ein giftiges Gas, in dem wir nicht leben könnten. Die Pflanze nimmt es fortwährend auf, behält sich ... die Kohle zurück und baut daraus ihren eigenen Leib auf. Den Sauerstoff aber gibt sie wieder zurück an Tiere und Menschen. So bilden Pflanze, Tier und Mensch ein Ganzes, insofern wir ihren Atmungsprozeß betrachten. Der Mensch braucht heute die Pflanze. Der Leichnam der Pflanze als schwarze Kohle, wenn Sie ihn ... herausgraben, oder auch als durchsichtiger Diamant, ist etwas, was wir selbst in uns haben; aber wir können es nicht brauchen ... Die Pflanze baut sich ihren Leib aus der Kohlensäure selbst auf ... Stellen Sie sich nun diesen Prozeß vor: Einnehmen der Kohlensäure durch die Pflanze, Aussenden des Sauerstoffes – verlegt ins Innere des Menschen ..., also das Zusammenfließen mit der Pflanzenwelt, die hineingenommen wird in die menschliche Natur, dann bauen wir, wie heute die Pflanze, in uns selbst einen reinen keuschen Leib auf ... Der Atmungsprozeß ist kein abgeschlossener; er ist auf dem Wege ... das innerhalb des Menschen zu verrichten, was heute außerhalb des Menschen vorgeht ... Die Kohle ist die Substanz zum Aufbau des menschlichen Leibes in der Zukunft.»

Grundelemente der Esoterik, siehe Anm. 133,
Vortrag vom 29. September 1905 in Berlin:

«Der Mensch . . . nimmt den Sauerstoff auf und verwandelt ihn durch seinen Lebensprozeß, indem er ihn mit dem Kohlenstoff verbindet, zur Kohlensäure. Die Pflanzen bauen aus dem zurückbehaltenen Kohlenstoff ihren Körper auf.

... Wenn man eine Steinkohle anschaut, kann man sich sagen, diese war einstmals Pflanze ... Ein Diamant ist genau dasselbe wie eine Steinkohle. Die Natur hat aus einer noch älteren Kohle als die jetzige den Diamant geschaffen. So ist auch der Bergkristall aus Pflanzen entstanden.

. . . Das Pflanzenreich geht allmählich ins Gesteinreich über. Alles Feste auf der Erde ist aus einer Pflanzenerde geworden. Diesen Mineralisierungsprozeß kann man studieren bei der Entstehung der Kohle durch die Pflanzen.

... Denselben Prozeß, den Kohlenstoff zu verarbeiten, den die Pflanze jetzt unbewußt durchmacht, wird der Mensch dann bewußt machen. Er wird den Stoff verwandeln, wie heute die Pflanze die Luft in Kohlenstoff verwandelt. Das ist die wahre Alchimie. Kohle ist der Stein der Weisen ...

... Der Körper des Menschen wird in Zukunft auch aus Kohlenstoff aufgebaut sein; er wird dann sein wie ein weicher Diamant.»

Das christliche Mysterium, siehe Anm. 162,
Vortrag vom 13. Oktober 1906:

«... als der erste Ansatz zum menschlichen physischen Leib entstand, bildete sich die Anlage zum Diamanten.»

Die Tempellegende und die goldene Legende, siehe Anm. 25:
Wesen und Aufgabe der Freimaurerei vom Gesichtspunkt der Geisteswissenschaft. Berlin, 16. Dezember 1904:

«... Der Stein der Weisen hat einen bestimmten Zweck, der von Cagliostro angegeben wurde: er sollte das menschliche Leben auf 5527 Jahre verlängern. Das erscheint dem Freigeist lächerlich. Tatsächlich ist es aber möglich, durch besondere Schulung das Leben ins Unermeßliche zu verlängern dadurch, daß der Mensch lernt, nicht mehr in seinem physischen Körper zu leben. Derjenige, der sich aber vorstellen wollte, daß den Adepten kein Tod im gewöhnlichen Sinne des Wortes treffe, der würde sich etwas Falsches darunter vorstellen. Auch wer glaubt, daß ein Adept nicht von einem Ziegelstein getroffen und erschlagen werden kann, auch der würde sich etwas Falsches vorstellen. Das würde allerdings nur dann gewöhnlich eintreten, wenn der Adept es zuläßt. Nicht um den physischen Tod handelt es sich, sondern um Folgendes. Der physische Tod desjenigen, der für sich selbst den Stein der Weisen erkannt und ihn herauszusetzen verstanden hat, ist für ihn nur ein scheinbares Ereignis. Für die anderen Menschen ist er ein wirkliches Ereignis, das einen großen Abschnitt in seinem Leben bedeutet. Für den, der in der Weise, wie Cagliostro es mit seinen Schülern gewollt hat, es versteht, den Stein der Weisen zu benützen, ist der Tod nur ein scheinbares Ereignis. Er bildet nicht einmal einen besonders wichtigen Abschnitt im Leben; er ist nämlich etwas,

was nur für die anderen da ist, die etwa den Adepten beobachten können, und die sagen, daß er stirbt. Er selbst stirbt aber in Wirklichkeit gar nicht. Die Sache ist vielmehr so, daß der Betreffende gelernt hat, überhaupt nicht in seinem physischen Körper zu leben; daß er gelernt hat, alle diejenigen Vorgänge, die im Momente des Todes im physischen Körper plötzlich vor sich gehen, nach und nach während seines Lebens vor sich gehen zu lassen. Es hat sich mit dem Körper des Betreffenden alles schon vollzogen, was sich sonst im Tode vollzieht. Dann ist der Tod nicht mehr möglich, denn der Betreffende hat längst gelernt, ohne den physischen Körper zu leben. Er legt den physischen Körper in ähnlicher Weise ab, wie man einen Regenmantel auszieht, und zieht einen neuen Körper an, wie man einen neuen Regenmantel anzieht.

Nun, einen kleinen Begriff werden Sie sich wohl daraus bilden können. Das ist der eine Unterricht, den Caligostro überlieferte – der Stein der Weisen –, der den physischen Tod zu einer Bedeutungslosigkeit herabsinken läßt …

Auch in der Schule, die der Landgraf von Hessen begründet hat, handelte es sich wesentlich um diese zwei Dinge: um den Stein der Weisen und um die Erkenntnis des Pentagramms. In einer etwas verdünnten Gestalt lebt nun die damals von dem Landgrafen von Hessen begründete Maurerei fort. Nämlich diese ganze Maurerei, wie ich sie geschildert habe, nennt man die des ägyptischen Ritus, des Ritus von Memphis und Misraim. Dieser führt seine Entstehung zurück auf den König Misraim, der von Assyrien – vom Oriente – herübergezogen war, und nach der Eroberung Ägyptens in die ägyptischen Mysterien eingeweiht wurde. Das sind Geheimnisse, die noch aus der alten Atlantis stammen. Von da ab gab es eine fortdauernde Tradition. Die neue Freimaurerei ist nur eine Fortsetzung dessen, was damals in Ägypten begründet worden ist.

… Es ist richtig, daß die Menschheit über manche Entdeckung in der nächsten Zeit sehr erstaunt sein wird. Aber sie werden etwas verfrüht kommen und deshalb manches Unheil stiften. Die Theosophische Gesellschaft hat im wesentlichen die Aufgabe, auf solche Dinge vorzubereiten. Zum Beispiel war das, was ich eingangs bezeichnet habe als die Erkenntnis des Steines der Weisen, schon einmal viel verbreiteter als es heute ist, und zwar schon zu einer gewissen Zeit der atlantischen Bevölkerung. Da war wirklich die Möglichkeit, den Tod zu überwinden, etwas, was gang und gäbe war. Ich möchte nur bemerken, daß ich nicht gern gerade jetzt schon diese Wahrheit habe drucken lassen wollen. Daher sind im ‹Luzifer› an der Stelle, wo das stehen soll, bei der Besprechung der atlantischen Zeit, Punkte gemacht für das, was noch nicht mitgeteilt werden kann. Ganz kann es auch nicht ausgesprochen werden ... Die Überwindung des Todes in der atlantischen Zeit ruht natürlich im Gedächtnisse der Individualitäten, ohne daß sie es wissen. Es sind heute viele Menschen wiedergeboren, die in einer früheren Inkarnation jene Zeit durchgemacht haben, und die durch ihr eigenes Gedächtnis auf solche Erkenntnisse hingeführt werden. Das wird ja zunächst zu einer Art Überschätzung gewisser medizinischer Entdeckungen führen. Man wird glauben, daß die naturwissenschaftliche Medizin solche Entdeckungen gemacht hat. In Wahrheit werden die Menschen durch ihr Gedächtnis aus der atlantischen Zeit her darauf geführt.

Gewisse Dinge werden reif werden in der nächsten Zeit, und deshalb wird darüber gesprochen werden. Das macht notwendig, daß man einsieht die Notwendigkeit des stufenweisen Aufrückens in der Erkenntnis. Dieses stufenweise Aufrücken wird daher mit Recht betont von denjenigen, welche heute den Misraim- und Memphis-Ritus wieder aufleben lassen wollen. Wenn dies auch in den nächsten Jahren mißglückt, so darf man nicht glauben, daß Mißerfolge in solchen Dingen etwas zu bedeuten haben.

... Die dritte Lehrart ist die sogenannte mystische, die mehr auf innerlicher Entwickelung beruht und die, wenn richtig angewendet, vor allen Dingen zur entsprechenden Handhabung des Steines der Weisen führen würde, nämlich, zur Überwindung des Todes. Das ist im wesentlichen auch angedeutet in dem einen Satz, den ich Ihnen vorgelesen habe und der besagt, daß sich in der Freimaurerei jeder überzeugen kann von der Unsterblichkeit. Es kommt aber, wie die Kabbala sagt, darauf an, ob er das verlangt oder nicht ...»

Ein geschichtlicher Aspekt von der Bedeutung der beiden Säulen wurde im Vortrag in Berlin, 20. Juni 1916, (Weltwesen und Ichheit, GA 169, Dornach 1963) wie folgt entwickelt:

«Es ist wirklich so, daß wir uns bewegen durch das Gesamtleben, wie die Sonne sich bewegt durch die zwölf Sternbilder. Wir treten in unser Leben ein, indem unser Bewußtsein für die Sinne gewissermaßen aufgeht bei der einen Weltensäule und untergeht bei der anderen Weltensäule. An diesen Säulen gehen wir vorüber, wenn wir am Sternenhimmel gewissermaßen von der Nachtseite in die Tagseite hineingehen. Darauf suchten denn nun auch diese okkulten oder symbolischen Gesellschaften immer hinzuweisen, indem sie die Säule der Geburt, die der Mensch passiert, wenn er eintritt in das Leben der Tagseite, Jakim nannten. Sie müssen diese Säule letzten Endes am Himmel suchen. Und dasjenige, was während des Lebens zwischen dem Tod und einer neuen Geburt Außenwelt ist, sind die Wahrnehmungen des über die ganze Welt verbreiteten Tastsinnes, wo wir nicht tasten, sondern getastet werden, wo wir fühlen, wie uns die geistigen Wesen überall berühren, während wir hier das andere berühren. Während des Lebens zwischen Tod und neuer Geburt leben wir in der Bewegung darinnen, so daß wir diese Bewegung so fühlen, wie wenn hier in uns ein Blutkörperchen oder ein Muskel seine Eigenbewegung fühlen würde. Im Makrokosmos fühlen wir uns bewegend zwischen dem Tod und einer neuen Geburt, das Gleichgewicht fühlen wir, und im Leben des Ganzen fühlen wir uns darinnen. Hier ist unser Leben in unserer Haut abgeschlossen, dort aber fühlen wir uns im Gesamt-, im All-Leben drinnen und fühlen uns in jeder Lage uns selbst unser Gleichgewicht gebend. Hier gibt uns die Schwerkraft der Erde und unsere besondere Körperkonstitution das Gleichgewicht, und wir wissen eigentlich in der Regel nichts davon. Jederzeit fühlen wir das Gleichgewicht in dem Leben zwischen dem Tod und einer neuen Geburt. Das ist eine unmittelbare Empfindung, die andere Seite des Seelenlebens. Der Mensch tritt durch Jakim in das Erdenleben ein, versichernd durch Jakim: Dasjenige, was draußen im Makrokosmos ist, das lebt jetzt in dir, du bist jetzt ein Mikrokosmos, denn das heißt das Wort ‹Jakim›: In dir das über die Welt ausgegossene Göttliche.

Boas, die andere Säule: der Eintritt durch den Tod in die geistige Welt.

Dasjenige, was mit dem Worte Boas zusammengefaßt ist, bedeutet ungefähr: Das, was ich bisher in mir gesucht habe, die Stärke, die werde ich ausgegossen finden über die ganze Welt, in ihr werde ich leben. – Aber man kann solche Dinge nur verstehen, wenn man durch geistige Erkenntnis in sie eindringt. In den symbolischen Brüderschaften werden sie symbolisch angedeutet. Mehr werden sie angedeutet in unserem fünften nachatlantischen Zeitraum aus dem Grunde, damit sie nicht der Menschheit ganz verloren gehen, damit später wiederum Menschen kommen können, die dasjenige, was dem Wort nach aufbewahrt ist, auch verstehen werden.

Aber sehen Sie, alles dasjenige, was sich äußerlich in unserer Welt darlebt, das ist auch wiederum ein Abbild desjenigen, was im Makrokosmos draußen vorhanden ist. Wie unser Seelenleben ein Mikrokosmos ist in dem Sinne, wie ich es Ihnen angedeutet habe, so ist auch das Seelenleben der Menschheit gewissermaßen aus dem Makrokosmos hereingebildet. Und für unsere Zeit ist es sehr bedeutsam, gewissermaßen die zwei Abbilder der beiden Säulen, von denen ich gesprochen habe, in unserer Geschichte geliefert zu bekommen. Diese Säulen stellen das Leben einseitig dar, denn nur im Gleichgewichtszustand zwischen den beiden ist das Leben. Weder ist Jakim das Leben –, denn es ist der Übergang von dem Geistigen zum Leibe –, noch ist Boas das Leben, denn es ist der Übergang vom Leibe zu dem Geist. Das Gleichgewicht ist dasjenige, worauf es ankommt. Und das verstehen die Menschen so schwer. Die Menschen suchen immer die eine Seite, immer das Extrem, sie suchen nicht das Gleichgewicht. Deshalb stehen gewissermaßen zwei Säulen wirklich auch für unsere Zeit aufgerichtet, aber wir müssen, wenn wir unsere Zeit richtig verstehen, mitten durchgehen, uns weder die eine Säule, noch die andere Säule gewissermaßen zu der Grundkraft der Menschheit zurechtphantasieren, sondern mitten durchgehen! Wir müssen schon wirklich dasjenige, was in der Realität vorhanden ist, auffassen, nicht in jenem gedankenlosen Leben hinbrüten, in dem der heutige Materialismus hinbrütet.»

11. Ita Wegman: Der Stein der Weisen in der Medizin

Ita Wegman: «Der Stein der Weisen» in der menschlichen Entwicklung, Februar 1927

Aus: Im Anbruch des Wirkens für eine Erweiterung der Heilkunst (Arlesheim 1956).

«Um zu einem weiteren und umfassenderen Verständnis von dem ‹Stein der Weisen› zu gelangen, bleibt noch einiges ergänzend zu demjenigen zu sagen, was schon in der vorhergehenden Nummer der ‹Natura› berührt und zum Teil nur andeutungsweise gegeben worden ist. Wie dort schon erwähnt, muß man sich klar machen, daß das Auffinden und die Erzeugung des ‹Steins der Weisen› eine Stufe in der okkulten Entwicklung ist, wie sie angestrebt wurde von der rosenkreuzerischen Geistesströmung. Diese geistige Entwicklung ist ein Vorgang, der ein physisches Spiegelbild in den physiologischen Vorgängen des menschlichen Organismus hat, in denen der Kohlenstoff eine wesentliche Rolle spielt. So hat wohl der Kohlenstoff, so wie er auf Erden ist, mit dem ‹Stein der Weisen› zu tun, zugleich jedoch auch mit den geistigen Kräften, die hinter dem Kohlenstoff stehen.

Es ist der Kohlenstoff der eigentliche Ausgangspunkt der ganzen physischen Gestaltung des Menschen und hängt auch innig zusammen mit allen aufbauenden und abbauenden Prozessen im menschlichen Organismus. Doch ist der menschliche physische Leib zu demjenigen, wie er sich uns heute darstellt, erst dadurch geworden, daß in ihm eine Verdichtung eingetreten ist.

Es haben sich in den in einem für die Menschen in urfernen Zeiten zurückliegenden Entwicklungszuständen noch durchsichtigen physischen Leib unlösbare irdische Stoffe, sogenannte Aschenbestandteile, eingelagert, wodurch die Verdichtung zustande gekommen ist. Sie würde, wenn sie unaufhaltsam weiterginge, auch in der Zukunft diesen physischen Leib mehr und mehr verhärten, verdorren, so daß er nicht mehr sein könnte, ein Spiegelungswerkzeug für das Geistige. Es würde dies einen langsam eintretenden Tod für die Menschheit bedeuten.

Der Mensch hatte, wie die anthroposophische Geisteswissenschaft Rudolf Steiners uns lehrt, in uralten Zeiten einen noch weichen, beweglichen Körper gehabt, nicht ihm selbst oder anderen sichtbar. Es war ein Form-Kraftleib, kristallhell und klar, der sich dann allmählich verdichtet und verdunkelt hat zu dem physischen Leibe, als die menschliche Wesenheit sich mehr und mehr mit der Erde verband. Der Anfang hierzu fand in jenem Zeitpunkte der menschlichen Entwickelung statt, von dem die Bibel berichtet als von einem Sündenfall des Menschen durch die Versuchung Luzifers, nachdem der Mensch aus dem Paradiese vertrieben worden ist. Diese Vertreibung aus dem Paradiese ist das Irdisch-Werden des Menschen, ein sich mehr mit der Erde Verbinden. Dadurch ist der Todesprozeß in den Menschen hineingelegt worden, und der Mensch mußte, um sein Leben auf Erden erhalten zu können, irdische Stoffe durch die Nahrung in sich aufnehmen, die ihm Erdenschwere gaben.

Nun liegt das Geheimnis des physischen Leibes eigentlich in diesem Form-Kraftleib, der als Erstes vorhanden war, dann in die Verdichtung hineingeführt wurde, aber damit auch allmählich seine ursprüngliche Kraft verlor. Der physische Leib wurde nach und nach härter und starrer, mußte zerfallen, weil ihm diese lebendig formende Kraft mangelte.

Es war auch dieser Formkräfteleib, auch Phantom genannt, dasjenige, was anfangs noch einen Ausgleich schaffen konnte zwischen den aufbauenden und zerstörenden Kräften im Menschenleib. Und in dem Maße, als dieses Phantom immer weniger und weniger wirksam war, nahmen die Verhärtungskräfte im physischen Leibe zu. Allerdings war dadurch dem Menschen die Möglichkeit gegeben, sein helles Tagesbewußtsein zu entwickeln. Mehr und mehr würde aber dieser physische Leib dem Zerfall anheimgefallen und unbrauchbar geworden sein, das Geistige in sich aufzunehmen, wenn nicht in der Menschheitsentwickelung wiederum etwas stattgefunden hätte, was diesem fortschreitenden Zerstörungsprozeß entgegentreten konnte.

Und so müssen wir zurückblicken auf ein Ereignis, das in der Menschheitsentwickelung die allerbedeutsamsten Folgen gehabt hat, auf das Mysterium von Golgatha, wo durch die Opfertat des Christus den Menschen, die durch den Sündenfall gegangen waren, wieder die Möglichkeit gegeben wurde, sich herauszureißen aus den Todes- und Zerfallskräften. Bis zur Zeit der Ereignisse von Palästina, kann man sagen, waren die Menschen so weit gekommen, daß sie einen Tiefpunkt ihrer Entwicklung erreicht hatten, wo die Zerfallskräfte am stärksten waren, und wo die Gefahr vorhanden war, daß durch weiteres Vermaterialisieren des Körpers das menschliche Ich nicht mehr richtig in ihm wirken konnte. So war es die höchste Zeit, daß eingegriffen wurde, was geschehen ist durch das Mysterium von Golgatha, indem in den Menschen eingezogen sind neue belebende Kräfte in seinen Formkräfteleib, die hintanhalten konnten die weitere Verhärtungstendenz des physischen Leibes. Von diesem Zeitpunkte an war dem Menschen wieder die Kraft gegeben, aus der Verdichtung und Verhärtung herausstreben und auch allmählich die Beweglichkeit und Weichheit seines Leibes wieder zu erlangen, die er einstmals gehabt hatte.

Hier berühren wir tiefe Geheimnisse der menschlichen Entwickelung. Nicht nur war es möglich geworden, der weiteren Verdichtung und Zerstörung entgegenzutreten, sondern es war dem Menschen ein Weg gegeben, den physischen Leib auch wiederum aus der Verdichtung zu befreien. Und dieser Weg hängt zusammen mit demjenigen, was genannt wird die Erzeugung des ‹Steins der Weisen›.

Um nun diesen Weg, diesen Prozeß von der Erzeugung des ‹Steins der Weisen› näher kennenzulernen, müssen wir uns noch mit etwas anderem befassen. Wir wissen, daß wir in unserem menschlichen Leib zwei Arten von Blut haben, das Blut, das Sauerstoff-reich ist, das rote Blut, und das Sauerstoff-arme, Kohlensäure-reiche Blut, das blaue Blut. Durch die Lungenatmung dringt der Sauerstoff in das Blut ein, und es wird Kohlensäure aus dem Blute durch die Lunge ausgeatmet. Dieser Atemprozeß ist notwendig, um den Menschen zu einem empfindenen und erkennenden Wesen zu machen. Mit der Einatmung der Luft ist der Mensch zum Erdenbürger geworden, was auch in der Bibel dargestellt wird, wenn sie erzählt, daß Jehova dem Adam den Odem eingeblasen hat. Noch war aber dieser so geschaffene Mensch dem Gotte ähnlich, noch war er nicht ganz irdisch, materiell geworden. Dies geschah erst dadurch, daß der Mensch sich mehr mit der Erde verband, indem er die Früchte der Erde genossen hat. Da kam in ihn hinein nicht nur das Luftelement, sondern auch das Erd- und Wasserelement, was dargestellt ist in der Bibel als Folge davon, daß der Mensch vom ‹Baume der Erkenntnis› gegessen hat. Mit diesem Essen von dem ‹Baume der Erkenntnis› ist die Entwicklung derjenigen Prozesse gemeint, die sich im roten Blute des Menschen abspielen, die dem Menschen Leben und Erdenschwere geben, mit denen auch zu gleicher Zeit die Triebe und Leidenschaften in den Menschen hineingekommen sind, aber auch zugleich das Vermögen dasjenige zu erkennen, was mit dem Erdenleben zusammenhängt.

Aber Hand in Hand mit diesem Erwerb der irdischen Erkenntnis, die mit den Vorgängen im roten Blute, mit der Einatmung des Sauerstoffes der Luft und mit dem Aufnehmen der irdischen Nahrungsstoffe in Zusammenhang steht, entwickelt sich das blaue Blut mit der Kohlensäure, die ausgeatmet werden muß. Es strebt gewissermaßen der Mensch durch die Ausatmung in den Kosmos zurück. Man kann auch sagen: indem das rote Blut, das mit der Erdendynamik und dem Erdenchemismus der Nahrungsstoffe in Verbindung getreten ist, dem Herzen zuströmt, nimmt es die Impulse des menschlichen astralischen Leibes und des Ich auf. Und es ist wiederum im Blute, das aus dem Herzen der Lunge zuströmt, Geist und Seele hinstrebend aus dem individuellen Sein zum kosmischen Sein. So strömt im Blutlauf durch die Ausatmung der Kohlensäure der Mensch fortwährend in den Kosmos hinaus, ein Vorgang, der nach dem Tode radikal sich gestaltet, indem er vom Blute aus den ganzen physischen Menschen ergreift. Es stellt demnach das Blut als Träger der Kohlensäure, also das blaue, venöse Blut, einen verfeinerten Sterbeprozeß im Menschen dar, während wir durch die Einatmung des Sauerstoffes aus dem Kosmos immer wieder diejenigen Kräfte von neuem empfangen, die uns das irdische Leben erhalten. In diesem Sinne ist also die Kohlensäure im blauen Blutstrom ein Gift für das Leben des Erdenmenschen. Die Kohlensäure tötet fortwährend das Leben, das durch die Ausatmung im roten Blutstrom fließt.

Dieser Vorgang ist notwendig geworden, damit unsere Ichheit in uns sich entfalten kann, damit wir als Erdenmenschen ein Ich-Bewußtsein erlangen können. Wir haben unsere Ich-Entwickelung auf Erden teilweise mit Todesprozessen erkauft. – Aber dieses Ertöten ist zugleich ein Aufruf für die Auferstehung.

Gilt es so für die irdischen Verhältnisse im gewohnten Sinne, daß Hand in Hand gehen im Menschen Leben und Vernichtung des Lebens, für die Entfaltung des höheren Lebens in uns muß der Ausspruch gelten: ‹Stirb und Werde›. Der Mensch muß in sich ersterben und auch wieder den Tod überwinden, um zu einem höheren, individuellen Leben zu gelangen. Und was in diesem ‹Stirb und Werde› liegt, hängt zusammen mit dem Sinn, der in der Entwicklung unseres blauen Blutes liegt, das zum ‹Baum des Lebens› werden wird.

Dieses Geheimnis von dem ‹Baume des Lebens› mußte den Menschen zunächst verborgen bleiben. Dem Urmenschenpaar blieben die Früchte vom ‹Baume des Lebens› im Paradies noch vorenthalten. Erst mußte der Mensch in seiner Evolution ganz in das Erdenhafte hineingeführt werden. Der ‹Baum der Erkenntnis› mußte zur vollen Entfaltung kommen. Und erst als dies erreicht und auch die Zeit gekommen war, daß der Mensch in die Gefahr kam, nicht mehr genügend Gleichgewicht entwickeln zu können zwischen seinem aufbauenden Leben und dem Zerfall des physischen Leibes, als die Zerfallstendenzen solchen Umfang anzunehmen drohten, daß die Gefahr des Ich-Verlustes entstand, da kam den Menschen zu Hilfe das Mysterium von Golgatha. Da erschien die Christus-Wesenheit auf Erden, um die Heilung zu bringen. Der Heiland brachte den Menschen die Kraft vom ‹Baume des Lebens›, indem er seinen physischen Leib hingab, in den hineingeheimnist waren Vererbungskräfte, die bis zu Adam zurückführten, und mit dem verbunden waren ätherische Kräfte, die noch nicht mit der Vererbung zusammenhingen und noch nicht den Todeskeim in sich trugen. Es waren dies ätherische Kräfte, die aus dem Ätherleibe des Adam stammten, als er noch im Paradiese war, die ihm nach dem Sündenfall entzogen wurden und nicht mit in die Vererbungslinie mitgegangen waren, später aber dann sich mit dem Leibe des Christus-Jesus wieder verbinden konnten. Und mit diesen Ätherkräften hängt zusammen dasjenige, was der ‹Baum des Lebens› für den Menschen, als er noch im Paradies weilte, bedeutet hat, der aber durch den Sündenfall zum ‹Baume der Todes› geworden war.

Und wie kann nun auch in uns wiederum werden der ‹Baum des Todes› zum ‹Baume des Lebens›? Da müssen wir uns wieder klar machen, wie alles dasjenige, was dem Menschen an Irdischem anhaftet als Triebe und Leidenschaften, von ihm überwunden werden muß, wie dasjenige, was in unserem roten Blute an Irdischem lebt, ersterben muß. Keusch und rein, wie die Pflanze muß der Mensch werden. Und wie die Pflanze in ihrer Keuschheit die Kohlensäure in ihren Säftestrom aufnimmt und zu ihrem Leben nötig hat, so muß auch der Mensch in Zukunft sich dahin entwickeln, daß ihm die Kohlensäure nicht mehr schädlich ist, ja sogar ihm das Leben bringt, das höhere Leben. Der Mensch wird nach und nach dahin kommen, daß er weniger und weniger die Kohlensäure wie ein Gift ausatmen muß; sondern durch die Entwickelung seines höheren Menschen in sich wird er in die Lage kommen, Kohlensäure in sich selbst als Lebensquelle zurückzuhalten.

Hat sich diese Umwandlung vollzogen, dann hat der Mensch den ‹Baum des Lebens› in sich eingepflanzt und die Kraft in sich, den ‹Stein der Weisen› zu erzeugen. Ähnlich wie die Pflanze, die ihren Leib aus dem Kohlenstoff der aus der Luft eingeatmeten Kohlensäure aufbaut und Sauerstoff abgibt, wird der Mensch dahin gelangen, die Kohlensäure in seinem Blute zurückzuverwandeln in kohlensaure Salze, um daraus seinen Leib zu gestalten und durch den freiwerdenden Sauerstoff aus eigener Kraft das blaue Blut in rotes Blut zu verwandeln. Bei dieser Umwandlung des Blutes, die sich im Herzen vollziehen wird, lösen sich die feinen physischen Bestandteile, die sich bildenden kohlensauren Salze auf und gehen in die Ätherform über; es entsteht eine Ätherströmung, die direkt vom Herzen nach dem Kopfe geht. Es bilden sich also ähnlich wie im Säftestrom der Pflanze aus der Umwandlung der Kohlensäure feine, leicht sich lösende, flüchtige von den Erdenkräften geläuterte Salze, die in diese nach dem Kopfe hinstrebende Ätherströmung aufgenommen werden. Und aus diesem verätherisierten Blutstrom, der für die weitere Entwickelung des Menschen von großer Bedeutung ist und der Entfaltung des höheren Lebens dient, erkraftet sich von neuem wieder der Form-Kraftleib, von dem gesagt werden mußte, daß er seine Kraft verloren hatte. In Zukunft wird so wieder allmählich eine Rückbildung des physischen Leibes aus der Verhärtung in seine ursprüngliche Beweglichkeit stattfinden können, die zugleich mit dieser Neubelebung des Formkräfteleibes vor sich gehen wird, der dann mehr und mehr nur noch eine Anziehungskraft haben wird zu den aus der Verwandlung hervorgegangenen feinsten mineralischen Substanzen. Und dieser Prozeß, nämlich die Umwandlung des physischen Leibes durch die Neubelebung und Erkraftung des Form-Kraftleibes, ist eigentlich die Erzeugung des ‹Steines der Weisen›. Der ‹Stein der Weisen› ist also der umgewandelte Leib, der durch den Form-Kraftleib hell und leuchtend wird wie der Diamant, zugleich auch weich und beweglich, ein vollkommenes Werkzeug für den Gott-Menschen, zu dem der Mensch sich hinentwickelt.

Die Keime dieser Kräfte trägt heute jeder Mensch in sich, und es ist dem Menschen anheimgestellt, sie zu entwickeln, ja sogar bewußt den Weg voranzugehen, um den Aufstieg zu seiner höheren Entwicklung dadurch abzukürzen.

Und so verstehen wir auch, was der Alchimist der Rosenkreuzer angestrebt hat, wenn er den ‹Stein der Weisen› erzeugen wollte, was auch für ihn eine Stufe seiner inneren Entwicklung bedeutete. Er hatte den Menschen als eine Retorte vor Augen, wenn er seine alchemistischen Prozesse niederschrieb; in ihnen beschrieb er den Menschen mit seinen physiologischen Lebensprozessen und demjenigen, was zusammenhängt mit der Entwicklung und der gegenseitigen Umschlingung des ‹Baumes der Erkenntnis› und des ‹Baumes des Lebens›. Für ihn war der ‹Baum der Erkenntnis› mit dem Golde identisch, der ‹Baum des Lebens› mit dem Silber. So daß er die Entwicklung und das sich ineinander Verschlingen dieser beiden Bäume wie einen Schmelzungs- und Destillationsprozeß in einer Retorte beschreiben konnte. Er sprach also im Grunde von inneren Vorgängen im Menschen.

Die reine Flamme des höheren Ich muß im Herzen entzündet werden und das Blut läutern von dem irdisch triebhaften Wesen. Das rote Blut, das Gold, und das blaue Blut, das Silber, die im Blutlaufe vereint sind, Ursubstanzen des ‹Steines des Weisen›, sie müssen zum lauteren Golde und zu hellglänzendem Silber werden. Sie müssen sich miteinander verschmelzen, wiederum in flüssige Form zurückgeführt werden und auch alles Feste, Verhärtete in sich lösen. Die so entstandene Flüssigkeit, das Mercurial, muß dann, wiederum durch das innere Feuer, zum Sieden und Verflüchtigen gebracht werden wie in einem Destillationsprozeß, wo das Wasser verdampft und wieder in gereinigter Form gesammelt wird. Es werden auch die flüchtigen, leicht löslichen mineralischen Salze mit überdestilliert, während die verkohlende Schlacke zurückbleibt. Und es entsteht aus der kristallklaren, überdestillierten Flüssigkeit und den schlackenfrei sich lösenden Salzen ein reiner Fluß, der ‹Stein der Weisen›. Darin liegt der ganze innere Vorgang verborgen, den wir zu beschreiben versucht haben.

Davon sprechen auch die Rosenkreuzer, wenn wir in ihren Schriften lesen vom Bräutigam in dem scharlachglitzernden Kleide (Eisen, der Autor) und seiner lichten Braut mit dem weißen, strahlenden Atlas-Rock (Kupfer, der Autor), einer Jungfrau, die zu gleicher Zeit des Bräutigams Mutter sein sollte, und doch auch wieder so jung war, daß sie eben erst geboren schien. Ebenso wenn weiter erzählt wird; wie diese sich in Keuschheit vermählen, aber zur Strafe in einen Kerker eingeschlossen wurden, wo sie durch die vielen Tränen der Braut gleichsam in Wasser zerfließen und sterben (Quecksilber- / Zinn-Prozesse, der Autor); wie aber dieses Wasser wiederum durch die Wärme (Blei-Prozesse, der Autor) als Wolken in die Höhe steigt und die verwesenden Leichname schwarz wie Kohle am Boden sichtbar werden; und wie dann plötzlich das Wunder geschah, daß durch die Kraft der Sonne die Feuchtigkeit völlig verschwunden war, aber Tautropfen (Silber-Prozesse, der Autor) niederfielen auf die Leichname und sie abwuschen, so daß sie von Tag zu Tag schöner und heller wurden, und als die Luft klar und von der Sonne hell durchstrahlt war, die beiden Leichname zu verklärten Leibern eines herrlich geschmückten Königspaares (Gold- / Kohlenstoff-Prozesse, der Autor) wieder erweckt wurden, die begabt waren mit Weisheit und allen Schätzen des Himmels und der Erde. – Mit dem Bräutigam stellte man sich vor alles dasjenige, was mit dem roten Blute und dem ‹Baume der Erkenntnis› zusammenhängt, mit der Braut alle die Vorgänge, die mit dem blauen Blute und der Umwandlung zum ‹Baume des Lebens› in Zusammenhang stehen. Und das neugeborene Königspaar war die im höherentwickelten Menschen wieder zustandekommende Verschlingung des ‹Baumes der Erkenntnis› mit dem ‹Baume des Lebens›.

So wurde also in verschiedener Art die Erzeugung des ‹Steines der Weisen› beschrieben. Und nicht mehr würden wir verstehen können die Sprache des Rosenkreuzers und des Alchimisten, wenn wir nicht den Schlüssel dafür wieder erhalten hätten durch die Anthroposophie Rudolf

Steiners, die sowohl die Möglichkeit gibt, mit Verständnis heranzutreten an die Mysterien, wie sie vor und nach dem Mysterium von Golgatha bestanden haben, auf der anderen Seite aber auch den Weg weist, den die heutige Menschheit zu gehen hat, die nach einer höheren Entwicklung und nach einer höheren Entfaltung ihres geistig-seelischen Wesens strebt.

Und wenn dem Arzte, dem die Erkenntnis des Menschen und das Heilen am Herzen liegt, gerade auch das Problem vom ‹Stein der Weisen› nahe liegt, und wenn er sich damit beschäftigt, so ist dies ganz naturgemäß darin begründet, daß ja einerseits viele physische Krankheiten in Störungen des seelisch-geistigen Lebens im Menschen wurzeln, und daß auch auf der andern Seite abnorme Äußerungen des seelisch-geistigen Wesens ihre Ursache haben können in krankhaften Bildungen physischer Organe. So sind es zum Beispiel vor allem die Nieren und ihre Funktionen, die wie ein feines Reagens widerspiegeln dieses innere Ineinanderwirken der geistig-seelischen und physisch-leiblichen Vorgänge im menschlichen Organismus. Und gehen wir von dieser Anschauung der Krankheitsprozesse aus, so wird es uns auch nicht mehr befremdend sein, wie gerade bei den Alchimisten die Beobachtung der Harnausscheidungen eine so große Rolle gespielt hat, aus denen sie die Vorgänge im Inneren abgelesen und für deren verschiedenes Verhalten sie Bezeichnungen gewählt haben, die hinweisen sollten auf die inneren Vorgänge, die ihnen das Wesentliche waren.

Auch wird gerade der Arzt, der aus innerstem Streben eine wirkliche Erkenntnis des Menschen sucht, weil er sowohl dem einzelnen leidenden Menschen, wie der ganzen Menschheit dienen will, allmählich dahin kommen, zu erkennen, wie in dem Streben nach dem ‹Stein der Weisen› etwas liegt, was auch mit der Heilung des Menschen und der Menschheit in engstem Zusammenhang steht. Denn die Heilung der Menschheit, die im Materialismus befangen ist und aus dieser Gebundenheit sich lösen muß, hängt wirklich zusammen mit der Möglichkeit, das Geistige im Innern zu entwickeln. Kann der Mensch diese seine innere Entwicklung in Ruhe vor sich gehen lassen, dann wird er auch leicht alles Krankhafte überwinden werden können. – Das Bild der ‹Gralsburg im Gehirn› wird auch hier uns wieder lebendig vor Augen gezaubert.[231] Zu dieser Gralsburg geht die Ätherströmung, von der gesprochen wurde; diese ätherische Strömung, die aus dem Herzen nach dem Kopfe hin geht, und die mit sich trägt das Beste, das Edelste an mineralischen Kräften, tritt in Beziehung mit der Zirbeldrüse, mit der Epiphyse, und wandelt das Gehirn um. Sie hebt es aus der Gebundenheit an die irdischen Kräfte, denen es noch unterworfen ist, heraus, so daß es nicht mehr nur den Trieben und Bedürfnissen des Leibes zu dienen hat, sondern auch dazu geeignet wird, sich der Welterkenntnis zuzuwenden, so daß einströmen können die Weltgedanken, die die Taten höherer Wesenheiten sind.»

12. Die sieben Metalle bei Paracelsus (Originalzitate)

Aus: Paracelsus. Sämtliche Werke. Band I–IV. Jena 1926–1932

1. Zur Schulung des Arztes

Die Natur lehrt den Arzt; der Arzt muß aus der Natur hervorgehen und in ihr lernen, und alles ist aus und in der Natur. Was ist die Natur anders, als die Philosophie, was die Philosophie anders, als die unsichtbare Natur?

Philosophie ist nichts anderes, als die Praxis der Erdkugel und der Sphäre ... Der Philosoph soll auf zwei Wegen wachsen, der eine ist der Himmel und der andere die Erde. Von der Erde sind Mineralien, Erze und Früchte. Der Philosoph lehrt ihre Kraft und Eigenschaft; der Mensch gleicht den zwei Dingen und hat Erde und Wasser mit den Mineralien (und Pflanzen) in sich. Vom Himmel sind Luft, Feuer und ... was das Gestirn bewirkt ... Astronomen sind, die die Eigenschaften und Kräfte des Gestirns und der Luft kennen ... so auch im Menschen sein Firmament und sein Chaos.

Wie die Teilung der Sphären im Makrokosmos steht, so ist sie auch beim Menschen, und die äußere Erkenntnis liefert die innere. Der Arzt soll Himmel und Erde kennen, ihre Materie, Art und Wesen. So er darüber unterrichtet ist, hat er die Voraussetzung dafür, mit der Arznei zu beginnen.

Das wird verstanden aus dem Lichte der Natur, hierin liegt der Anfang aller gründlichen Weisheit. Die Erkenntnis der Dinge muß der Arzt aus der Mutter Natur schöpfen, aus der er geschaffen wurde. In ihr findet er sein Herz und alle Freuden und Leiden des Herzens; in ihr sein Hirn, und alles was das Hirn betrübt oder erfreut, so auch der Nieren Leib und Leid, so der Leber Willen und Unwillen und dergleichen das Wesen aller Organe ... Dadurch wird bewiesen, daß der Arzt von der Natur auszugehen hat und nicht von der Spekulation ... Daß der Mensch in ihr ganz erscheine, alle Glieder und Teile der Glieder, so viele als an dem Menschen sind ... daß man in ihr alle Gesundheit und alle Krankheit finde, wie viel die Menschen vom ersten bis zum letzten befallen kann.

Ein Philosoph ... muß seiner Philosophie die Grundlage geben, daß er Himmel und Erde (den Makrokosmos) in einen Mikrokosmos zusammenfaßt, und darf nicht um Haaresbreite fehlgehen ... So daß der Philosoph nichts anderes findet im Himmel und auf der Erde, als er auch im Menschen findet, und daß der Arzt nichts anderes im Menschen findet, als was auch Himmel und Erde haben.

So sei ein Anfang unserer Lehre, daß ... in gleicher Gestalt ... ein ebensolches Firmament ... sich im Menschen befindet ... ein Firmament ... mit gewaltigem Lauf von Planeten und Sternen in seinem Leib, der Exaltationes, Conjunctiones und Oppositiones und dergleichen haben ... Und alles, was die Astronomie durch Betrachtung der Gestirne tief und schwer ergründet hat ... sollt Ihr als Erläuterung und Lehre auf das leibliche Firmament anwenden. So der Arzt das an der Außenwelt erkannt hat, folgt, wie er es auf den Menschen anzuwenden hat. Der Himmel in einem jeden ... der ist nicht der Gestalt nach im Himmel zu erkennen, sondern in der Verteilung beeinflussender Kräfte. Diese sind es, die dem Arzt seine höchste Kunst verleihen. Im Makrokosmos soll der Arzt lernen, was dem Kranken gebricht, wo er ascendiert, descendiert, worin er sich alteriert ... wo er gesund und wo er krank ist. Und so er diesen äußeren Menschen wohl weiß und wohl erfahren hat, dann soll er sich der Fakultät der Arznei widmen und den äußeren auf den inneren anwenden, und den inneren am äußeren erkennen.

Denn das ist Wahrheit, daß alle Künste der Metalle und alle anderen, die auf der Erde sind, aus dem Gestirn kommen, aber noch sind sie nicht alle in der Welt geboren. Also stammen auch alle Kräfte der Arznei aus dem Gestirn, noch aber ist nicht alles gelernt ... So hat es Gott bestimmt, daß das natürliche Licht in dem Gestirn sei, und hat in dieses gelegt den Schatz der Menschen, daß man davon lerne.

Der ist ein Philosoph, der den Ursprung der Metalle und der Erze weiß; der die Pflanzen und ihre Früchte kennt; der von den Planeten weiß und sie kennt. Nur der ist (wahrer) Philosoph, der (das Wesen) in dem einen, wie auch in dem anderen erkennt. Weil es ist nicht vielerlei, sondern nur Eines ist, wiewohl es verschiedene Namen trägt, ... die sich nur durch die (Erscheinungs-)Form unterscheiden.

Die Natur bringt nichts an den Tag was für sich selbst vollendet wäre, sondern der Mensch muß es vollenden. Diese Kunst heißt Alchemie. Wenn also Philosophie und Astronomie, das ist die Art der Krankheiten und der Arzneien und all ihre Zusammensetzung verstanden wird, so ist danach der Schluß das Nötigste (die kunstgerechte Zubereitung).

Ihr seid alle einfältig und vermeint, es handle sich nur darum, alles zu zerstoßen, zu häufen, zu mischen und ein Pulver zu machen. Was behauptet Hermes von den Kräften des Quecksilbers? Vieles, und es ist wahr. – Ihr aber wißt nicht, wie man es wahr machen soll und vermöget nicht, es in die Tat umzusetzen. Wer also die Natur bereiten will, der muß durch ihre Schule. Denn die Natur verlangt, daß sich die Bereitung bei den Menschen allzeit nach ihr richtet, das heißt nach ihrem Gesetz gehandelt wird, und nicht nach Einfällen von Narren. Dieweil der Arzt nichts anderes sein soll als ein Naturkundiger, der der Natur Eigenart und Wesen weiß.

Die Natur zeigt dir selbst, wessen du dich befleißigen sollst. Keine geringe Kunst braucht die Natur mit dem Korn auf dem Felde, bis es seine Ähre bringt. Was macht aus Gras Milch, was bringt Trauben und macht den Wein aus der dürren Erde? Nichts als die Alchemie der Natur.

Wisset, daß der Sommer mit Hilfe der Astra seine Früchte bringt, und nicht ohne sie. Wenn nun die Astra das bewirken, ... dann muß die Arznei ... nach ihnen eingerichtet werden ... Denn die oberen Gestirne machen krank, töten und machen auch gesund. Hierin liegt der Kern. –

Also muß man verstehen, daß die Arznei in den Gestirnen (Planeten) bereitet werden soll, und daß die Gestirne (Metalle) Heilmittel werden.

Versteht mich, daß die Kraft ganz in einem einfachen Ding liegt, in einem Ganzen also, und nicht geteilt. Im Erkennen dessen, was darin ist und im Herausziehen – nicht im Kombinieren, nicht dasselbe zu machen mit zusammengesetzten und geflickten Stücken.

Alle Dinge müssen durch Feuer gehen und in anderer Form wiedergeboren werden, in der sie dem Menschen dienlich sein sollen. – Denn der Arzt soll nicht Gift (grobstoffliche Substanz), sondern Arcana (wirksame Kräfte) gebrauchen ... Im Feuer muß sich eine Auflösung dieser Dinge vollziehen, und da fermentieren sich die Arcana, geben die Corpora von sich und steigen auf zu ihren Exaltationes (höchste Wirkensstufe), denn der Corpus muß weg, es hindert sonst das Arcanum. Es ist eine Scheidung des Reinen vom Unreinen; Extraktion des reinen edlen Geistes oder der Quinta Essentia vom groben, zerstörbaren und elementaren Körper. Darum wisset, daß die Arcana nur die Tugenden und die Kräfte sind ... sie haben keine Corpora, ... sie sind ein Chaos (Gas) klar und durchsichtig und der Gewalt des Gestirns unterzogen. Dies Arcanum ist ein Chaos und kann vom Astrum bewegt werden, wie eine Feder im Wind.

2. Die Beziehung zwischen Planet, Metall und Mensch

Die Metalle haben eine große Übereinstimmung mit dem menschlichen Körper. Denn Kräfte, die im Metall verborgen ruhen, sind auch im Menschen. So ist in Makrokosmos und Mikrokosmos beider ein Ding und ein Wesen.

Es gibt ein Gestirn (Wirkensprinzip), das alles regiert: im Menschen den tierischen Verstand (und das Gemüt), beim Vieh seine Sinne, bei den Elementen ihre Wirkung, bei den Sternen ihre Wirkung und ihren Lauf. Dieses Gestirn ist das oberste ... (Prinzip) des Vergänglichen, und alle Dinge sind ihm untertan. Dieses braucht als Mittel ein Gestirn (Kraftsystem), durch welches seine Wirkung in Substanz und Körper erfolgt. Soll zum Beispiel der Mars (also das oberste Mars-Prinzip) ... wirken, so kann er nur durch ein Mittel wirken, das ein Mars-Gestirn (beziehungsweise seine Entsprechung) ist. Daraus folgt, daß es solche Gestirne (Kraftsysteme) im Menschen gibt, in den Tieren, in den Elementen und in der Erde. Jedes empfängt seine Weisung vom oberen Gestirn (Wirkensprinzip) und wirkt dann für sich selbst.

Nun ist eine Anatomie (Struktur), eine Essenz (Wirksamkeit), eine Materie (Substanz) in diesen allen.

Im Feuer sind sieben Planeten
im Wasser sieben Metalle

in der Erde sieben Kräuter
in der Luft sieben Tereniabin
in den Lebewesen sieben wichtige Glieder.

Das oberste Gestirn regiert alle unteren Gestirne. Wenn nun kein Gestirn (keine Entsprechung des Gestirns) in der Erde ist, so hat das obere Gestirn nicht die Möglichkeit, auf die Erde einzuwirken. Denn das Gestirn in der Erde empfängt die Kraft von dem oberen Gestirn und ist dann zu Leistungen fähig, die es sonst nicht vollbringen könnte und so ist es auch mit dem Wasser ... der Luft, dem Feuer und den Lebewesen.

Das ganze Weltall ist in zwei Teile geordnet, in einen greifbaren Leib und einen unsichtbaren Leib. Das Sichtbare und Greifbare ist der Körper (zum Beispiel Planeten oder Metalle). Was nicht der greifbare Körper ist, sondern ungreifbar und unsichtbar, das ist das Gestirn (Ens astrale). Es ist wie die Seele im Menschen, die auch nicht sichtbar ist. – Das Gestirn teilt sich wiederum in zwei: Gestirn im Himmel und Gestirn in der Erdkugel; es hat zweierlei Wesen. Das Gestirn der Erdsphäre ist des Wesens, daß aus ihm alles wächst, was der Leib der Erde und der Leib der Elemente gibt (Ens vitale, Lebensgeist). Das Gestirn der Himmelssphäre (Ens astrale) ... gibt den tierischen Verstand, es regiert den Sinn und die Vernunft.

Auch der Mensch ist zweifach. Er hat auch einen sichtbaren und greifbaren Leib der Elemente ... (hierher gehört), was vom Fleisch ist: die Leber, das Herz, die Milz, das Hirn etc. mit ihren Tätigkeiten. Er hat auch einen ungreifbaren, unsichtbaren Leib (Astralleib oder Sternenleib: Astron = das Gestirn), der Seele heißt. Aus diesem kommt, was Sinn und Vernunft und Gemüt gibt, mit allen zugehörigen Tugenden. – Der Geist des Menschen steht über der Natur, von ihm ist hier nicht die Rede.

Die sieben Planeten (Kraftsysteme) haben in keinem Ding eine größere Wirkung, als in ihren Metallen, die sie mit all ihren Eigenschaften und Kräften durchdringen, als wenn sie selbst in ihrem ganzen Wesen da wären. So wirkt die Sonne vornehmlich im Golde, Jupiter im Zinn etc.

Das Gestirn (Prinzip) ist gleichbedeutend mit Geist und Form des Metalls; das Metall ist ... Asche, Auswurf ... des himmlischen Gestirns, dem aber dessen Wirkungsprinzip innewohnt.

Also haben auch die alten Philosophen die sieben Metalle den sieben Planeten verglichen: und (gleiche) ... Zeichen dafür gesetzt: Gold der Sonne, Silber dem Mond, Quecksilber dem Merkur, Kupfer der Venus, Eisen dem Mars, Zinn dem Jupiter, Blei dem Saturn.

Das ist aber der Fehler, daß sie sagen, die Sterne haben Eigenschaften, das ist nicht wahr. Aber der Geist hat Eigenschaften, er heißt dann Luna oder Mars, nicht aber der Stern.

Das Gestirn hat gewaltige Kraft und Wesen über unseren Leib. Der Leib muß hinnehmen, was das Gestirn in uns wirkt. Diese Kraft des Gestirns heißt Ens astrale.

So merket, wie die anderen Organe das Leben von den sieben empfangen, ein jedes von seinem Planeten in der ihm zukommenden Bahn.

Ihr sollt also wissen, der Lauf der Geister des Gestirnes (Wirkensprinzip) im Leibe vollzieht sich von seinem Ursprung, das ist von seinem Stamme zum Ende desselben Organes und wieder zum Stamme, als seinem Zentrum ... Ein Beispiel: das Herz sendet seinen Geist durch den ganzen Leib, wie die Sonne durch alle Gestirne und Erden. Dieser Geist nützt allein dem Leibe und dringt nicht zur Stätte der sieben Organe. Das Gehirn geht allein zum Herzen und vom Herzen wieder zurück zu seinem Zentrum in geistiger Form und hat sonst keine andere Bahn. Der geistige Lauf der Leber vollzieht sich nur im Blute und sonst kommt sie mit nichts in Berührung. Die Milz hat ihre Bahn an der Seite und in den Gedärmen, die Nieren haben ihren Lauf durch die Harnwege und Lenden mit ihren angrenzenden Stellen. Der Umlauf der Lungen vollzieht sich in Brust und Kehle. Die Galle nimmt ihren lauf durch Magen und Eingeweide. Wenn sie sich irren und in eine falsche Bahn geraten, etwa die Bahn der Milz in die Bahn der Galle, entstehen Krankheiten. So verhält es sich auch mit den anderen Bahnen.

Denn dirigieren ist nicht Sache des Körpers, sondern des Gestirns.

Das, was zum Hirn gehört, wird zum Hirn durch die Luna (Silber) geführt; was zur Milz gehört, wird zur Milz durch den Saturn (Blei) geführt; was zum Herzen gehört, wird durch die Sonne (Gold) zum Herzen geleitet, und also wird durch Venus (Kupfer) die Niere, durch Jupiter (Zinn) die Leber, durch Mars (Eisen) die Galle beherrscht. Merke:

Oberstes Prinzip	Signum	Planet (oberstes Gestirn)	Metall (unteres Gestirn)	Organ (inneres Gestirn)
Saturnprinzip	♄	Saturn	Blei	Milz
Jupiterprinzip	♃	Jupiter	Zinn	Leber
Marsprinzip	♂	Mars	Eisen	Galle
Sonnenprinzip	☉	Sonne	Gold	Herz
Venusprinzip	♀	Venus	Kupfer	Niere
Merkurprinzip	☿	Merkur	Quecksilber	Lunge
Mondprinzip	☾	Mond	Silber	Gehirn (Genitale)

Was für Wert haben deine Arzneien, wenn sie dir das Gestirn nicht dahin leitet? Sie blieben alle im Magen und gingen durch die Eingeweide wieder hinaus und blieben ohne Wirkung.

Der Himmel hat seine Verwandtschaft zum Menschen, wobei es das Tierische (Animalische) anbetrifft. Die Sterne haben Vernunft, Weisheit, List, Krieg ... ebenso sehr, wie wir Menschen, ... weil wir es aus ihnen haben.

Nun ist das Gestirn der Vater des Menschen und von ihm stammt der Mensch ... Das sind die Corpora astralia Mikrokosmi, die (der Gestirne) Art erben. Also hat der Mars seinen Sohn im Astrum des Menschen und ebenso die anderen Planeten.

Wisset nun, daß es zweierlei verschiedene Gestirne gibt, ein irdisches und ein himmlisches, eines der Natur (Torheit) und eines der Weisheit.

Was vom Fleische ist, wird den Elementen beigezählt: die Leber, das Herz, die Milz, das Hirn etc., mit ihren Tätigkeiten. Der Trieb zu essen und zu trinken kommt von den unteren Elementen. Dazu ist dem Leibe die Gabe gegeben, zu wachsen und sich zu vermehren durch den Samen. Der Leib ... nimmt von der Erde die Speise ... entsprechend der Art, wie sich die Stoffe bei seiner Empfängnis verbanden.

In seiner viehischen Natur und Art sind alle Eigenschaften des Viehes, in dem das, in dem anderen das, so daß ein jeglicher Mensch, wenn er sein viehisch Wesen regieren läßt, erkannt werden kann, daß er einem

Tier gleich ist, der einer Kuh, der einer Sau, der einem Wolf usw. ... Wenn der Mensch es nicht zwingt, so meistert ihn das Gestirn und macht ihn ... nach seiner Art . . . gefräßig, sinnlich-begierdenhaft, zornig, usw.

3. Zur Ursache der Krankheiten

Seine animalische Natur bestimmt seine leiblichen Gelüste: Darum hat einer Lust auf die Speise, der andere auf jene. Jeder saugt aus der Erde seine Wollust zur Erhaltung seines Leibes. Begehrt also der Leib sein leibliches Werk, so begehrt er es für sich, nicht für den astralischen Leib und bilden dadurch seinen elementarischen Leib aus.

Die höhere Seelennatur bestimmt seine höheren Neigungen: Dem Menschen ist (auch) die Bestimmung und das Gesetz gegeben, aus dem Gestirn seine Vernunft zu empfangen, und zwar durch Hunger und Durst des astralischen Leibes. Der Mensch zieht durch seine Seele von dem Gestirn an sich, in dem er empfangen und geboren wurde. Denn die Seele muß ebenso gespeist werden, wie der Leib. Dessen begehrt sie, danach gerät sie und dem hängt sie an.

Der astralische gestirnte Leib und der elementarische Leib sind ein Paar. Beiden ist ihre Bestimmung von Gott gegeben. Beide machen durch ihre Vereinigung den Menschen vollkommen. Nun hat jeder Teil Lust, seiner Gabe im Übermaß zu folgen und nicht die Mitte zu halten. Der untere elementarische Leib will Üppigkeit und Unkeuschheit, das obere Gestirn will Studieren, Lernen, Künste, usw. ... Wenn der elementarische Leib nicht der Konjunktion des astralischen Leibes folgt, sondern nach seiner eigenen Lust lebt, ... so entsteht eine Zerrüttung, da gibt es keine Vollkommenheit in der natürlichen Weisheit.

Nun ist ein großer Unterschied zu merken, daß das Gestirn den einen Menschen zwingt und nötigt, den anderen nicht. Es ist notwendig zu wissen, wer das Gestirn regieren und meistern kann und wer vom Gestirn regiert wird.

Einen viehischen Menschen aber regiert, meistert, zwingt und nötigt das Gestirn ... Die Ursache ist nur die, daß dieser Mensch sich selbst und seine eigenen Kräfte, die in ihm verborgen sind, nicht erkennt und nicht zu gebrauchen versteht. Er weiß nicht, daß das Gestirn in ihm ist, und daß er auch das ganze Firmament mit allen seinen Kräften in sich hat.

So wir den Menschen fahren lassen und dem viehischen Sinn nachgeben, so tun sich die viehischen Augenlider (in uns) auf und sehen den Himmel an, den Mars, den Saturn ... Ihnen geschieht gleich dem Narren, der die Sonne ansieht und davon geblendet wird. Also werden auch sie toll, der untere Himmel überwindet den Menschen, wie der Wein seinen Trinker. So wendet der Mensch seine Lust, Liebe und sein Gemüt allein diesem zu. So verfällt er in Hurerei und Völlerei – Also regieren den Menschen die unteren Elemente. Nun weicht das obere Gestirn mit seinen Kräften von ihm und läßt ihn treiben. Denn das Gestirn ist keusch und rein. Das hat zur Folge, daß der Mensch jetzt kein Mensch mehr ist: er verliert, was ihn zum Menschen macht. Das alles tut der viehische Mensch, der ein Knecht und Gefangener des Gestirns ist ... Wäre er aber kein Narr und Vieh, sondern ein weiser Mann gewesen, so hätte ihn das Gestirn nicht so gemeistert, sondern er hätte das Gestirn regiert und bezwungen.

Nun soll der Mensch kein Vieh sein, sondern ein Mensch ... so muß er hinwegtun den viehischen Sinn. Sobald er seine animalische Natur bezwingt, vermag seine höhere Seelennatur zu wirken.

Ich sage, daß nach den Planeten die Erkenntnis der Krankheiten gründlicher verstanden wird, als nach den Humores.

Die Gesundheit kommt aus dem Saturn, diese vom Jupiter, jene von der Venus usw.

Damit ihr aber das Ens astrale besser versteht, merket euch: Wir beschuldigen nicht nur die Sonne, daß sie unseren Körper verändert ... jeder Planet und Stern (verändert den Organismus), wenn er in Exaltation ist und so das Magnale (Kräftestruktur) durchdringt und ihm seine Eigenart überträgt. Wenn Mars und Jupiter herrschen, kühlen sie das Magnale (die Kräftestruktur) zu sehr ab. Die Sonne erhitzt es zu sehr. Jupiter macht es zu salzig, Saturn zu sauer.

Innere und äußere Gestirne haben ihre Natur und mancherlei Eigenschaften, wie die Menschen auf Erden. Sie können sich verändern, sie können besser und süßer, böser und saurer, schärfer und bitterer werden. Sind sie gerade in ihrer Güte, so kommt Gutes von ihnen. Doch wenn sie böse werden, ... vergiften sie. Das ist das Ens astrale, das unseren Leib guter oder böser Hinsicht zu ändern vermag ...

Der Mensch, dessen Blut diese Einwirkung schädlich ist, wird krank; doch der, dessen Natur sie nicht zuwiderläuft, bleibt gesund.

Nun hat der Körper bestimmte Eigenschaften. Wenn diese durch das Magnale verändert werden, zu warm, kalt, feucht oder trocken werden; wenn sie sauer, bitter, herb oder stinkend werden ... so verändern sich auch die inwendigen Glieder, das Herz, die Leber, die Milz, das Gehirn etc.

Des Himmels Ruten sind die Sterne, und von diesen werden uns die Krankheiten zugefügt. Der Körper wird nur krank, wenn er aus dem Gestirn entzündet wird.

Nehmet nicht die Ursache, den Ursprung, die Art, das Wesen, die Eigenschaften, die Heilung und die Erkenntnis (der Krankheit) aus dem Harn, aus dem Dreck und aus dem Puls. Nehmet sie aus den Planeten, aus den himmlischen Werkleuten. Denn jede Krankheit ist ein Werk, das durch seinen Meister gemacht wurde. Denn der Mikrokosmos ist so geartet, daß er jedem Meister im Gestirn Holz und Gestein nachträgt. In uns ist ein Handwerksmann, der die Krankheit schmiedet.

Sie können ..., unseren Körper krank machen und schwächen, wiewohl sie nicht materiell oder substantiell uns befallen, sondern, ohne daß wir es sehen oder merken, auf unsere Vernunft wirken. Wie ein Magnet Eisen an sich zieht, so ist auch eine Anziehungskraft im Mond, durch welche er unsere Vernunft durch Beraubung des Lebenssaftes und der Flüssigkeit des Gehirns herauszieht (dadurch entsteht die Mondsucht). Ebenso können (andere) Gestirne die Organe des Lebenssaftes berauben. Das führt zu verschiedenen Gemütskrankheiten, wie Tobsucht, Fallsucht, Schwermut u. a.

Denn in so viele Teile sich die Krankheiten teilen, in so viele teilen sich die Gestirne, ... so viele Ursprünge haben sie und so viele Gewächse gibt es für sie. Und so gehen alle aus der Wurzel der Planeten hervor. Denn wie der Stern ist, so ist auch die Krankheit, und demjenigen, der den Stern kennt, ist auch die Krankheit bekannt. Diese Philosophie (Naturwissenschaft) ist so beschaffen, daß der Krankheit Art, Materie und Eigenschaft mit all ihrem Wesen aus ihr allein verstanden werde. Wenn Ihr das habt, ... so habt Ihr auch die Namen ... und Herkommen der Krankheit; daß der Name die Erklärung (der Krankheit) bedeutet. Wie die Namen der Sterne sind, so sind auch die Namen der (von ihnen verursachten) Krankheiten.

So gebe ich mir selbst die Ursache, den Samen und die Materie für meine Krankheit.

Der Himmel der großen Kreatur (der Makrokosmos) ist unser Vater und wir wurden von ihm erzeugt ... Wenn der Sohn den Vater nicht erzürnt, ist er gütig und milde. Von der Sonne als unserem natürlichen Vater empfangen wir das natürliche Licht der Weisheit durch alle Planeten und Gestirne. Leben wir in Tugend, Friedfertigkeit und Liebe, dann haben wir einen günstigen natürlichen Himmel.

Alle unsere Wirkungen ... unsere schlechten Taten dringen in die Sonne ... Diese Dinge erzürnen die Sonne ... Dadurch entspringt dem Gemüt des Firmamentes ein Zorn, der von uns verursacht ist. Dieser Zorn hat viele Eigenschaften; er wird an uns ausgelassen; dieses Auslassen ist die Krankheit.

Alle unsere Gifte, Lust, Genußsucht, Begierde, Neid, Haß, Falschheit, Zorn, Laster und Üppigkeit entspringen in uns und dringen ... in den Himmel. In diesem werden sie geformt und fallen auf uns zurück. Wenn wir das Gestirn ... nicht infizierten, fielen keine (Intoxikationen) auf uns. – Die Konstellation der Sünde erhebt sich zu den Planeten. Wenn sie zu Ende wächst, ... liefert sie eine Frucht. Die Frucht ist die Pest, die Pocken, die Lues usw. Das ist die Schar der Planeten gegen das Volk. So sind die Blattern und die Pest von der Venus und vom Mars.

4. Zur Heilung und zur Alchemie der Seele

Aus dem oberen Gestirn kommt, was zum Unsichtbaren gehört ... Sinn und Vernunft mit allen dazugehörigen Tugenden, wie Weisheit, irdischer

Macht, irdischer Erkenntnis, irdischem Gesetz, allen Künsten und Gelehrsamkeit.

Das Gestirn begehrt den Menschen zu großer Weisheit zu führen, zu großer Kunst, zu großer Klugheit, auf daß er im Lichte der Natur wunderbar erscheine. Wie das obere Gestirn in den Menschen wirkt, so sollt ihr nun verstehen, daß in dem Gestirn alle Fakultäten sind, alle Künste, all Handwerke, alle Weisheit, alle Vernunft ... im Gestirn ist die Schule, in der alle die angegebenen Dinge gelernt werden. So hat der erste Aszendent der Venus (Entsprechung) die Musik gelehrt, der erste Aszendent des Mars (Entsprechung) hat die Handwerke gelehrt. Also merket weiter, daß, wo solche Aszendenten in der Venus aufgestiegen sind, diese auch andere Melodien gebracht haben, und so auch andere Aszendenten des Mars den Handwerkern andere Erfindungen gegeben. Ferner sollt ihr merken: Wäre die Venus nicht gewesen, so wäre die Musik nicht erfunden worden, so auch, wäre Mars nicht gewesen, so wären die Handwerke nicht erfunden worden. Also lehren uns die Sterne (Planetengeister) alle Künste, die auf Erden sind.

Nun wissen und verstehen wir, daß wir alle Vernunft und Kunst vom Gestirn ererben, daß das unsere natürlichen Schulmeister sind. Wie die Sterne am Himmel stehen, so steht auch dasselbe Gestirn im Menschen (Seelenfähigkeiten) und so ist es ein Schulmeister im Menschen und der Mensch sein Schüler und er lernt das natürliche Licht ... vom Gestirn.

Über alles das gibt es ein Gewissen im Menschen ... dadurch soll der Mensch sein Gestirn überwinden und seinen elementarischen Leib. In diesen Richter ... ist des Menschen Rat und Gewalt zu verlegen.

Ein weiser Mann kann das Gestirn regieren und meistern, das Gestirn ist ihm unterworfen, und er nicht dem Gestirn. Der Himmel ist also ein Diener der Weisheit, und der Weise kann dem Saturn, dem Merkur, der Venus etc. gebieten ... Obschon jemand ein Kind des Saturn ist und Saturn sein Himmelskörper, so kann er sich doch dem Saturn entziehen, ihn überwinden, und ein Kind der Sonne werden ... Wenn er etwa ein Kind des Mondes wäre, und in Krankheit und Gesundheit vom Mond abhängig, so kann er sich dieser Abhängigkeit entäußern und ein Sonnenmensch werden.

Die Arznei ist die, welche den Menschen aus dem Saturnus bringt, in dessen Sphäre und Macht er ist. Das sollt ihr so verstehen, daß er nicht mehr ist, wie er war, denn er wird dadurch der Sphäre des Saturnus entzogen – das geschieht so, daß eine Transplantation von einem zum anderen geschieht. So werden sechs Planeten auf Mercurius, sechs auf Mars, sechs auf Luna gepflanzt. Sol bleibt stehen und transplantiert sich nicht, denn es gibt nichts besseres, als sie selber ist.

Ihr habt nun hier von einem weisen Menschen gehört, wie er das Gestirn regieren kann und wie er sich von seinem bösen Planeten oder Himmelskörper befreien kann, wie er sich einem guten unterwerfen kann, wie er aus der Dienstbarkeit in Freiheit kommen und wie er aus dem Gefängnis des bösen Planeten entfliehen kann.

Das sollt Ihr wissen, daß Gott die Planeten und alle anderen Gestirne des Himmels nicht deshalb erschaffen hat, damit sie den Menschen regieren und dessen Herr seien, sondern zum Dienste für die Menschen, damit sie dem Menschen wie andere Kreaturen dienen.

Die Metalle haben eine große Übereinstimmung mit dem menschlichen Körper. Denn Kräfte, die im Metall verborgen ruhen, sind auch im Menschen. Wenn Gleiches zu Gleichem kommt und mit Verstand gebraucht wird, so wird der Natur geholfen.

Nun können die sieben Planeten ... den Menschen schädigen. Wisset, wie die sieben Glieder nur metallische Arznei und nichts anderes bei ihren Krankheiten brauchen. Sie können viel wegen ihrer Vollkommenheit im menschlichen Körper bewirken. Die Erfahrung lehrt uns, daß die sieben Metalle in uns die Kraft bewirken, gegen die sieben Planeten zu wirken ... wie bei einer Krankheit, wenn ein Überfluß (an Planetenwirkung) eintritt, der das Glied ersticken und ertränken will. Welcher Planet daher den Körper angreift, dessen Quinta Essentia des Metalles gebrauche gegen ihn. So Quinta Essentia des Goldes gegen die Sonne, Quinta Essentia Lunae gegen den Mond usw. Wir können auch verstehen, daß die Quinta Essentia Auri wegen ihrer spezifischen Wirkung und wegen der Kraft, die sie dem Herzen verleiht, imstande ist, gegen alle Gestirne zu wirken, wie wir es schon in betreff der sieben Organe erzählt haben ...

In den Arcana liegt die Apotheke des Arztes ... Arcanum ist die Gesundheit, und Krankheit ist dieser entgegengesetzt. Also heilt Mercurius seinen Merkur, (Zinn das Zinn etc.). So uns die Natur darin ein Vorbild ist und uns lehrt, Ordnung zu halten in allen Dingen, so werden wir auch gezwungen, gegen jede Krankheit ihre besondere Arznei zu bereiten.

Also ist das Verhältnis aller Dinge zum Menschen durch die Gesetze der Sphäre bestimmt. In dieser Weise hat Gott dem Gestirn alle natürliche Weisheit und Kunst anvertraut und alles überantwortet, was er von vergänglichen Dingen wissen und können soll, und hat ihn gelohnt und bestimmt zu empfangen. So auch die Arznei. So gehe, wen es nach natürlicher Weisheit und Kunst dürstet, zu dem entsprechenden Brunnen, das ist zum Gestirn. Denn in der Wohnung der Planeten sind die besten Ärzte, von denen alle Ärzte gelernt haben; sie besitzen und bewahren die Kunst. Das gilt für alle Handwerke und Künste.

So ist auch der größte Arzt am Firmament, der alle Krankheiten erkennt ... und sieht, was Kräutern, Metallen und Edelsteinen innewohnt. Ihm allein gelte der Hunger und Durst der Ärzte. Ihn allein sollen wir suchen, den auch die Alten gesucht haben. Wir sollen alle Dinge verbessern, mehr suchen, mehr lernen, als uns der Schulbrauch gibt – und so sei es bis ans Ende der Welt.

Die wahre Alchemie, die nur die Kunst lehrt, Silber und Gold aus den unvollkommenen Metallen zu machen, gebraucht kein anderes Rezept, sondern nur von den Metallen werden die vollkommenen Metalle gemacht.

Durch die Eigenschaft der Stätte wird ein Ding verschlechtert oder veredelt. Je weiter Jupiter von Mars und der Venus entfernt ist und je näher er der Sonne und dem Mond ist, desto mehr hat er die Art des Goldes und des Silbers in seinem Körper, desto größer, stärker, sichtbarer, greifbarer und wahrhaftiger ist er. Zinn hat viel Gold und nicht wenig Silber in sich ... Gold und Silber sollst du aus der Ferne in die Nähe bringen. – Je weiter ein Ding (von Gold) entfernt ist, desto schlechter ist es und desto weniger wird es beachtet. Darum mußt du, Alchimist, das Zinn in die geistige, verborgene Stelle bringen, wo Gold und Silber sind.

Denn es gibt verschiedene Rezepte, um Metalle aus ihrer Unvollkommenheit in die Vollkommenheit zu verwandeln. Das ist die richtige Arbeit der Alchemie.

Anmerkungen

Erstes Kapitel

1 Rudolf Steiner, Heilpädagogischer Kurs, GA 317, Dornach 1995, Vortrag vom 25. Juni 1924 in Dornach.
2 Ders., Das Zusammenwirken von Ärzten und Seelsorgern. Pastoral-Medizinischer Kurs, GA 318, Dornach 1994, Vortrag vom 11. September 1924 in Dornach.
3 Ders., Der Mensch als Zusammenklang des schaffenden, bildenden und gestaltenden Weltenwortes, GA 230, Dornach 1993, Vortrag vom 11. November 1923 in Dornach.
4 Ders., Geistige Zusammenhänge in der Gestaltung des menschlichen Organismus, GA 218, Dornach 1992, Vortrag vom 20. Oktober 1922 in Dornach. Ders., Menschenwesen, Menschenschicksal und Welt-Entwicklung, GA 226, Dornach 1988, Vortrag vom 17. Mai 1923 in Kristiania (Oslo).
5 Ders., Initiations-Erkenntnis, GA 227 Dornach 2000, Vortrag vom 29. August 1923 in Penmaenmawr.
6 Ders., Die Theosophie des Rosenkreuzers, GA 99, Dornach 1985, Vortrag vom 29. Mai 1907 in München.
7 Siehe Anm. 2.
8 Siehe Anm. 1, Vortrag vom 3. Juli 1924.
9 Ders., Metamorphosen des Seelenlebens – Pfade der Seelenerlebnisse, erster Teil, GA 58, Vortrag vom 14. März 1910 in München.
10 Ders., Welche Bedeutung hat die okkulte Entwickelung des Menschen für seine Hüllen – physischer Leib, Ätherleib, Astralleib – und sein Selbst?, GA 145, Dornach 1986, Vortrag vom 29. März 1913 in Den Haag. Ders., Die Mission einzelner Volksseelen in Zusammenhang mit der germanisch-nordischen Mythologie, GA 121, Dornach 1982, Vorträge vom 7. und 9. Juni 1910 in Kristiania.
11 Ders., Das Johannes-Evangelium im Verhältnis zu den drei anderen Evangelien, GA 112, Dornach 1984, Vortrag vom 30. Juni 1909 in Kassel.
12 Ders., Die Brücke zwischen der Weltgeistigkeit und dem Physischen des Menschen, GA 202, Dornach 1993, Vortrag vom 19. Dezember 1920 in Dornach.

Zweites Kapitel

13 Siehe Anm. 2, Vortrag vom 17. September 1923 in Dornach.
14 Siehe Anm. 3, Vortrag vom 9. November 1923 in Dornach.
15 Ders., Das Miterleben des Jahreslaufes in vier kosmischen Imaginationen, GA 229, Dornach 1999, Vortrag vom 13. Oktober 1923 in Dornach.
16 Ders., Heileurythmie, GA 315, Dornach 2002, Vortrag vom 18. April 1921 in Dornach.

17 Ders., Geisteswisenschaftliche Menschenkunde, GA 107, Dornach 1988, Vorträge vom 19. und 21. Oktober 1908 in Berlin.
18 Ders., Eine okkulte Physiologie, GA 128, Vortrag vom 22. März 1911 in Prag.
19 Ebenda, Vorträge vom 26. und 27. März 1911 in Prag.
20 Ders., Die Apokalypse des Johannes, GA 104, Dornach 1985, Vortrag vom 18. Juni 1908 in Nürnberg. Ders., Die Evolution vom Gesichtspunkt des Wahrhaftigen, GA 132, Dornach 1999, Vortrag vom 7. November 1911 in Berlin.
21 Siehe Anm. 1, Vortrag vom 30. Juni 192 in Dornach.
22 Siehe Anm. 3, Vortrag vom 10. November 1923 in Dornach.
23 Ders., Die geistigen Wesenheiten in den Himmelskörpern und Naturreichen, GA 136, Dornach 1996, Vorträge vom 11. und 14. April, 1912 in Helsingfors; siehe Anm. 6, Vortrag vom 25. Juni 1907 in München.
24 Siehe Anm. 3.
25 Ders., Die Tempellegende und die goldene Legende, GA 93, Dornach 1991, Vortrag vom 21. Oktober 1905 in Berlin.
26 Ebenda, Vorträge vom 23. Dezember 1905 und 2. Januar 1906 in Berlin.
27 Ebenda, Vorträge vom 29. Mai 1905 und 2. Januar 1906 in Berlin.
28 Siehe Anm. 6, Vortrag vom 25. Juni 1907 in München.
29 Ders., Ägyptische Mythen und Mysterien, GA 106, Dornach 1992, Vorträge vom 7. und 8. November 1908 in Leipzig.
30 Ders., Vor dem Tore der Theosophie, GA 95, Dornach 1990, Vortrag vom 31. August 1906 in Stuttgart.
31 Ders., Von Jesus zu Christus, GA 131, Dornach 1988, Vortrag vom 13. Oktober 1911 in Karlsruhe.
32 Siehe Anm. 25, Vortrag vom 16. Dezember 1904 in Berlin.
33 Siehe Anm. 6, Vortrag vom 6. Juni 1907 in München.
34 Ders., Menschliche und menschheitliche Entwicklungswahrheiten. Das Karma des Materialismus, GA 176, Dornach 1982, Vortrag vom 19. Juni 1917 in Berlin.
35 Siehe Anm. 25.
36 Siehe Anm. 2, Vortrag vom 18. September 1924 in Dornach.
37 Siehe Anm. 2, Vortrag vom 16. September 1924 in Dornach.
38 Ders. Und Ita Wegman, Grundlegendes für eine Erweiterung der Heilkunst nach geisteswissenaftlichen Erkenntnissen, GA 27, Dornach 1991, Kapitel XVII.
39 Ders., Mysteriengestaltungen, GA 232, Dornach 1998, Vortrag vom 23. Dezember 1923 in Dornach.
40 Ebenda, Vortrag vom 15. Dezember 1923 in Dornach.
41 Siehe Anm. 21.
42 Siehe Anm. 12.

Drittes Kapitel

43 Siehe Anm. 2, Vorträge vom 14. und 15. September 1924 in Dornach.
44 Ders., Geisteswissenschaft und Medizin, GA 312, Dornach 2001, Vortrag vom 9.

April 1920 in Dornach.

45 Ders., Die Erkenntnis des Menschenwesens nach Leib, Seele und Geist. Über frühere Erdzustände, GA 347, Dornach 1995, Vortrag vom 16. September 1922 in Dornach.

46 A. G. Degenar (Hrsg.), Krankheitsfälle und andere medizinische Fragen, besprochen mit Dr. Rudolf Steiner, Manuskript, Stuttgart, o. J., S. 110 (Anhang, Hippokrates-Kalk, 1922).

47 Rudolf Steiner, Über Gesundheit und Krankheit. Grundlagen einer geisteswissenschaftlichen Sinneslehre, GA 348, Dornach 1997, Vortrag vom 27. Januar 1923 in Dornach.

Viertes Kapitel

Phosphor

48 Frits Julius, Grundlage einer phänomenologischen Chemie, Stuttgart 1988, S. 191–205.

49 Ebenda, S. 200.

50 Otto Wolff, Grundlagen einer geisteswissenschaftlich erweiterten Biochemie; Stuttgart 1998, S. 101–104; S. 322ff.

51 Ebenda, S. 323.

52 Ebenda, S. 101–104.

53 Ebenda, S. 107f.

54 Ebenda, S. 322.

55 Rudolf Steiner, Anthroposophische Menschenerkenntnis und Medizin, GA 319, Dornach 1994, Vortrag vom 16. November 1923 in Den Haag.

56 Siehe Anm. 46, S. 110f., Influenza (Ärztebesprechung).

57 Siehe Anm. 55, Vortrag vom 28. August 1923 in Penmaenmawr; siehe Anm. 45; siehe Anm. 46, S. 106f., Anhang (Ärztebesprechung IV), 1922.

58 Siehe Anm. 38, Kapitel XIII.

59 Ders., Geisteswissenschaftliche Gesichtspunkte zur Therapie, GA 313, Dornach 2001, Vortrag vom 15. April 1921 in Dornach.

60 Ders., Physiologisch-Therapeutisches auf Grundlage der Geisteswissenschaft. Zur Therapie und Hygiene, GA 314, Dornach 1989, Vortrag vom 9. Oktober 1920 in Dornach.

61 Siehe Anm. 55, Vortrag vom 16. November 1923 in Den Haag.

62 Siehe Anm. 59, Vortrag vom 12. April 1921 in Dornach.

63 Siehe Anm. 38, Kapitel XV.

64 Siehe Anm. 61.

Calcium carbonicum

65 Siehe Anm. 48, S. 173f.

66 Ebenda, S. 175f.

67 Ebenda, S. 177f.

68 Siehe Anm. 39, Vortrag vom 2. Dezember 1923 in Dornach.

69 Armin Husemann, Der musikalische Bau des Menschen, Stuttgart 1989.

70 Siehe Anm. 61.

71 Siehe Anm. 47.
72 Siehe Anm. 38, Kapitel VI.
73 Rudolf Steiner, Geisteswissenschaftliche Grundlagen zum Gedeihen der Landwirtschaft, GA 327, Dornach 1999, Vortrag vom 11. Juni 1924 in Koberwitz.
74 Ebenda, Vortrag vom 7. Juni 1924 in Koberwitz.
75 Siehe Anm. 38, Kapitel XVI.
76 Siehe Anm. 57.
77 Siehe Anm. 44, Vortrag vom 25. März 1920 in Dornach.
78 Siehe Anm. 47, Vortrag vom 24. Oktober 1922 in Dornach.
79 Siehe Anm. 75; siehe Anm. 57, Vortrag vom 21. Juli 1924 in Arnheim.
80 Siehe Anm. 60, Vortrag vom 9. Oktober 1920 in Dornach.
81 Siehe Anm. 46 und Anm. 78.
82 Siehe Anm. 77, Vortrag vom 26. März 1920 in Dornach.
83 Siehe Anm. 64.
84 Siehe Anm. 77.
85 Ders., Vom Leben des Menschen und der Erde. Über das Wesen des Christentums, GA 349, Dornach 1980, Vortrag vom 21. Februar 1923 in Dornach.
86 Siehe Anm. 46.

Silicea

87 Siehe Anm. 50, S. 318–321.
88 Friedrich Husemann, Otto Wolff, Das Bild des Menschen als Grundlage der Heilkunst, Band I, Stuttgart 1974.
89 Siehe Anm. 50, S. 320.
90 Siehe Anm. 55; Rudolf Steiner, Esoterische Betrachtungen karmischer Zusammenhänge, Band V, GA 239, Dornach 1985, Vortrag vom 14. Juni 1924 in Breslau.
91 Ders., Mensch und Welt. Das Wirken des Geistes in der Natur. Über das Wesen der Bienen, GA 351, Dornach 1999, Vortrag vom 1. Dezember 1923 in Dornach; siehe Anm. 45, Vortrag vom 9. August 1922 in Dornach.
92 Siehe Anm. 55, Vortrag vom 29. August 1924 in London.
93 Siehe Anm. 91.
94 Siehe Anm. 55, Vortrag vom 28. August 1923 in Penmaenmawr.
95 Ebenda, Vortrag vom 24. Juli 1924 in Arnheim.
96 Siehe Anm. 63.
97 Siehe Anm. 94.
98 Siehe Anm. 38, Kapitel XIX.
99 Ders., Die Schöpfung der Welt und des Menschen. Erdenleben und Sternenwirken, GA 354, Dornach 2000, Vortrag vom 3. Juli 1924 in Dornach.
100 Siehe Anm. 38, Kapitel XIV.
101 Siehe Anm. 73, Vortrag vom 7. Juni 1924 in Koberwitz.
102 Siehe Anm. 100.
103 Siehe Anm. 43.
104 Siehe Anm. 14.

105 Ders., Der übersinnliche Mensch, anthroposophisch erfaßt, GA 231, Dornach 1999, Vortrag vom 2. Juli 1922 in Dornach.
106 Siehe Anm. 45, Vortrag vom 9. August 1922 in Dornach.

Sulfur

107 Siehe Anm. 48, S. 144–155.
108 Ebenda, S. 148.
109 Siehe Anm. 50, S. 325.
110 Ebenda, S. 326.
111 Ebenda, S. 326f.
112 Ebenda, S. 327.
113 Beiträge zur Rudolf Steiner Gesamtausgabe, Heft 20, Dornach 1967, S. 1920 in Dornach.
114 Siehe Anm. 60, Vortrag vom 8. Oktober 1920.
115 Siehe Anm. 38, Kapitel XX.
116 Siehe Anm. 73.
117 Siehe Anm. 58.

Fünftes Kapitel

118 Siehe Anm. 48, S. 119f.
119 Friedrich Lorenz, Vom Wesen der Elemente, Persephone 4, Dornach 1993.
120 Siehe Anm. 48, S. 120f.
121 Ebenda, S. 122.
122 Ebenda. S. 125.
123 Siehe Anm. 119, S. 129.
124 Grundlagen einer phänomenologischen Chemie: Frits Julius; aus der Reihe Menschenkunde und Erziehung, Band 20, Stuttgart 1965, S. 132.
125 Siehe Anm. 88, Band 3, Kapitel: Die Leber.
126 Siehe Anm. 50, S. 43.
127 Siehe Anm. 60, Vortrag vom 7. April 1920 in Dornach.
128 Siehe Anm. 73, Vortrag vom 10. Juni 1924 in Koberwitz.
129 Ebenda, Vortrag vom 7. Juni 1924 in Koberwitz.
130 Siehe Anm. 73.
131 Ebenda.
132 Ebenda.
133 Siehe Anm. 55.
134 Rudolf Steiner, Grundelemente der Esoterik, GA 93a, Dornach 1987, Vortrag vom 3. November 1905 in Berlin.
135 Siehe Anm. 46, Fieber (Ärztebesprechung IV, 1922), S. 106.
136 Siehe Anm. 73; siehe Anm. 3, Vortrag vom 9. November 1923 in Dornach.
137 Ebenda.
138 Beiträge zur Rudolf Steiner Gesamtausgabe, Heft 35, Dornach 1971, S. 13.

139 Siehe Anm. 115.
140 Siehe Anm. 72.
141 Siehe Anm. 55.
142 Siehe Anm. 47.
143 Siehe Anm. 55, Vortrag vom 28. August 1924 in London.
144 Ders., Mensch und Welt. Das Wirken des Geistes in der Natur. Über das Wesen der Bienen, GA 351, Dornach 1999, Vortrag vom 13. Oktober 1923 in Dornach.
145 Siehe Anm. 77.
146 Siehe Anm. 78.
147 Siehe Anm. 57.
148 Siehe Anm. 91, Vortrag vom 10. Oktober 1923 in Dornach.
149 Siehe Anm. 72.
150 Siehe Anm. 55.
151 Siehe Anm. 78.
152 Siehe Anm. 46.
153 Siehe Anm. 75.
154 Siehe Anm. 44, Vortrag vom 31. März 1920 in Dornach.
155 Siehe Anm. 147.
156 Allgemeine und spezielle Pharmakologie und Toxikologie, hrsg. v. Forth, Henschler, Rummel. Zürich 1983, S. 644.
157 Siehe Anm. 155, S. 649.
158 Christoph Schulthess, Zur Physiologie von Bewegung und Empfindung, Mercurstab, Heft 3/1989.
159 Rudolf Steiner, Meditative Betrachtungen und Anleitungen zur Vertiefung der Heilkunst, GA 316, Dornach 1987, Vortrag vom 4. Januar 1924 in Dornach.
160 Siehe Anm. 143, Vortrag vom 10, Oktober 1923 in Dornach.
161 Siehe Anm. 158.
162 Siehe Anm. 133, Vortrag vom 29. September 1905 in Berlin.
163 Ders., Das christliche Mysterium, GA 97, Dornach 1998, Vortrag vom 13. Oktober 1906.
164 Ders., Bilder okkulter Siegel und Säulen, GA 284, Dornach 1993, Vortrag vom 19. Mai 1907 in München.
165 Rudolf Steiner, Von Jesus zu Christus, GA 131, Dornach 1988, Vortrag vom 10. bzw. 12. Oktober 1911.
166 Siehe Anm. 162.
167 Ders., Anweisungen für eine esoterische Schulung; GA 245; Dornach 1968, Vom Aufbau des geistigen Leibes durch die Meditation; Berlin, 2. Oktober 1906; Über den Atmungsprozeß, München, 16. Januar 1908.
168 Hans Christoph Kümmel, Auf den Wegen der Atmung, Mercurstab, Heft 1/1990.
169 Walter Holzapfel, Seelenpflege-bedürftige Kinder, Dornach 2003, Bd. I, Kap. III (Das hydrocephale und das mikrocephale Kind.
170 Siehe Anm. 39.
171 Siehe Anm. 10, GA 121, Vortrag vom 11. Juni 1910 in Kristiania.

172 Siehe Anm. 29, Vortrag vom 12. September 1908 in Leipzig.
173 Siehe Anm. 31, Vortrag vom 11. Oktober 1911 in Karlsruhe.

Sechstes Kapitel

174 Walter Cloos, Der Merkurprozeß in der Natur und im Laboratorium; Persephone 7, Heilmittel für typische Krankheiten nach Angaben Rudolf Steiners, Verlag am Goetheanum, 1995, S. 377/378.
175 Walther Cloos, Das Antimon in der Natur und im Laboratorium; Persephone 7, Heilmittel für typische Krankheiten nach Angaben Rudolf Steiners, Verlag am Goetheanum, 1995, S. 175.
176 Walther Cloos, Von der Erdgeschichte des Eisens; Persephone 7. Heilmittel für typische Krankheiten nach Angaben Rudolf Steiners, Verlag am Goetheanum, 1995, S. 244.
177 GA 99, 7. Vortrag, München, 31. Mai 1907. Das rote Menschenblut «hätte sich garnicht bilden können, wenn nicht die Erde im Gang ihrer Entwicklung mit einem anderen Planeten zusammengetroffen wäre: mit dem Mars. Vorher hatte die Erde kein Eisen, gab es kein Eisen im Blut ...»
178 Walter Cloos, Von der Erdgeschichte des Eisens; Persephone 7. Heilmittel für typische Krankheiten nach Angaben Rudolf Steiners, Verlag am Goetheanum, 1995, S. 243.
179 Siehe: 4. Kapitel.
180 Degenaar Krankengeschichten, Anhang, Ärztebesprechungen, 6. April 1924. «Das Eisen hat im Grunde genommen in seiner Gesamtfunktion eine ähnliche Funktion im Blutprozeß wie der Sauerstoff im Atmungsprozeß: er geht nach innen ... Der Sauerstoff gehört mit seinen rhythmischen Prozessen mehr zum Atmungssystem; das Eisen gehört dem Zirkulationssystem an, insofern es sich in das Atmungssystem fortsetzt. Das Eisen wird nicht nur durch die Lunge aufgenommen, sondern direkt durch die Sinne, durch das Auge, das Ohr und namentlich durch die Haut ...»
181 Gerhard Schmidt, Richtlinien Rudolf Steiners zum Verständnis der Eisentherapie: Persephone 7. Heilmittel für typische Krankheiten nach Angaben Rudolf Steiners, Verlag am Goetheanum, 1995, S. 209–210.
182 Siehe: 3. Kapitel, Sulfur.
183 GA 312, 3. Vortrag, Dornach 23. März 1920. «Warum braucht das Blut das Eisen? ... wie das Blut diejenige Substanzen im menschlichen Organismus ist, die einfach durch ihre eigene Wesenheit krank ist und fortwährend durch das Eisen geheilt werden muß.» Ohne das Eisen würde das Blut in vollständige Auflösung hineingeraten.
184 Ita Wegman, Grundlegendes für eine Erweiterung der Heilkunst, Kapitel VII. «In dem, was als Eisengehalt bei der Untersuchung der roten Blutkörperchen erscheint, liegen die Ursprünge der heilenden Blutwirkungen ... Das Blut muß fortdauernd alles Krankmachende über sich ergehen lassen; es braucht daher das organisierte, das heißt das in die Ich-Organisation aufgenommene Eisen – das Hämatin – als fortdauernd wirkendes Heilmittel.»

Ita Wegman, Grundlegendes für eine Erweiterung der Heilkunst, Kapitel XX. Biodoron: Eisen zur «Eindämmung der rein vitalen Stoffwechseltätigkeit, die der Regulierung durch die Ich-Organisation entbehrt.», GA 312, 20. Vortrag, Dornach 9. April 1920. Eisen im Blut zur Überwindung der störenden Prozesse, die von unten nach oben gehen; gegen die ständige Erkrankung des Blutes durch den unteren Organismus.

185 Gerhard Schmidt, Richtlinien Rudolf Steiners zum Verständnis der Eisentherapie: Persephone 7. Heilmittel für typische Krankheiten nach Angaben Rudolf Steiners, Verlag am Goetheanum, 1995, S. 217–218.

186 GA 231, 3. Vortrag, Den Haag, 17. November 1923. Sonnenflecke: «Da wird vom Inneren der Sonne fortwährend die Anregung gegeben, daß Sonnensubstanz durch diese dunklen Tore ausgeworfen wird ins Weltall. Und was so von der Sonne als Sonnensubstanz in den Kosmos hinausgeworfen wird, das erscheint dann innerhalb unseres Sonnensystems als Kometen und Meteore, auch als die bekannten Sternschnuppen ... Und das, was bis zur physischen Deutlichkeit von den Sonnengeistern als Eisen hinausgeworfen wird, das wird dann im umfassendsten Sinne kosmische Rüstung des Michaels ... Wären wir Wesen, die kein Eisen in ihrem Blut hätten, so könnte in unseren Seelen ganz gut auch das Freiheitsgefühl, der Freiheitsimpuls auftauchen, aber wir hätten nie einen Körper, den wir benutzen könnten, um diesen Freiheitsimpuls zur Ausführung zu bringen ... überall da, wo das Eisen auftritt, ist der Impuls gegeben aus dem Kosmos heraus, aus dem Menschen heraus, daß sich Freiheit entwickle ...».

GA 229, 1.Vortrag, Dornach 5. Oktober 1923. Sternschnuppenfall und Eisenbildung in jedem Blutkörperchen. Schwefelausstrahlung aus der Stoffwechsel-Organisation nach dem Gehirn hin, besonders im beginnenden Herbst. «Aber in diese bläulichgelbe Schwefelatmosphäre strahlen hinein die Meteorschwärme, die im Blutleben vorhanden sind. Das ist das andere Phantom. Während das Phantom des Schwefels wie ziehende Wolken von dem Unteren des Menschen hinauf nach dem Kopf geht, strahlt vom Kopf gerade aus die Eisenbildung, wie Meteoreisenschwärme sich hinüber ergießend in das lebendige Dasein des Blutes.»

GA 348, 1.Vortrag, Dornach 27. Januar 1923. «... wenn ein Komet zerfällt, fällt er als Meteorsteine, als Eisen herunter ... Das ist auch etwas, was wir noch in uns haben. Wenn wir als Leichen zerfallen, so sind die Eisenteilchen unseres Blutes auch da und bleiben. Da haben wir noch etwas bewahrt von unserer alten Kometennatur. Wir machen es eigentlich gerade da so wie der Komet. Das Eisen haben wir dadurch im Blut, daß wir die alte Cyantätigkeit entfalten.»

187 GA 351, 6. Vortrag, Dornach 27. Oktober 1923. «Der Mensch fängt erst an im Laufe seines Lebens, das Eisen mit der Nahrung in sich aufzunehmen... In dem Maße, in dem das kleine Kind zu seinem freien Willen kommt, ist es darauf angewiesen, das Eisen in sich aufzunehmen ... Denn bei dem, der zuwenig Eisen hat, zeigt sich das vor allen Dingen ... in diesem freien Wollen, der durch die Sprache zum Vorschein kommt ... Das Eisen würde uns nicht richtig helfen, wenn wir es nicht anwenden könnten mit dem freien Willen ...»

188 Rudolf Hauschka, Substanzlehre, Kapitel 33. Herausgeber: Victorio Klostermann, 1946.

189 Ita Wegman, Grundlegendes für eine Erweiterung der Heilkunst, Kapitel XVI. Beziehung des Antimons zum Schwefel und zum Eiweiß / Büschelige Kristallisation / Feinfaserigkeit durch Seigerprozeß / Antimonblumen: Weißer Rauch von verbranntem Antimon, an kalte Körper angelegt / Abwehr elektrischer Wirkungen / leichtes Übergehen in das Ätherelement. Antimonpräparate «entkleiden die Eiweißsubstanz ihrer Eigenkräfte und machen sie geneigt, den Gestaltungskräften der Ich-Organisation sich einzufügen».

190 GA 319, 1. Vortrag, Penmaenmawr, 28. August 1923. Hinweise unter anderem auf die Antimonspiegelbildung, den Seigerprozeß und das Verhalten des Antimons bei der Elektrolyse. Förderung der Blutgerinnung. Antimon mit seiner starken Kristallisationskraft wirkt so, daß der Organismus seinen Astralleib wiederum in der richtigen Weise in den Ätherleib hineinschieben kann. Bei Typhus ist der Astralleib schwach; dadurch das Hinunterdrängen der Nerven-Sinnes-organisation, «der Astralleib wirkt für sich, wirkt nicht ordentlich hinein in den Ätherleib.» – Die Rundung der Eizelle wird hervorgerufen durch die albuminisierenden, die Zentrosomen nach der Befruchtung durch die antimonisierenden Prozesse. Antimon stellt den Rhythmus her zwischen Astralleib und Ätherleib, Kieselsäure das richtige Verhältnis zwischen Astralleib und Ich.

191 Ita Wegman, Grundlegendes für eine Erweiterung der Heilkunst, Typische Heilmittel IV. Wichtiges Heilmittel bei der Erkrankungen mit gefährlicher Somnolenz. «In diesem Falle sind die formenden zentrifugalen Kräfte des Astralleibes und damit die Gehirn- und Sinnesprozesse zum Teil ausgeschaltet. Führt man dem Organismus Antimon zu, so schafft man die fehlenden Astralkräfte künstlicherweise ... Der Organismus wird von der verstärkten Seele aus regeneriert ...»

192 GA 319, 3.Vortrag, London, 3. September1923. «Wenn man diesen Antimonspiegel gewinnt, so nähert man sich denjenigen Kräften, welche rückbildend wirken auf solche Prozesse, die innerhalb des Stoffwechselsystems bis in die Nervenprozesse hineinführen. Die antimonisierenden Kräfte schlagen diesen Prozeß im Stoffwechsel, der über sein Ziel hinausschießen will, wiederum auf sein Ziel zurück, und wir bekommen eine Nachbildung des rhythmischen Prozesses dadurch, daß wir den organischen Prozeß, der zu weit geht, durch das Antimon, das bis zum Antimonspiegel gebracht worden ist, wiederum zurücktreiben.» Der «nervenbildende Prozeß an unrechter Stelle» (= Typhusprozeß) wird so aufgehalten, an seine richtige Stelle zurückgeführt.

193 GA 312, 19. Vortrag, Dornach, 8. April 1920. Menschliche Willenskräfte wirken zerstörend auf die Antimonkräfte, Gedankenkräfte wirken mit den Antimonkräften zusammen ... Die Antimonkräfte unterstützen die Bewußtseinsbildung und helfen einen von Gedankenkräften durchdrungenen, bewußten Willen zu entwickeln ... «Homunculus» der alte Ärzte ist so etwas wie das Phantom des Antimon: «Da erschien ihnen in dem Bildeprozeß, den sie äußerlich in ihrem Laboratorium vollführten, während das Antimon seine Kräfte entfaltete, hineinprojiziert aus ihrem

eigenen Wesen dasjenige, was diese Antimon-Kräfte als albuminisierende Kräfte bekämpft.»

194 Reimar Thetter, Das Wesensbild des Antimon als Paradigma für eine geisteswissenschaftliche Heilmittel-Erkenntnistheorie; Persephone 7, Heilmittel für typische Krankheiten nach Angaben Rudolf Steiners, Verlag am Goetheanum, 1995, S. 172.

195 GA 312, 19. Vortrag, Dornach, 1. April 1920 ... Antimonisierende Kraft, das ist planetarisch gesprochen: Merkur und Venus und Mond – nicht einzeln, sondern zusammenwirkend. Untersuchungsmöglichkeit dadurch, «daß man solche Konstellationen in ihrer Wirkung auf den Menschen aufsucht, wo sich die drei Kräfte ... neutralisieren durch entsprechende Oppositions- und Quadrantenstellungen ... In allem, was Antimon auf der Erde ist, wirkt von der Erde aus dieselbe Kraft, die von diesen drei planetarischen Körpern vom Außerirdischen aus auf die Erde wirkt. Alles Antimon in der Erdenorganisation ist eine Einheit: ein gesamter Antimonleib der Erde.

196 Siehe: Kapitel 8.

Siebtes Kapitel

197 Friedrich Benesch, Apokalypse, Stuttgart 1981, S. 335. Die Verwandlung der Erde. Eine okkulte Mineralogie.

198 Wilhelm Pelikan, Sieben Metalle, vom Wirken des Metallwesens in Kosmos, Erde und Mensch, Dornach 1996.

199 Hilma Walter, Die sieben Hauptmetalle, Dornach 1999. – Rudolf Steiner, Die Geheimwissenschaft im Umriß, Dornach 1989, Kapitel: Die Weltenentwickelung und der Mensch.

200 Rudolf Steiner, Mysteriengestaltungen, Dornach 1998, Vortrag vom 23. Dezember 1923.

201 Siehe Kapitel 2.

202 Geheime Figuren der Rosenkreuzer des 16. und 17. Jahrhunderts, Altona 1785.

203 Walter Cloos, Der Merkurprozeß in der Natur und im Laboratorium; Persephone 7, Heilmittel für typische Krankheiten nach Angaben Rudolf Steiners, Dornach 1995, S. 377f.

204 Siehe Anm. 175, Kapitel Die Weltenentwickelung und der Mensch.

205 Ita Wegman, Der Stein der Weisen in der Medizin. Aus: Im Anbruch eines Wirkens für eine Erweiterung der Heilkunst nach geisteswissenschaftlicher Menschenkunde. Die gesammelten Aufsätze aus Natura. Arlesheim 1974.

206 Siehe Kapitel 4.

207 Hermann Beckh, Alchymie, Dornach 1987.

208 Rudolf Steiner, Individuelle Geistwesen und ihr Wirken in der Seele des Menschen, GA 178, Dornach 1992, Vortrag vom 25. November 1917 in Dornach. Ders., Menschenschicksale und Völkerschicksale, GA 157, Dornach 1981, Vortrag vom 19. Januar 1915 in Berlin; siehe Anm. 59, Vortrag vom 17. April 1921 in Dornach; siehe Anm. 158, Vortrag vom 9. Januar 1924 in Dornach; siehe Anm. 162, Vortrag vom 13. Oktober 1906 in Leipzig.

209 Siehe Anm. 59, Vortrag vom 18. April 1921 in Dornach.
210 Siehe Anm. 44, Vortrag vom 26. März 1920 in Dornach.
211 Siehe Anm. 12.
212 Siehe Anm. 44, Vortrag vom 23. März 1920 in Dornach.
213 Ebenda, Vortrag vom 30. März 1920 in Dornach.
214 Siehe Anm. 69.
215 Frederick Willem Zeylmans van Emmichoven, Der Grundstein, Stuttgart 1999.
216 Rudolf Steiner, Zur Geschichte und aus den Inhalten der erkenntniskultischen Abteilung der Esoterischen Schule von 1904 bis 1914, GA 265, Dornach 1987, Vortrag vom 21. Mai 1907 in München; zehntes Kapitel dieses Buches: Zitate Rudolf Steiners.
217 Rudolf Steiner, Metamorphosen des Seelenlebens – Pfade der Seelenerlebnisse, GA 59, Dornach 1984, Vortrag vom 10. März 1910, Der positive und der negative Mensch.
218 Siehe Anm. 192.
219 Siehe Anm. 218.
220 Siehe Anm. 39.
221 Siehe Anm. 25, Vortrag vom 22. Mai 1905 in Berlin.
222 Ebenda, Vortrag vom 2. Januar 1906 in Berlin.
223 Rudolf Steiner, Menschenschicksale und Völkerschicksale, GA 157, Dornach 1981, Vortrag vom 19. Januar 1915.
224 Ders., Das Initiaten-Bewußtsein, GA 243, Dornach 1993, Vortrag vom 15. August 1924 in Torquay.
225 Alla Selawry, Metallfunktionstypen in Psychologie und Medizin, Heidelberg 1985, S. 83–100.

Achtes Kapitel

226 Rudolf Treichler, Die Entwickelung der Seele im Lebenslauf, Stuttgart 1981.
227 Ebenda.
228 Ebenda; Rudolf Steiner, Die Philosophie der Freiheit, GA 4, Dornach 1995, Kapitel XII.
229 L. Kolisko. Physiologischer und physikalischer Nachweis der Wirksamkeit kleinster Entitäten 1923–1959, XII. Kapitel, Dornach 1997.
230 Siehe Anm. 1, Vortrag vom 26. Juni 1924 in Dornach.

Elftes Kapitel

231 Siehe Grete Bockholt, Eine Gralsburg im Gehirn, Natura 1, 3. September 1926.